救急疾患の鑑別診断のポイント

画像診断 増刊号 2019 Vol.39 No.11

編著
船曳 知弘（済生会横浜市東部病院救命救急センター）

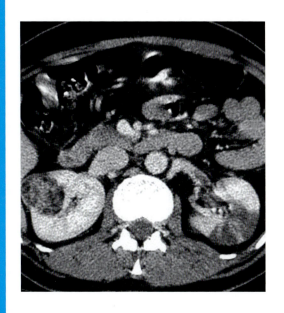

■ 編著者

船曳知弘	済生会横浜市東部病院救命救急センター

■ 執筆者

清水宏一	埼玉医科大学国際医療センター画像診断科	岸田勇人	奈良県立医科大学放射線科・IVR センター
中澤　賢	埼玉医科大学国際医療センター画像診断科	岩越真一	奈良県立医科大学放射線科・IVR センター
三浦剛史	東京女子医科大学八千代医療センター画像診断・IVR 科	田中利洋	奈良県立医科大学放射線科・IVR センター
		吉川公彦	奈良県立医科大学放射線科・IVR センター
小川普久	聖マリアンナ医科大学放射線医学	昆　祐理	聖マリアンナ医科大学救急医学・救急放射線部門
伊良波朝敬	聖マリアンナ医科大学放射線医学	横山太郎	帝京大学医学部救急医学講座
小德暁生	聖マリアンナ医科大学放射線医学	座古竜世	帝京大学医学部放射線科学講座
古後斗冴	慶應義塾大学医学部放射線科学（診断）	近藤浩史	帝京大学医学部放射線科学講座
南　康大	慶應義塾大学医学部放射線科学（診断）	御須　学	平塚市民病院放射線診断科／足利赤十字病院放射線診断科
杉浦弘明	防衛医科大学校医学科放射線医学講座		
陣崎雅弘	慶應義塾大学医学部放射線科学（診断）	八神俊明	済生会宇都宮病院放射線科
下平政史	名古屋市立大学大学院医学研究科放射線医学分野	小黒草太	国立病院機構東京医療センター放射線科
西川浩子	一宮市立市民病院放射線科	樋口順也	国立病院機構東京医療センター放射線科
橋爪卓也	名古屋共立病院放射線科	小出　裕	兵庫県立姫路循環器病センター放射線科
武藤昌裕	名古屋市立東部医療センター放射線科	池田慎平	国立病院機構災害医療センター放射線科
井上明星	Department of Radiology, Mayo Clinic (Rochester)	一ノ瀬嘉明	国立病院機構災害医療センター放射線科
		齊藤英正	日本医科大学付属病院放射線科
棚橋裕吉	岐阜大学医学部附属病院放射線科	上田達夫	日本医科大学付属病院放射線科
富松英人	岐阜大学医学部附属病院放射線科	林　宏光	日本医科大学付属病院放射線科
松尾政之	岐阜大学医学部附属病院放射線科	汲田伸一郎	日本医科大学付属病院放射線科
宇賀神敦	自治医科大学放射線医学教室	曽我茂義	防衛医科大学校医学科放射線医学講座
中村仁康	自治医科大学放射線医学教室	細田幸司	近森病院放射線科
杉本英治	自治医科大学放射線医学教室	ウッドハムス玲子	北里大学医学部放射線科学（画像診断学）
前島克哉	慶應義塾大学医学部救急医学	中間楽平	済生会宇都宮病院救急・集中治療科
妹尾聡美	済生会横浜市東部病院救急科	山本敬洋	東京女子医科大学病院画像診断・核医学科
佐藤文恵	国立病院機構災害医療センター放射線科	森田　賢	東京女子医科大学病院画像診断・核医学科
松本純一	聖マリアンナ医科大学救急医学講座・救急放射線部門	湯川友貴	国立病院機構災害医療センター放射線科
		森本公平	国立病院機構災害医療センター放射線科
谷掛雅人	京都市立病院診療部放射線診断科・IVR 科	宮良哲博	沖縄赤十字病院放射線科／浦添総合病院放射線科
村田慎一	愛知県がんセンター放射線診断・IVR 部	吉川裕紀	さいたま市立病院放射線診断科
今井勇伍	草津総合病院放射線治療センター	秋田大宇	慶應義塾大学医学部放射線科学（診断）
佐藤洋造	愛知県がんセンター放射線診断・IVR 部	中尾千恵	慶應義塾大学病院放射線科
稲葉吉隆	愛知県がんセンター放射線診断・IVR 部	園田明永	滋賀医科大学放射線医学講座
髙橋麻里絵	東京医科歯科大学放射線診断科・救命救急センター	新田哲久	滋賀医科大学放射線医学講座
		山田祥岳	慶應義塾大学医学部放射線科学（診断）

（執筆順）

■ 序　文

　画像診断の書籍は大きく3つに分類される．①疾患ごとの章立てがなされ，疾患に関して典型的な画像所見が掲載され，その上で，その疾患の詳細な説明などの記載があるもの．②症状や症候別に章立てされて，画像が並び，その中からクイズのように読者に考えてもらい，その後の頁で正解や解説が加えられているもの．③画像所見の変化を中心に章立てされ，その鑑別から疾患を考えるように組み立てられているもの，である．

　①の書籍が圧倒的に大多数を占めており，疾患を深く勉強するのに適している．画像診断をしながら参考書のように広げ，知識を深めることができる．誰しも，この系統の書籍を1冊は所有しているのではないかと考えられる．放射線科医であれば，同じ領域の書籍を数冊所有していることも多い．画像診断に関する雑誌の特集なども，通常はこのパターンが多い．いわゆる正統派の画像診断の書籍といえる．

　救急領域においては，臨床医は患者の主訴を含めた問診内容，身体所見から鑑別を考えて，その一環として画像検査を行っている．その意味では，②のような症状や症候別になっていると，自分の診療中の患者に当てはめて考えやすい．救急領域の画像検査において，近年増えてきた書籍のパターンである．救急患者であればこそ当てはまるものであり，救急外来に搬送されるような訴えがない疾患は，このパターンの書籍には含まれない．例えば，腎細胞癌が腹痛患者に偶発的に発見されることがあるが，このような書籍では腎細胞癌の組織型や，造影効果などについて全く触れられていない．

　そして最後のパターンが，本書といえる．②と非常に近い関係にあるが，画像所見から鑑別を考え，そこから疾患名を考えることになる．すなわち，本来の医療では臨床所見などにより最終診断がなされるが，"純粋に画像所見から鑑別を考える際に役立つ"書籍であるといえる．救急医療の現場で従事し，その場に画像診断の専門家がいないような環境の医師も多いのが現状（特に夜間・休日）であり，そのような医師を含めて画像の力を最大限利用して，速やかで正確な画像診断へと，本書が読者にとって役に立つことを願う．最後に，日常業務で多忙の中，執筆いただいた先生方に厚く御礼を申し上げる．

2019年7月

済生会横浜市東部病院救命救急センター
船曳　知弘

画像診断®増刊号
2019 Vol.39
No.11
contents

救急疾患の鑑別診断のポイント

第1章 総論 　A10

1 画像所見から病態を探る（船曳知弘） A10
1 今，再びの「臨床推論」／ 2 症例から考える「画像推論」と「臨床推論」

第2章 臓器造影効果欠如・脈管内造影欠損 　A14

1 肺動脈造影欠損の鑑別（清水宏一，中澤 賢） A14
症例1 肺血栓塞栓症／症例2 敗血症性肺塞栓症／症例3 肺腫瘍塞栓症／
症例4 慢性肺血栓塞栓症，慢性血栓塞栓性肺高血圧症の急性増悪

2 心筋造影欠損の鑑別（三浦剛史） A18
症例1 急性心筋梗塞／症例2 陳旧性心筋梗塞

3 大動脈内の造影欠損・解離の鑑別（小川普久，伊良波朝敬，小德暁生） A22
症例1 急性大動脈解離（Stanford B型，偽腔閉塞型）／
症例2 急性大動脈解離（Stanford A型，偽腔閉塞型）／
症例3 急性大動脈解離（Stanford B型，ULP型）／症例4 下行大動脈内浮遊血栓
豆知識 偽腔閉塞型大動脈解離の呼称 A25
　　　 急性大動脈症候群（acute aortic syndrome） A25

4 脾・腎など実質臓器造影欠損の鑑別（古後斗冴，南 康大，杉浦弘明，陣崎雅弘） A30
症例1 腎梗塞（腎動脈分枝の解離）／症例2 腎静脈血栓症，腎血管筋脂肪腫／症例3 腎膿瘍／
症例4 脾外傷／症例5 脾梗塞

5 上腸間膜動脈（SMA）の造影欠損の鑑別（下平政史，西川浩子，橋爪卓也，武藤昌裕） A36
症例1 上腸間膜動脈（SMA）血栓症／症例2 上腸間膜動脈（SMA）塞栓症／
症例3 上腸間膜動脈（SMA）解離
豆知識 smaller SMV sign A39
　　　 SAM（segmental arterial mediolysis；分節性動脈中膜融解） A40

6 上腸間膜静脈（SMV）・門脈の造影欠損の鑑別（井上明星） A42
症例1 急性膵炎に伴う門脈血栓症／症例2 S状結腸憩室炎に伴う門脈血栓症

第3章 脈管ガス像　A46

1 門脈・上腸間膜静脈内のガスの鑑別（棚橋裕吉，富松英人，松尾政之）　A46
　症例1 非閉塞性腸管虚血症／症例2 絞扼性小腸閉塞（バンドによる）／
　症例3 腸管気腫症（薬剤性疑い）

2 胆道ガスの鑑別（宇賀神 敦，中村仁康，杉本英治）　A50
　症例1 胆管空腸吻合術後／症例2 気腫性胆嚢炎／症例3 胆嚢十二指腸瘻，胆石イレウス／
　症例4 胆嚢癌の結腸浸潤による胆嚢結腸瘻
　[豆知識] 胆管ガスと門脈ガスの鑑別　A55

3 静脈内ガスの鑑別（前島克哉）　A56
　症例1 経静脈的造影剤投与時の空気の流入／症例2 経静脈的造影剤投与時の空気の流入

4 尿路内ガスの鑑別（妹尾聡美）　A60
　症例1 右気腫性腎盂腎炎／症例2 気腫性膀胱炎

第4章 管腔臓器の拡張　A64

1 小腸拡張の鑑別（佐藤文恵，松本純一）　A64
　症例1 closed loop形成に伴う絞扼性腸閉塞／
　症例2 上腸間膜動脈（SMA）塞栓症，小腸虚血・壊死に伴うイレウス

2 大腸拡張の鑑別（谷掛雅人）　A70
　症例1 S状結腸進行癌による大腸閉塞，閉塞性腸炎／症例2 糞便性大腸閉塞／
　症例3 S状結腸捻転（間膜軸性捻転），穿孔合併／
　症例4 潰瘍性大腸炎に併発した中毒性巨大結腸症／症例5 盲腸軸捻転Ⅱ型

3 胆嚢・胆管拡張の鑑別（中村仁康，宇賀神 敦，杉本英治）　A78
　症例1 胆石性胆嚢炎／症例2 壊疽性胆嚢炎・胆嚢穿孔／
　症例3 総胆管結石による急性胆管炎／症例4 肝細胞癌の胆管浸潤による胆道出血，急性胆管炎
　[豆知識] Mirizzi症候群　A81
　　　　悪性腫瘍による胆管拡張　A82

4 尿管拡張の鑑別（村田慎一，今井勇伍，佐藤洋造，稲葉吉隆）　A84
　症例1 尿管結石（および複雑性尿路感染症）／症例2 尿管癌／症例3 腹膜播種からの水腎
　[豆知識] ドレナージの要否の判断　A87

第5章 消化管内の高吸収　A88

1 単純CTでの消化管内高吸収の鑑別（高橋麻里絵） ･････････ A88
　症例1 小腸穿孔，消化管内異物（魚骨）／症例2 胆石イレウス／症例3 食餌性イレウス（餅）／
　症例4 憩室出血／症例5 絞扼性腸閉塞，腸管壊死
　　豆知識　透析をしている患者の便は，なぜ高吸収？ ･････････ A91

2 造影CTでの消化管内高吸収（血管外漏出）の鑑別
　（岸田勇人，岩越真一，田中利洋，吉川公彦）･････････ A94
　症例1 出血性胃潰瘍／症例2 憩室出血／症例3 直腸静脈瘤／症例4 小腸腫瘍からの出血／
　症例5 大動脈腸管瘻

第6章 脂肪織濃度上昇　A100

1 腸管周囲の脂肪織濃度上昇の鑑別（昆 祐理）･････････ A100
　症例1 急性虫垂炎／症例2 上行結腸憩室炎／症例3 Meckel憩室炎／症例4 腹膜垂炎／
　症例5 大網捻転

2 膵周囲の脂肪織濃度上昇の鑑別（横山太郎，座古竜世，近藤浩史）･････････ A106
　症例1 急性膵炎（間質性浮腫性膵炎）／症例2 慢性膵炎の急性増悪／症例3 十二指腸穿孔／
　症例4 IgG4関連疾患（自己免疫性膵炎，後腹膜線維症）

3 大動脈周囲の脂肪織濃度上昇の鑑別（御須 学）･････････ A114
　症例1 腹部大動脈瘤切迫破裂／症例2 感染性大動脈瘤／症例3 炎症性大動脈瘤／
　症例4 高安動脈炎

4 腎周囲の脂肪織濃度上昇の鑑別（村田慎一，今井勇伍，佐藤洋造，稲葉吉隆）･････････ A120
　症例1 腎膿瘍／症例2 腎梗塞

第7章 腸管外ガス像　A124

1 縦隔気腫の鑑別（八神俊明）･････････ A124
　症例1 症候性縦隔気腫，気道内圧上昇に伴う肺胞損傷（barotrauma）疑い／
　症例2 特発性食道破裂に伴う縦隔気腫，縦隔炎（膿胸合併，急性冠症候群合併）

2 腹腔内遊離ガスの鑑別（小黒草太，樋口順也）･････････ A128
　症例1 胃潰瘍穿孔と腹膜炎／症例2 十二指腸球部前壁穿孔／
　症例3 PTP誤飲による小腸穿孔／症例4 下部消化管穿孔（S状結腸穿孔疑い）

3　腸管壁内気腫像の鑑別 (小出 裕) ……………………………………… A134
　症例1　強皮症およびステロイド治療による偽性腸閉塞症に続発した腸管気腫症／
　症例2　ステロイド治療に続発する腸管気腫症（腹腔内遊離ガスを伴う）／症例3　腸管壊死／
　症例4　腸管壊死

4　腸間膜気腫像の鑑別 (池田慎平，一ノ瀬嘉明) ……………………………………… A140
　症例1　小腸壊死に伴う腸間膜血管内気腫／症例2　S状結腸憩室穿孔
　豆知識　PTP (press through package) のCT像について …………………………… A142

第8章　体腔内の液体貯留　　　　　　　　　　　　　　　　　　　　A146

1　心嚢内液貯留の鑑別 (齊藤英正，上田達夫，林 宏光，汲田伸一郎) ……………… A146
　症例1　心不全に伴う心嚢液／症例2　急性心膜炎／
　症例3　急性大動脈解離に伴う血性心嚢液／症例4　悪性リンパ腫

2　胸腔内液貯留の鑑別 (曽我茂義) ……………………………………… A150
　症例1　肋間動脈損傷に伴う右血胸／症例2　大動脈解離に伴う縦隔血腫と血胸／症例3　膿胸

3　低濃度の腹腔内液体貯留の鑑別 (細田幸司) ……………………………………… A154
　症例1　特発性細菌性腹膜炎／症例2　脾嚢胞破裂，肝周囲炎／
　症例3　S状結腸癌，腹膜播種，癌性腹膜炎／症例4　S状結腸癌穿孔，腹腔内膿瘍・肝膿瘍

4　高濃度の腹腔内液体貯留の鑑別 (ウッドハムス玲子) ……………………………… A160
　症例1　左葉肝細胞癌の破裂／症例2　腹部大動脈瘤破裂／症例3　非外傷性小腸壁内血腫／
　症例4　黄体嚢胞破裂による腹腔内出血／症例5　左卵管峡部妊娠

5　液面形成を呈する液体貯留の鑑別 (中間楽平) ……………………………………… A168
　症例1　癒着性腸閉塞／症例2　急性壊疽性虫垂炎穿孔・膿瘍形成／
　症例3　内膜症性嚢胞（切迫破裂の可能性）／症例4　成熟嚢胞性奇形腫

第9章　後腹膜軟部組織の異常陰影　　　　　　　　　　　　　　　　A172

1　腸腰筋腫大の鑑別 (山本敬洋，森田 賢) ……………………………………… A172
　症例1　腸腰筋血腫／症例2　腸腰筋膿瘍
　豆知識　化膿性脊椎炎 …………………………………………………………… A174

2　腸腰筋周囲の脂肪織濃度上昇の鑑別 (湯川友貴，森本公平) ……………………… A176
　症例1　IgG4関連後腹膜線維症／症例2　炎症性腹部大動脈瘤

3 膵周囲の血腫の鑑別 (宮良哲博) ·· A180
　症例1　正中弓状靱帯症候群による腹腔動脈起始部狭窄に起因した膵十二指腸動脈瘤破裂／
　症例2　脾動脈瘤破裂

第10章　その他，石灰化など　　A186

1 胸腰椎の異常陰影の鑑別 (吉川裕紀，曽我茂義) ··· A186
　症例1　腎細胞癌の胸椎転移／症例2　椎体血管腫

2 動静脈の石灰化の鑑別 (秋田大宇，中尾千恵，陣崎雅弘) ··· A190
　症例1　腸間膜静脈硬化症／症例2　虚血性大腸炎／症例3　上腸間膜動脈血栓症

第11章　肺野異常陰影　　A194

1 肺野浸潤影の鑑別 (園田明永，新田哲久) ·· A194
　症例1　レジオネラ肺炎／症例2　非結核性抗酸菌症／症例3　心原性肺水腫／
　症例4　特発性器質化肺炎（COP）／症例5　好酸球性多発血管炎性肉芽腫症（EGPA）／
　症例6　浸潤性粘液性腺癌／症例7　アレルギー性気管支肺真菌症（ABPM）
　　豆知識　浸潤影とコンソリデーション ··· A201

2 肺野空洞性病変の鑑別 (南　康大，山田祥岳，杉浦弘明，陣崎雅弘) ··························· A204
　症例1　肺化膿症／症例2　肺結核／症例3　敗血症性肺塞栓症／
　症例4　血管侵襲性肺アスペルギルス症

3 肺間質影の鑑別 (杉浦弘明，南　康大，山田祥岳，陣崎雅弘) ····································· A210
　症例1　急性心筋梗塞（3枝病変）に合併した肺水腫／
　症例2　重症肺炎に合併したびまん性肺胞障害（急性呼吸窮迫症候群）／
　症例3　慢性間質性肺炎（特発性肺線維症）の急性増悪／
　症例4　無筋症性皮膚筋炎による急性肺障害

索引（INDEX） ··· A216

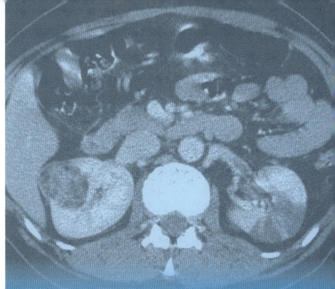

救急疾患の鑑別診断のポイント

第 1 章　総論
第 2 章　臓器造影効果欠如・脈管内造影欠損
第 3 章　脈管ガス像
第 4 章　管腔臓器の拡張
第 5 章　消化管内の高吸収
第 6 章　脂肪織濃度上昇
第 7 章　腸管外ガス像
第 8 章　体腔内の液体貯留
第 9 章　後腹膜軟部組織の異常陰影
第10章　その他，石灰化など
第11章　肺野異常陰影

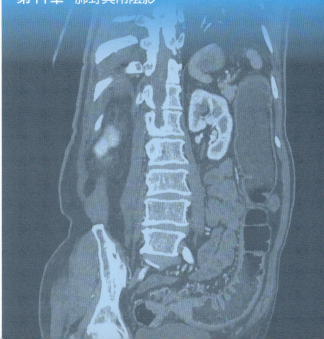

第1章 総論

1 画像所見から病態を探る

船曳知弘

1 今,再びの「臨床推論」

　救急患者診療に限らず,近年重要視されている考え方として,「臨床推論」という言葉がある.以前より患者診療においては,主訴・現病歴・既往歴・生活歴などの問診,および身体所見から鑑別を考え(アセスメント),それを除外していくために検査を行い(プラン),その結果をアセスメントして病態を考えて徐々に鑑別を絞っていき,必要に応じて追加検査を行い(プラン),最終診断に至るという流れが存在している.

　アセスメントするには,単なる数字の結果ではなく,病態を考える必要がある.そのようなアセスメントとプランの連続,まさにこれが「臨床推論」であり,特別なものではない.古くから当然のように行ってきた診療の流れである.そのため,ベテラン医師にとっては,「臨床推論」というものが取り上げられるようになったことに違和感があるだろう.

　近年の医学の細分化や増え続ける情報量などによって,診断に至るプロセスを簡略化して,この主訴なら診断は○○,この病歴なら診断は△△,この検査結果なら診断は××,……といったように,何も考えなくても1対1対応で答えを導き出すような風潮が現れ始めた.これでは診断遅延や誤診に繋がりかねないといった問題点が表面化してきた.

　そこで原点に戻って,病態を考え矛盾点はないか再度検討して,最終的な診断に至るというプロセスが,改めて注目を浴びるようになった.これが「臨床推論」である.前述の主訴・現病歴などの問診,身体所見,鑑別のために行った検査などから病態を考える.そこに矛盾があるならば,再度振り返って検討することで,誤診や診断遅延を防ぐことができ,また病態に対する理解を深め,よりよい治療に結び付けることができるはずである.

2 症例から考える「画像推論」と「臨床推論」

　画像所見から病態を探るということは,「臨床推論」の逆の道筋となる.「画像推論」と呼ばれることもある.画像所見から病態を考えて,矛盾点がないのか検討する.単純X線写真やCTなどは後々まで残るものであり,再度振り返ることが可能である.画像の所見ひとつひとつから,どのような病態がそこに潜んでいるのかを検討して,それが実際の患者と矛盾していないかを考える.「臨床推論」とともに「画像推論」を行うことで,正しい診断にたどり着くことができるはずである.

　症例を挙げて,画像推論の考え方を提示する.

1)症例1(図1)

　3か月の小児が,寝返りした際にベッドから落ちて頭部を打撲して,母親が救急外来に連れてきた.母親が頭蓋内損傷を除外して欲しいと希望したため,頭部CTを施行した.
　頭部CTでは,急性硬膜下血腫を認めた(図1-A).また,後頭骨に骨折線が示唆された(図1-B).

A 頭部単純CT　　　　　　　　　　B 頭部単純CT（骨条件）

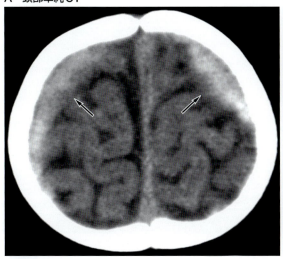
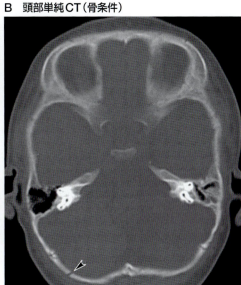

図1 3か月，小児
A：両側の三日月状の高吸収域（→）が認められる．
B：後頭骨右側に骨折線（▶）が確認できる．

　　＜最終診断＞　両側急性硬膜下血腫，後頭骨骨折
　　＜解説＞　まず，画像推論として，どのような考え方をすればよいのか．両側に急性硬膜下血腫が存在しているというのは，どのような病態が存在しているのか．急性硬膜外血腫であれば，頭蓋骨骨折を伴うことが多いので，頭蓋骨の病変がないかを確認する．
　本症例では，急性硬膜下血腫であるため頭蓋骨骨折はないかもしれないが，骨折の有無を確認する必要はある．横断像で後頭骨骨折がみられたが，頭蓋単純X線写真や頭部CTの多断面再構成像（multi-planar reconstruction；MPR），3D像を利用して全体像を確認する．周囲に血腫もなく，急性硬膜下血腫の部位と離れていることから，今回の受傷のものか，もう一度詳しく病歴を聴取する．
　急性硬膜下血腫は，一般的に硬膜と脳表との間に存在している橋静脈（bridging vein）が切れて生じるので，両側に存在しているということは，大きな回転外力が加わっている可能性がある．そうすると，本症例の病歴は合っているだろうか，受傷機転に矛盾はないだろうか，ということを考える．
　臨床推論的に考えるのであれば，「3か月の小児」が「寝返り」することは発育として矛盾しないだろうか，母親からの病歴聴取で不自然なところはないだろうか，ということを考える．そして，頭部CTを施行する必要があるかを検討する．
　基本的に3か月の小児であれば，首がようやく座る頃で，寝返りするのはおかしいだろう．本当にその受傷機転だろうかと考える．全身の身体所見を行い，他の外傷部位がないかを検索する．あざなどがあれば虐待を考え，頭部CTはもちろんのこと，必要に応じて全身骨の単純X線撮影を行う．虐待の可能性があるならば，四肢の骨折の既往，眼底出血の有無を検索しようとプランする流れになる．骨折は，以前のものかもしれない．
　その後，血腫自体は保存的に軽快した．児童虐待に関して児童相談所に通報し，退院後に帰宅とはならず，一時保護されることとなった．

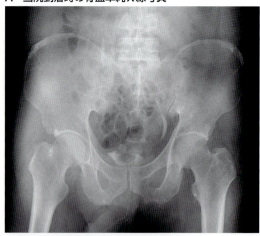
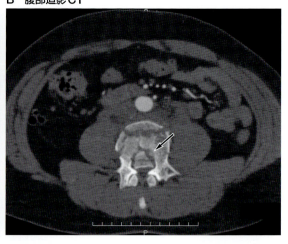
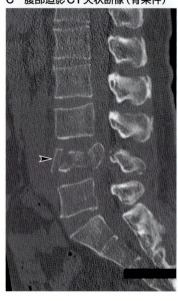

図2 30歳台，女性
A：骨盤には明らかな骨折線はみられない．
B，C：腰椎L4の破裂骨折（C；▶）を認め，骨片は脊柱管内に突出している（B；→）．

2）症例2（図2）

30歳台の女性が，路上で倒れているところを発見されて，近医に救急搬送された．外傷性くも膜下出血，頭蓋骨骨折，腰椎骨折があり，対応困難とのことで当院に転送された．現場の状況からは，受傷機転は不明であった．循環動態は安定しているものの，意識障害（JCS20）が認められた．

当院到着時の骨盤単純X線写真（図2-A）と，前医でのCT像（図2-B, C）を示す．麻痺の有無に関しては，意識障害のため詳細不明であるが，両下肢とも動かしており，少なくとも完全麻痺はない．

＜診断＞　腰椎L4破裂骨折

＜解説＞　今度は，先に「臨床推論」のプロセスから考えると，以下のようになる．現場の状況からは受傷機転が不明であるが，外傷部位に対する治療を行うことになる．循環動態は安定しているならば，頭蓋内の血腫の増大などがないか経過観察が必要であり，腰椎骨折に関しては緊急での除圧が望まれる．

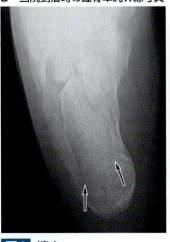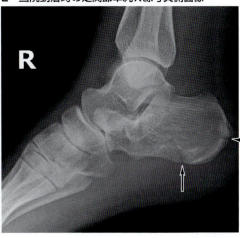

図2 続き
D, E：踵骨にも骨折線（→）が認められ，踵骨は扁平化している．

「画像推論」から考えると，腰椎の骨折は頭尾方向の外力が加わっていると考えられ，交通外傷などでこの方向の外力は考えにくい．頭尾方向からの外力であるならば，一般的には墜落外傷が考えやすく，骨盤に垂直剪断型の骨折はみられないものの，外力を受け止め，それを逃がすために腰椎だけが骨折したとは考えにくい．であれば，踵がつぶれていないか確認する必要がある．

本症例では右踵骨の骨折が認められ（図2-D, E），右足から着地した墜落外傷と考えられた．頭部外傷に関しては，着地後に反動で頭部をぶつけたものと考えられる．

まとめ

このように本来，画像検査はひとつひとつの所見から診断を考えるだけでなく，臨床的な病態を探ることまで幅広いものである．

救急患者には，診断名が記載されているわけではない．画像を（記憶の中にある）正常像と比較して，異常所見をみつけ，それが現れるような疾患を鑑別に挙げて，その他の所見がその疾患に矛盾しないか，典型的なのかなどを検討して，最終的な診断に至る（図3）．

救急の診療現場で最終診断に至らない症例もあるが，重篤な疾患や緊急性が高い疾患に関しては，必ず除外する，早期に診断するという能力を身につけておく必要がある．典型的でない症状や画像所見も存在しているため，視野を広くもち，外傷であっても内因性疾患であっても，また自分の専門領域であってもそうでなくても，基本的に押さえておかなければならない事柄の知識を広め，熟知しておかなければならない．

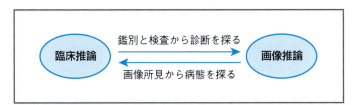

図3 臨床推論と画像推論との関係

1 肺動脈造影欠損の鑑別

清水宏一，中澤 賢

症例 1　80歳台，男性．以前より呼吸困難を自覚していたが，起床時より増悪を認め受診．

A 造影CT
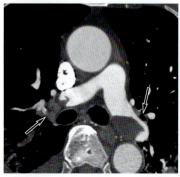

B 造影CT冠状断像
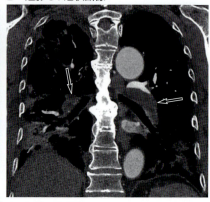

C 造影CT
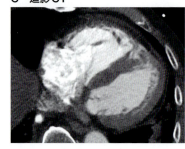

A：両主幹部肺動脈内に，造影効果が欠損する領域を認める（→）．
B：両側葉間肺動脈から末梢区域肺動脈にかけて，広範に造影欠損域を認める（→）．また，両側肺野に胸膜面を底辺とする楔状の浸潤影を認める．
C：右室の拡大がみられる．
肺梗塞を合併し右室負荷を伴う肺血栓塞栓症と診断し，血栓溶解療法が施行された．

診断　肺血栓塞栓症

症例 2　30歳台，女性．原因不明の発熱を繰り返すため受診．既往に心室中隔欠損症があり，心エコー（非提示）にて右室流出路に疣腫が認められた．

A 造影CT
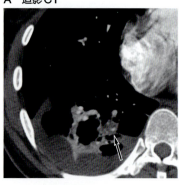

B 造影CT冠状断像
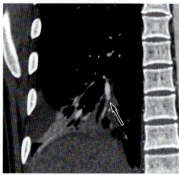

C 造影CT
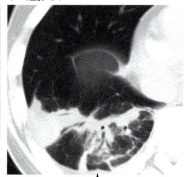

A，B：右下肺動脈内に造影効果が欠損する領域を認める（→）．
C：右下肺野に浸潤影を認める（▶）．
病歴と画像から敗血症性肺塞栓症と診断し，抗菌薬治療が施行された．

診断　敗血症性肺塞栓症

| 症例 | 3 | 20歳台，男性．左腰部から鼠径部にかけて痛みを自覚．MRIにて左精巣の病変の指摘あり，胸部X線写真（非提示）にて肺に多発腫瘤が認められた． |

A　造影CT　　　B　造影CT冠状断像

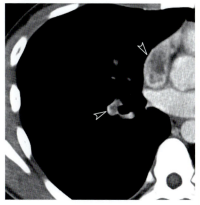
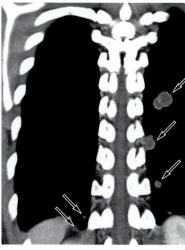

A：右肺動脈と右房内に造影欠損域を認める（▶）．
B：両肺に多発結節を認める（→）．
右室の塞栓子は外科的に除去され，病理組織検査にて胚細胞腫瘍の診断となった．

診断　肺腫瘍塞栓症

| 症例 | 4 | 40歳台，男性．慢性肺血栓塞栓症，慢性血栓塞栓性肺高血圧症の既往があるが，呼吸状態悪化と肺高血圧症の急激な悪化を指摘． |

A　造影CT　　　B　造影CT

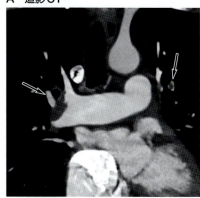
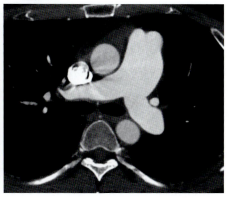

A：両側肺動脈内に造影欠損域を認める（→）．
B：肺動脈径は約40mmと，著明に拡大している．
前回の造影CT（非提示）との比較により，慢性肺血栓塞栓症の急性増悪の診断となった．

診断　慢性肺血栓塞栓症，慢性血栓塞栓性肺高血圧症の急性増悪

肺動脈造影欠損の鑑別診断リスト

1. common
- 急性・慢性肺血栓塞栓症（99%）

2. uncommon
- 敗血症性塞栓症
- 肺腫瘍塞栓症
- 脂肪塞栓症
- 空気塞栓症
- ポリメタクリル酸メチル塞栓症
- カテーテル塞栓症（pinch-off症候群）

3. rare
- 肺動脈原発血管肉腫

診断のポイント

1) 肺血栓塞栓症　pulmonary thromboembolism；PTE　▶症例❶　▶症例❹

肺血栓塞栓症は，肺動脈が血栓塞栓子により閉塞する疾患であり，塞栓子は通常下肢または骨盤内の静脈由来とされる．造影CTにて，肺動脈内の造影欠損域を認める（症例1）．

急性肺血栓塞栓症は，急激な肺高血圧や右心負荷（症例1-C），低酸素血症などの症状が現れ，ショック状態や突然死の原因となりうる．また，塞栓子により合併症として肺組織が壊死すると，肺梗塞と呼ばれる．

慢性肺血栓塞栓症は，器質化血栓により肺動脈が狭窄または閉塞している病態であり，慢性肺血栓塞栓性肺高血圧症の原因となりうる（症例4）．

リスクファクターとしては，Virchowが提唱した①血流の停滞，②血管内皮障害，③血液凝固能亢進がある．①としては長期臥床・座位，うっ血性心不全，肥満，②としては手術，中心静脈カテーテル挿入，③としては経口避妊薬，手術などが挙げられる．有病率は，100万人に126人と報告されている[1]．

2) 敗血症性肺塞栓症　septic pulmonary embolism　▶症例❷

敗血症に伴い，細菌塊が塞栓子となり肺動脈に塞栓を来す稀な疾患であり，肺梗塞や肺膿瘍を生じる．胸部CTにおける所見は，両側に病変を認めること，結節影，限局した浸潤影，楔状の病変，空洞形成，肺動脈の末梢に病変が認められること，胸水などがある[2]．感染性心内膜炎の患者や薬物常用者の発症が知られている．

3) 肺腫瘍塞栓症　pulmonary tumor embolism　▶症例❸

腫瘍が塞栓子となり肺動脈塞栓を来す疾患であり，急性発症は稀である．微小血管の塞栓を来した場合，肺腫瘍血栓性微小血管症（pulmonary tumor thrombotic microangiopathy）を引き起こすこともあり，呼吸不全や進行性肺高血圧症を示し予後不良とされる．腫瘍塞栓では，血管壁に浸潤せずに血栓塞栓のように血管内腔を閉塞する．原発巣は乳癌，肺癌，前立腺癌，胃癌などがある[3]．

確定診断は生検が必要とされ，存命中生検により診断に至る例は6％という報告がある[4]．固形悪性腫瘍患者の剖検例の2.4〜26％に認められる[5,6]．CT上は，肺動脈内の欠損像，塞栓を示す拡張した血管がみえることがある．

4) 脂肪塞栓症　fat embolism

骨折，入院の必要な外傷患者の0.3〜1.3％が発症する[7]とされている．胸部CTでは肺病変として，浸潤影，すりガラス影，結節影が多い[8]．

5) 空気塞栓症　air embolism

空気塞栓症は通常，肺生検や動脈内・静脈内へのカテーテル挿入，人工心肺装置の使用，加圧された輸液などにより起こる．肺生検時の空気塞栓症の頻度は0.07％と報告されている[9]．CTで，肺動脈や大動脈内，心腔内の空気を確認できることがある．

6) カテーテル塞栓症（pinch-off症候群）　catheter embolism

鎖骨下静脈に中心静脈カテーテルを留置した場合，鎖骨と第一肋骨の間でカテーテルが圧挫され，損傷・閉塞することによる症候群である．離脱したカテーテルは，CTにて高吸収の異物として確認でき，35％で肺動脈，25.6％で右房，22％で右室，15.4％で上大静脈や末梢静脈にて発見される[10]．

7) ポリメタクリル酸メチル（polymethyl methacrylate；PMMA）塞栓症

経皮的椎体形成術として，脊椎骨折や後彎症の患者の治療のため，骨セメントとして椎体に注入される．傍椎体へのPMMA漏出は，経皮的椎体形成術の合併症として稀ではな

く，注入の経路に起こりうる．PMMAによる肺塞栓の発症は，2.1%とする報告[11]もあれば，23%とする報告[12]もある．下大静脈へのPMMA漏出が肺塞栓と関連していると述べている．また，椎体の骨皮質の破壊や病変に血流が多いこと，高度の圧迫骨折がPMMA漏出のリスクといわれている[13]．

PMMAはX線非透過性であり，CT上は肺動脈末梢に分枝状の線状影がみえることがある[14]．また，PMMAの注入部周辺にPMMA漏出がみられる．

8）肺動脈原発血管肉腫　pulmonary artery primary angiosarcoma

症状や病態，画像所見が肺血栓塞栓症と類似するため，診断が遅れる傾向がある．手術時や剖検時に初めて診断されることもある．CTでは，肺動脈内に造影欠損域を認める．中枢側の造影欠損が主体で，肺血栓塞栓症と異なり末梢に造影欠損が及ぶことは稀とされる．造影CT後期相を撮影した場合，塞栓子が造影されるため診断の手がかりとなる．

鑑別診断のstrategy

肺動脈造影時に欠損域を認める場合，ほとんどは血栓塞栓症と知られている．多くの場合，画像所見だけでは診断が困難で，臨床所見が鑑別の鍵となる．

肺血栓塞栓症の頻度が圧倒的に高いため，まずはこれを疑うことが重要と考えられる．しかし，稀に非血栓性の肺塞栓症も起こり得ることを考慮する価値はあると考えられる．

文献

1) Nakamura M, Yamada N, Ito M: Current management of venous thromboembolism in Japan: Current epidemiology and advances in anticoagulant therapy. J Cardiol **66**: 451-459, 2015.
2) Ye R. Zhao L, Wang C, et al: Clinical characteristics of septic pulmonary embolism in adults: A systematic review Respir Med **108**: 1-8. 2014.
3) Bassiri AG, Haghighi B, Doyle RL, et al: Pulmonary tumor embolism. Am J Respir Crit Care Med **155**: 2089-2095, 1997.
4) Goldhaber SZ, Dricker E, Buring JE, et al: Clinical suspicion of autopsy-proven thrombotic and tumor pulmonary embolism in cancer patients. American heart journal **114**: 1432-1435, 1987.
5) Kane RD, Hawkins HK, Miller JA, et al: Microscopic pulmonary tumor emboli associated with dyspnea. Cancer **36**: 1473-1482, 1975.
6) Winterbauer RH, Elfenbein IB, Ball WC Jr.: Incidence Incidenceand clinical significance of tumor embolization to the lung. Am J Med **45**: 271-290, 1968.
7) Stein PD, Yaekoub AY, Matta F, et al: Fat Embolism Syndrome Am J Med Sci **336**: 472-477, 2008.
8) Piolanti M, Dalpiaz G, Scaglione M, et al: Fat embolism syndrome: lung computed tomography findings in 18 patients. J Comput Assist Tomogr. **40**: 335-342, 2016.
9) Sinner WN: Complications of percutaneous transthoracic needle aspiration biopsy. Acta Radiol Diagn (Stockh) **17**: 813-828, 1976.
10) Surov A, Wienke A, Carter JM, et al. Intravascular embolization of venous catheter-causes, clinical signs, and management: a systematic review. J Parenter Enteral Nutr **33**: 677-685, 2009.
11) Sperling BL, Cockcroft DW, Chibbar R. Microscopic pulmonary tumour embolism: an unusual presentation of thymic carcinoma. Can Respir J **9**: 347-350, 2002.
12) Huang HK, Huang CH, Wu CC, et al: An unusual cause of acute pulmonary embolism. Int J Cardiol **149**: e88-e89, 2011.
13) Villanueva A, Diaz ML, Sanchez A, et al. Multidetector computed tomography findings of dense pulmonary emboli in oncologic patients. Curr Probl Diagn Radiol **38**: 251-263, 2009.
14) Montagnana M, Cervellin G, Franchini M, et al: Pathophysiology, clinics and diagnostics of non-thrombotic pulmonary embolism. J Thromb Thrombolysis **31**: 436-444, 2011.

2 心筋造影欠損の鑑別

三浦剛史

 60歳台，男性．夜8時頃からの急激な背部痛あり，翌朝救急受診．心電図でV₁～V₄にST上昇を認めたが，背部痛が主訴のため，急性大動脈解離の否定目的に造影CTを撮影．

A　単純CT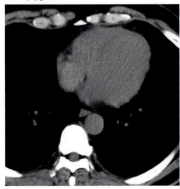

B　造影CT（動脈相）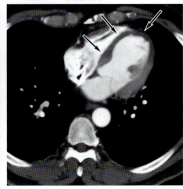

C　造影CT（動脈相）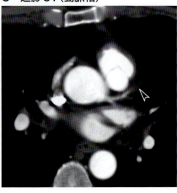

A：心筋に異常吸収域は認めない．
B，C：心筋中隔～心尖部にかけて造影不良域を認める（B；→）．また，左前下行枝#7に閉塞が疑われ（C；▷），急性心筋梗塞と診断できる．
緊急冠動脈造影検査を施行し，左前下行枝#7にステント留置を行った．

診断　急性心筋梗塞

 60歳台，女性．胸痛，呼吸苦を主訴に来院．心電図では明らかなST上昇は認めず，肺動脈血栓塞栓症を疑い，精査目的に造影CTを撮影．

A　単純CT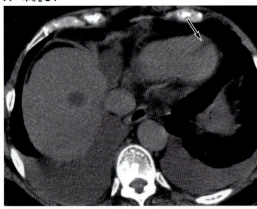

B　造影CT（動脈相）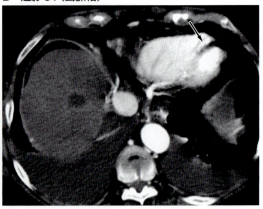

A，B：単純CTにて心尖部心筋に低吸収域を認め（A；→），造影CTでも同領域の心筋に造影不良を認める（B；→）．陳旧性心筋梗塞による変化と考えられる．
胸水貯留を認めており，陳旧性心筋梗塞によるうっ血性心不全と診断された．

診断　陳旧性心筋梗塞

心筋造影欠損の鑑別診断リスト

1. 急性期
   ● 急性心筋梗塞
   ● 心内膜下虚血

2. 慢性期
   ● 陳旧性心筋梗塞

診断のポイント

1）急性心筋梗塞　acute myocardial infarction；AMI ▶症例❶

　胸痛で発症し，心電図では梗塞範囲に応じた誘導でST上昇を認める[1]．虚血責任冠動脈が完全に閉塞した状態であり，造影CTでは梗塞範囲に一致した領域の心筋が，全層性に造影欠損を生じる．また，梗塞の原因となる冠動脈に一致して，内腔の造影不良がみられることもある．

2）心内膜下虚血　subendocardial ischemia

　胸痛で発症し，心電図ではV_4〜V_6誘導を中心にST低下を認める[1]．虚血が心内膜下に留まる非貫壁性虚血であり，責任冠動脈の高度狭窄により生じる．心筋虚血の部位とST低下の誘導が一致しないことが特徴である[1]．造影CTでは心筋虚血の範囲に一致し，心筋内膜下優位に造影欠損がみられる．

3）陳旧性心筋梗塞　old myocardial infarction ▶症例❷

　急性期の病態ではないため，偶発的にみつかることが多い所見である．ただし，呼吸困難やショックの精査では背景因子となりうる疾患であるため，所見の確認が必要である．
　所見の特徴としては，心電図では異常Q波がみられる．造影CTでの心筋の造影欠損域に一致して，単純CTでも脂肪変性を反映して低吸収域がみられる．心筋の菲薄化や心室瘤も，陳旧性心筋梗塞に伴う所見として重要である（図1）．

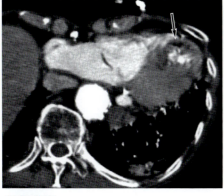 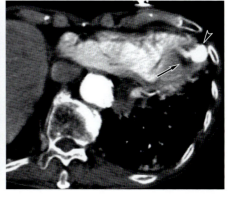

A　造影CT　　B　造影CT

参考症例

図1 80歳台，男性　陳旧性心筋梗塞
A，B：心尖部心筋に造影不良域（→），心筋内に内腔から突出する造影効果（B；▶）を認める．
陳旧性心筋梗塞，心室瘤の所見である．

鑑別診断のstrategy

　急性心筋梗塞は胸痛で発症し，心電図や心エコーにて診断される．そのため，急性心筋梗塞を疑って造影CTが撮影される機会はほとんどない．しかし，急性大動脈解離や肺動脈血栓塞栓症など，心筋梗塞と同様に胸痛で発症する病態や，心肺停止蘇生後患者の原因精査で造影CTが撮影され，心筋の造影不良域を認め，急性心筋梗塞と診断されることがある（表）．

　胸痛の精査目的に心電図同期で造影CTを撮影し，急性心筋梗塞，急性大動脈解離，肺動脈血栓塞栓症の除外を行うプロトコルが存在するが[2]，必ずしも心筋の造影効果の評価においては心電図同期は必須ではなく，心電図非同期の撮影でも十分評価可能である．

　また，それ以外にも心窩部痛で発症する場合や，糖尿病患者で痛みが乏しいなど，非典型的な急性心筋梗塞も存在するため，造影CTを撮影した場合は致死的疾患の見逃しを防ぐために，全例で心筋の造影不良域がないかを確認すべきである．

　心筋の造影不良域は，閉塞/高度狭窄を生じた冠動脈の血流支配と一致する．左前下行枝（left anterior descending artery；LAD）病変であれば前壁〜中隔，回旋枝（circumflex；CX）であれば側壁，右冠動脈（right coronary artery；RCA）であれば下壁に造影不良域が生じる（図2）[3]．造影不良域の評価には冠状断像や矢状断像を併用することで，造影効果のある心筋と造影不良の心筋の評価がしやすくなる（図3）．

　心筋の造影不良域は陳旧性心筋梗塞でもみられるため，必ず非造影CTの所見も確認する．非造影CTでも，同じ領域が脂肪変性により低吸収化していれば陳旧性心筋梗塞である．心筋の菲薄化や心室瘤形成，石灰化も陳旧性心筋梗塞の所見であり，鑑別可能となる．

　また，拍動によるアーチファクトでも心筋の造影不良域のようにみえる．特に，中隔や心尖部ではアーチファクトが生じやすい[4]．造影CTにて心筋の造影不良域をみつけた場合は，臨床所見，心電図，心エコーと対比して，最終的な診断を行う必要がある．

表　心筋造影欠損を呈する主な疾患の比較

	急性心筋梗塞	心内膜下虚血	陳旧性心筋梗塞
症状	胸痛	胸痛	なし
心電図	梗塞領域のST上昇	V_4〜V_6のST低下（虚血範囲と不一致）	異常Q波
単純CT	所見なし	所見なし	心筋低吸収化，菲薄化，石灰化
造影CT	・梗塞領域の造影欠損（全層性） ・責任冠動脈の閉塞部に造影欠損	・虚血領域の造影欠損（心筋内膜下優位） ・責任冠動脈に高度狭窄所見	・梗塞領域の造影欠損 ・心室瘤

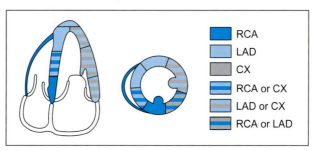

図2　冠動脈閉塞部位による心筋造影不良域の部位
CX：circumflex，LAD：left anterior descending artery，RCA：right coronary artery
（文献3）より改変して転載）

A 造影CT（平衡相）	B 造影CT冠状断像（平衡相）
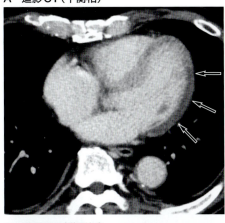	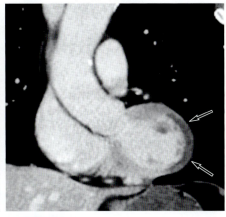
C 造影CT（動脈相）	D 冠動脈造影
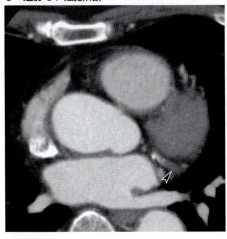	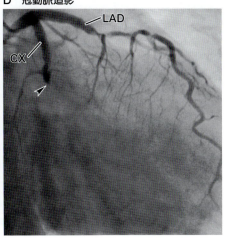

参考症例

図3 60歳台，男性　急性心筋梗塞

急激な胸背部痛が出現し，救急受診．心電図ではaV$_L$でわずかにST上昇，V$_2$～V$_5$でST低下を認める．背部痛の症状が強いため造影CTを撮影．

A, B：左室側壁に造影不良域（→）を認める．

C：動脈相では回旋枝#13に造影欠損を認め（▸），閉塞が疑われ，急性心筋梗塞の診断となった．緊急冠動脈造影検査を施行し，回旋枝#13に完全閉塞を認め，ステント留置を行った．

D：回旋枝#13に完全閉塞を認める（▸）．

文献

1) 日本循環器学会，日本冠疾患学会，日本胸部外科学会・他：急性冠症候群診療ガイドライン（2018年改訂版）. 2019.（http://www.j-circ.or.jp/guideline/pdf/JCS2018_kimura.pdf）
2) Halpern EJ: Triple-rule-out CT angiography for evaluation of acute chest pain and possible acute coronary syndrome. Radiology 252: 332-345, 2009.
3) Lang RM, Bierig M, Devereux RB, et al: Recommendations for chamber quantification: a report from the American Society of Echocardiography's Guidelines and Standards Committee and the Chamber Quantification Writing Group, developed in conjunction with the European Association of Echocardiography, a branch of the European Society of Cardiology. J Am Soc Echocardiogr 18: 1440-1463, 2005.
4) Kanza RE, Allard C, Berube M: Cardiac findings on non-gated chest computed tomography: a clinical and pictorial review. Eur J Radiol 85: 435-451, 2016.

3 大動脈内の造影欠損・解離の鑑別

小川普久，伊良波朝敬，小德暁生

> **症例 1** 60歳台，男性．突然の胸背部痛が出現し，改善傾向がないため救急受診．

A 単純CT　　B 造影CT（動脈相）　　C 造影CT（平衡相）

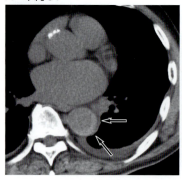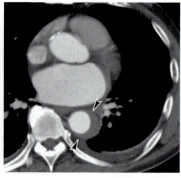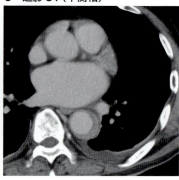

A：下行大動脈に三日月状の高吸収域（hyperdense crescent sign；→）を認める．少量の左胸水も認める．
B，C：三日月状構造は造影効果を認めず，単純CT（A）で認めた高吸収域は，相対的に低吸収域を呈している．三日月状構造物の辺縁はsmoothで，両端部は鋭角な立ち上がり（B▶；beak sign）となっている．Stanford B型の急性大動脈解離（偽腔閉塞型）と診断し，保存的加療にて軽快した．

診断　急性大動脈解離（Stanford B型，偽腔閉塞型）

> **症例 2** 70歳台，女性．急激な胸痛にて救急受診．

A 単純CT　　B 単純CT冠状断像　　C 造影CT（動脈相，1か月後）

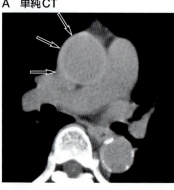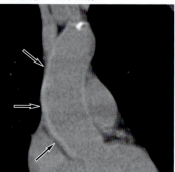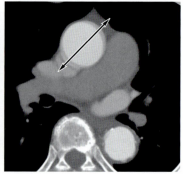

A，B：上行大動脈の右側壁に，5mm厚の三日月状高吸収域（hyperdense crescent sign；→）を認める．Stanford A型の急性大動脈解離（偽腔閉塞型）と診断し，安静と厳重な降圧管理による保存的加療を優先した．
C：偽腔は消退している．上行大動脈の2〜8時方向に拍動アーチファクトによる壁の二重構造を認める（↔）．

診断　急性大動脈解離（Stanford A型，偽腔閉塞型）

症例 3 70歳台，男性．突然の背部痛にて救急受診．

A 造影CT（動脈相）   B 造影CT矢状断像（動脈相）   C 単純CT

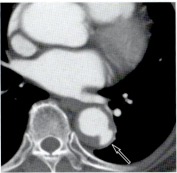
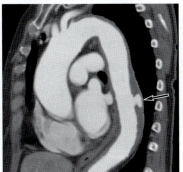
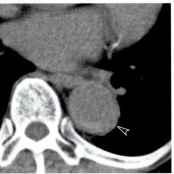

A，B：左鎖骨下動脈直後の遠位弓部から上腹部大動脈にかけて三日月状の低吸収域が連続し，左房レベルの下行大動脈に潰瘍状の内腔突出像（ulcer-like projection；ULP，→）を認める．
C：三日月状構造は淡い高吸収域（hyperdense crescent sign）を呈している．ULP部分に一致して内腔と等吸収域を認め，単純CTでもULPの存在を疑うことができる（▶）．
急性期Stanford B型大動脈解離（ULP型）と診断し，慎重に保存的加療を行うもULPが増大傾向であったため，胸部ステントグラフト内挿術が施行された．

診断　急性大動脈解離（Stanford B型，ULP型）

症例 4 60歳台，男性．経食道超音波検査中に偶然，下行大動脈に可動性血栓を指摘．

A 経食道超音波像   B 造影CT（動脈相）   C 造影CT（動脈相，治療後）

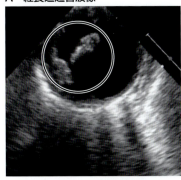
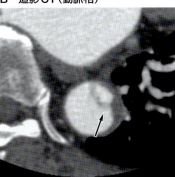
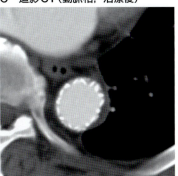

A：下行大動脈に，可動性を有する不整な形状の血栓／粥腫を認める（○印）．
B：下行大動脈の3時方向に，扁平な壁在血栓から内腔へ突出する境界不明瞭な低吸収域を認める（→）．
C：ステントグラフト内挿術により浮遊血栓は押さえ込まれ，術後7年の経過で再発徴候は認めない．

診断　下行大動脈内浮遊血栓

大動脈内の造影欠損・解離（急性大動脈疾患）の鑑別診断リスト

1. common
- 偽腔開存型大動脈解離
- 偽腔閉塞型大動脈解離
- ULP型大動脈解離
- intramural blood pool (IBP)

2. rare
- 穿通性粥状硬化性潰瘍 (PAU)
- 浮遊血栓

診断のポイント

1) 偽腔開存型大動脈解離 communicating aortic dissection

　裂孔（tear）を介して真腔と偽腔が交通し，偽腔に血流を認める．偽腔内に部分血栓化を認める場合も開存型に含める．若年者のStanford A型を認めた場合は，Marfan症候群を含めた結合織疾患や血管炎，先天性の大動脈弁膜症の除外が必要である．

　単純CTでは石灰化の内側偏位を認めるが，石灰化がない場合の同定は困難である（高度貧血がある場合は，大動脈内の吸収値が低下して相対的にflapは認識されやすい）．造影CTでは造影効果を伴う二腔構造を認め，tearは解離の原因となったメインの他に，解離によって引き抜かれた分枝による小さなtearが複数存在することが多く，thin sliceによる丁寧な観察が重要である．動脈相のみでは偽腔内の血流が遅い場合は血栓化と判断してしまう可能性があるため，必ず静脈相を含めた2相を撮影する．

　真腔と偽腔の区別が困難なことがあるが，中枢側へ追視し左室へ連続する腔が真腔である．その他，偽腔の特徴として，①動脈相で真腔に比し造影不良であることが多い，②立

A　造影CT（急性期）
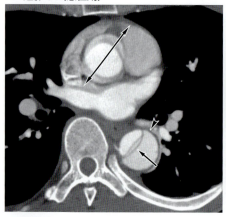

B　造影CT（慢性期）
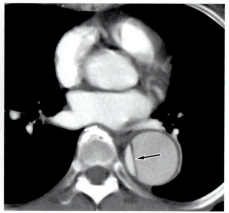

参考症例
図1　60歳台，男性　偽腔開存型大動脈解離（急性期と慢性期の鑑別）
下行大動脈はともに造影効果を伴う二腔構造を呈し，偽腔開存型大動脈解離である．
A：拍動によるアーチファクトによりflapは二重にみえ（→），急性期が示唆される．beak signを認める（▶）．
上行大動脈の2〜8時方向に認める壁二重構造は，拍動によるアーチファクトである（↔）．
B：flapは線維化により直線化し（→），拍動によるアーチファクトは認められない．慢性期を示唆する所見である．

ち上がりが鋭角(beak sign), ③時に不完全に剥離したflapの一部が偽腔内に落ち込んだ線状の構造物(cobweb sign)を認めることがあり[1], これらの所見を併せて判断する.

上行大動脈の解離有無の評価はきわめて重要である. 心拍動のアーチファクトにより上行大動脈壁が二重となり解離と紛らわしいことがあるが, 本所見は2〜8時の双方向性に出現するので, 鑑別の一助となる. この拍動によるぶれのアーチファクトは発症時期を判別する際に役立つ. 急性期の場合, flapは軟らかいため拍動によるぶれにより, 二重構造にみえるスライスレベルが存在するが, 慢性期はflapが線維化するため, ぶれの影響を受けず直線構造として認められる(図1).

治療は, Stanford A型は緊急人工血管置換術, B型の場合は降圧療法を主体とした保存的加療が原則であるが, 破裂や分枝への解離波及による臓器虚血を伴う場合は, 侵襲的治療(ステントグラフト内挿術, 分枝ステント留置術)の適応となる.

2) 偽腔閉塞型大動脈解離
non-communicating aortic dissection ▶症例❶ ▶症例❷

偽腔内は完全に血栓化し, 真腔と偽腔の交通は認めない(豆知識❶参照)[2]. 急性大動脈症候群(豆知識❷参照)の10〜30%を占め, 高齢者に多く, ほとんどは高血圧を合併している[3]. CTにて石灰化の内側偏位や, beak signを伴う辺縁がsmoothな三日月状の造影欠損(5〜7mm厚以上)を認める. 急性期では, 早期血栓化を反映して単純CTにて高吸収域(hyperdense crescent sign)を呈するのが特徴であるが, 造影CTのみでは相対的に低吸収域となり, 慢性期との鑑別は困難となるため, 必ず単純CTを撮影することが重要である.

以下のように, Stanford A型とB型では, 治療法を含めたマネージメントは異なる.

a. Stanford B型
降圧療法を主体とした保存的治療が優先されるが, 分枝へ解離が波及して支配領域の臓器障害を伴う場合は, ステント留置術の適応となるため, 主要分枝への解離波及と支配臓器の虚血性変化の有無についても, 注意深く観察する必要がある.

b. Stanford A型
以前は, 偽腔開存型と同様に緊急人工血管置換術の適応であったが, 以下の条件を満たせば保存的加療による改善が期待できる[3]. しかし, 経過中に1項目でも認めた場合は積極的な外科的治療への移行が望まれ, そのタイミングを逸しないことが重要である.

知識❶ 偽腔閉塞型大動脈解離の呼称

海外では, 壁内血腫(intramural hematoma ; IMH)と呼ばれている. 両者は病理学的にtearの有無により区別されるが(IMHはvasa vasorumの破綻による血腫と考えられており, tearは存在しない), 画像ではtearを認識できないことから, わが国では, 混乱を避けるためIMHという用語は使用しないとガイドラインで定められている[2].

知識❷ 急性大動脈症候群 (acute aortic syndrome)

急性発症の致死的となりうる非外傷性の大動脈疾患の総称で, 偽腔開存型・閉塞型大動脈解離, 穿通性粥状硬化性潰瘍(PAU)や破裂性大動脈瘤が含まれる.

保存的加療の条件：①血行動態の安定，②上行大動脈径＜5cm，③偽腔厚＜10mm，④ULPがない，⑤大量の心嚢水/胸水がない，⑥難治性疼痛がない，⑦主要分枝への解離波及による臓器虚血がない

保存的加療を選択した場合，最初の5日間は毎日超音波検査（5日目にCT），その後30日まで毎週，CTと超音波検査による慎重なフォローアップが推奨されている[3]．

3）ULP型大動脈解離　aortic dissection with ulcer-like projections ▶症例❸

血栓化した偽腔内にtearを介した限局性の潰瘍状血流腔（ulcer-like projection；ULP）があり，進展すると再開通や破裂のリスクがあるため[1]，偽腔開存型に準じたマネージメントが推奨されている．

ULPは多発性に認めることがあり，その場合は多発性の粥状硬化性潰瘍との鑑別が問題となる．ULPは，①突然発症であること，②背景の低吸収域（血栓化偽腔）の性状（beak sign，辺縁smoothに連続），③急性期では血栓化偽腔が単純CTにて高吸収域を呈することなどから，比較的鑑別は容易である．大動脈弓部にULPが存在する場合，水平断像のみでは見逃してしまうことがあるため，多断面像（冠状断像や［斜］矢状断像など）で観察することが重要である（図2）．

降圧療法による保存的加療が可能であるが，ULPが増大傾向あるいは症候性の場合は，侵襲的治療の適応（ステントグラフト内挿術が第一選択）である．また，偽腔閉塞型の経過中にもULPが出現する場合もあるため，好発しやすい急性期（＜2週間）では，造影CTによる慎重な経過観察が望まれる．

4）intramural blood pool；IBP

解離によって断裂した分枝（肋間動脈，気管支動脈や腰動脈）から，逆行性に血栓化した偽腔内へ流入する限局性の血流腔である．70歳以下で偽腔厚10mm以上の場合に生じやすいとされるが，約3年の経過で約90％が自然消失または縮小するとされ[4]，ULPに比し予後は良好であり，両者の鑑別は重要である．造影CTにて，1〜2mmのthin sliceや多断面像にて分枝との連続性を確認できれば，診断は容易である（図3）．

A　造影CT水平断像（動脈相）

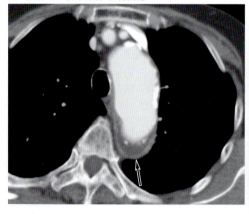

B　造影CT斜矢状断像（動脈相）

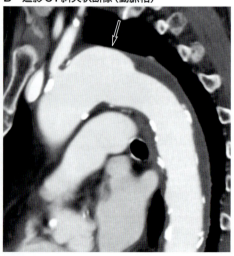

参考症例

図2 70歳台，男性　急性大動脈解離（Stanford B型，ULP型）
A：遠位弓部から下行大動脈にかけて血栓化した偽腔を認めるが（→），ULPの同定は困難である．
B：矢状断像では，遠位弓部の大彎側に広基性のULPを認める（→）．

5）穿通性粥状硬化性潰瘍　penetrating atherosclerotic ulcer；PAU

　粥状硬化性病巣が潰瘍化して現在進行形で中膜以深にまで進展する病態を示し，高齢者で高度動脈硬化を背景に認めることが多い．大部分（90％）は下行大動脈に認められ，しばしば同部位の背部痛を伴う[5]．

　造影CT上は，不整な潰瘍形成と同部位の造影効果を伴う壁肥厚，反応性胸水が典型的であるが（図4），これらの所見を伴わないこともあり，臨床症状と併せて判断する必要がある．さらに進行すると破裂のリスクがあるが，解離への進展は稀とされる．

　降圧療法が基本となるが，症状残存あるいは潰瘍の進展増悪を認める場合は，侵襲的治療（ステントグラフト内挿術が第一選択）の適応となる．

6）浮遊血栓　floating thrombus　▶症例❹

　大動脈の壁在血栓/粥腫のうち，可動性のあるものを示す．比較的稀な病態で無症候性であるが遠位塞栓を生じやすく，塞栓部位によっては致死的となりうるため，正確な診断

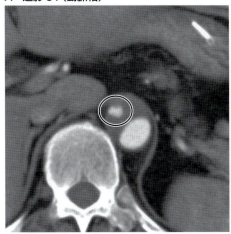
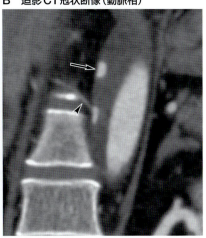

A　造影CT（動脈相）　　　B　造影CT冠状断像（動脈相）

参考症例

図3　50歳台，男性　intramural blood pool（IBP）
A：血栓化した偽腔内に，真腔と連続性をもたない限局性の造影効果を認める（○印）．
B：限局性の造影効果は腰動脈と連続している（▶）．その頭側にも同様の所見を認める（→）．
いずれも経過観察中に自然消失した．

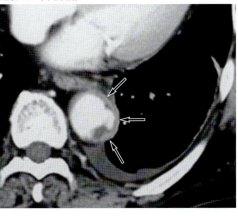

造影CT（平衡相）

参考症例

図4　60歳台，男性　強い胸背部痛を呈した穿通性粥状硬化性潰瘍（PAU）
下行大動脈左側に不整な潰瘍形成を伴う低吸収域を認める．同部位の外側壁は肥厚し，造影効果を伴う（→）．反応性の左胸水を伴っている．
降圧療法にて症状軽快するも，経時的に潰瘍形成が増大したため，胸部ステントグラフト内挿術が施行された．

とマネージメントが重要である．
　超音波検査では，大動脈内腔へ突出する可動性のある構造物として認めるが，観察範囲は限定される．造影CTでは，通常の壁在血栓/粥腫と同様に偏在性の不整な造影欠損として認められるが，可動性を反映して境界不明瞭であることが特徴である．
　抗凝固薬，外科的切除あるいはステントグラフト内挿術による治療が報告されているが，症例数が少なく推奨の治療法は確立されていない[6]．しかし，非常に稀ではあるが血管由来の腫瘍性病変も原因となりうるため，CTあるいはMRIでの造影効果やリンパ節腫大の有無も併せて観察し，疑わしい場合は確定診断も兼ねた外科的切除が望まれる．

鑑別診断のstrategy

　同様に突然発症の胸背部痛を呈する心筋梗塞と肺塞栓症が除外された後は，大動脈疾患の鑑別は限られており，各所見の特徴を押さえておけば難しくない（表）．
　急性大動脈解離の診断はCTが最も優れている（感度100%，特異度98%）[1]．MRIは非造影でも偽腔血流やULPの有無が評価できる利点はあるが，検査時間が長く体動によるアーチファクトの影響も受けやすいため，ヨード造影剤が使用できない場合や妊婦など急性期での適応は限定される．偽腔開存型解離では，石灰化の内側偏位を認めない場合の単純CTのみでの同定は困難である．造影CTは，動脈相のみでは偽腔内の血流が遅い場合は造影効果不良により偽腔閉塞型と判断してしまう可能性があるため，必ず静脈相も撮影する．

表　大動脈内の造影欠損・解離を呈する主な疾患の鑑別

	偽腔開存型大動脈解離	偽腔閉塞型大動脈解離	ULP型大動脈解離
一般的特徴	・動脈硬化が最多 ・若年者の場合は基礎疾患の可能性	・高齢者，高血圧患者に多い ・下行＞上行大動脈に多い	tearを介した真腔から血栓化偽腔への血流腔
単純CT	石灰化の内側偏位	・石灰化の内側偏位 ・三日月状高吸収域（hyperdense crescent sign）	同定困難
造影CT	造影効果を伴う二腔構造	血栓化偽腔は相対的に低吸収域を呈する	血栓化偽腔内へ真腔から連続する潰瘍形成
治療法	・A型：人工血管置換術 ・B型：保存的または侵襲的治療	・B型は原則として保存的加療 ・A型のマネージメントは慎重に	増大傾向であれば侵襲的治療の適応
その他	必ず静脈相を含めた2相を撮影する	・ULPの出現に注意	再開通・破裂の原因となりうる
	intramural blood pool（IBP）	穿通性粥状硬化性潰瘍（PAU）	浮遊血栓
一般的特徴	解離により断裂した分枝からの逆行性偽腔内血流腔	・病変部に一致する疼痛 ・下行大動脈に多い（90%） ・高度動脈硬化が背景	・下行大動脈に多い ・高度動脈硬化が背景
単純CT	同定困難	同定困難	同定困難
造影CT	肋間・気管支動脈や腰動脈と連続する偽腔内造影腔	粥腫内への潰瘍形成と同部位の造影効果を伴う壁肥厚	境界不明瞭，偏在性の不整な低吸収域
治療法	保存的加療で大部分は自然消失	症状改善なく，潰瘍増大傾向であれば侵襲的治療の適応	・抗凝固療法 ・外科的切除 ・ステントグラフト内挿術
その他	・1〜2mmのthin sliceや多断面像での観察 ・予後は良好	反応性胸水を伴う（30%）	非常に稀であるが，腫瘍性病変の可能性も考慮

偽腔閉塞型解離では，急性期か慢性期かの鑑別が問題となるが，突然発症の臨床症状に加えて，単純CTによる偽腔の高吸収域が決め手となる．偽腔内の限局性血流腔を呈するULPとIBPは，造影CTのthin sliceや多断面像にて血流腔と分枝との連続性の有無を確認することで鑑別可能である．ULP型大動脈解離と穿通性粥状硬化性潰瘍の鑑別は，臨床症状に加えて，背景の低吸収域の性状評価が重要であり，ULP型大動脈解離はbeak signを伴う辺縁smoothな三日月状の低吸収域（さらに急性期では，単純CTにて高吸収域を呈する），粥状硬化性潰瘍は不規則で非連続性の辺縁不整な低吸収域であることを理解していれば容易である．

文献

1) Maddu KK, Shuaib W, Telleria J, et al: Nontraumatic acute aortic emergencies: part I, Acute aortic syndrome. AJR **202**: 656-665, 2014.
2) JCS Joint working group: Guidelines for diagnosis and treatment of aortic aneurysm and aortic dissection (JCS2011). Circ J **77**: 789-828, 2013.
3) Abbas A, Brown IW, Peebles CR, et al: The role of multidetector-row CT in the diagnosis, classification and management of acute aortic syndrome. Br J Radiol **87**: 20140354, 2014.
4) Wu MT, Wang YC, Huang YL, et al: Intramural blood pools accompanying aortic intramural hematoma: CT appearance and natural course. Radiology **258**: 705-713, 2011.
5) Lansman SL, Saunders PC, Malekan R, et al: Acute aortic syndrome. J Thorac Cardiovasc Surg **140**: S92-S97, 2010.
6) Klang E, Kerpel A, Soffer S, et al: CT imaging features of symptomatic and asymptomatic floating aortic thrombus. Clin Radiol **73**: 323e9-323e14, 2018.

4 脾・腎など実質臓器造影欠損の鑑別

古後斗冴, 南 康大, 杉浦弘明, 陣崎雅弘

> **症例 1** 40歳台, 男性. 突然の腹痛を主訴に救急外来を受診.

A　腹部造影CT（早期皮髄相）　　　B　腹部造影CT（早期皮髄相）

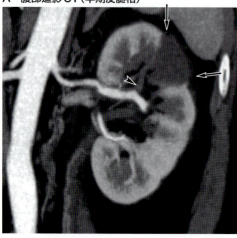
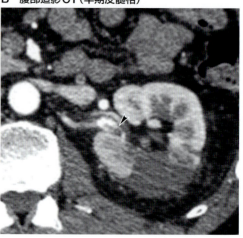

A：腎動脈分枝が閉塞しており，支配領域の腎に楔状の造影欠損（→）がみられる．周囲後腹膜に，炎症の波及が疑われる索状影がみられる（▶；腎梗塞）．
B：腎動脈分枝内に線状の造影欠損（▶）がみられる．

診断 腎梗塞（腎動脈分枝の解離）

> **症例 2** 40歳台, 女性. D-ダイマー高値.

A　腹部造影CT（皮髄相）　　　　　B　腹部造影CT（腎実質相）

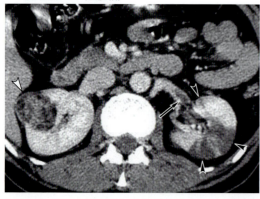
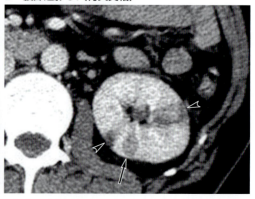

A：左腎に楔状の低吸収域が多発（▶）している．腎静脈内に棒状の造影欠損（→）が認められる．右腎には脂肪を含む腎外に突出する，腎皮質より低吸収な腫瘤（▷）がみられる．
B：一部円形の造影不良を呈する領域（→）がみられる（▶；腎梗塞）．

診断 腎静脈血栓症，腎血管筋脂肪腫

| 症例 | 3 | 30歳台，女性．腎盂腎炎に対し，加療後も解熱せず経過．|

A　腹部造影CT　　　　　　　　B　腹部造影CT

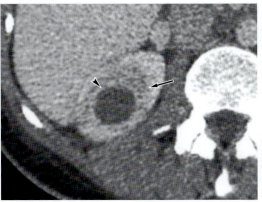 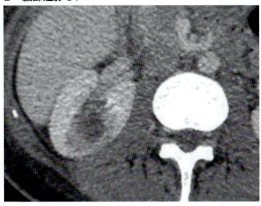

A：右腎上極に淡い造影効果が低下した領域（→）を認め，中心部は造影されない（▸）．
B：尿管の拡張，周囲脂肪織濃度の混濁は認められない．

診断　腎膿瘍

| 症例 | 4 | 30歳台，女性．自転車と四輪車の交通外傷．|

A　腹部造影CT　　　　　　　　B　腹部造影CT

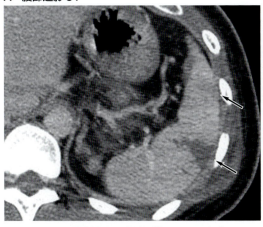 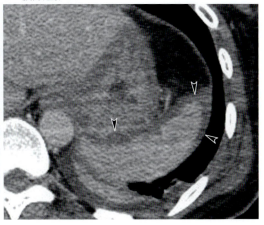

A：脾に楔状の造影効果不良域が散見される（→）．
B：脾周囲に少量の液体貯留（▸）がみられる．
左下位肋骨骨折，左腸骨翼に骨折がみられる（非提示）．

診断　脾外傷

症例 5　60歳台，女性．骨髄線維症でフォローアップ中．

A　腹部造影CT　　　　　　　　　　　B　腹部造影CT

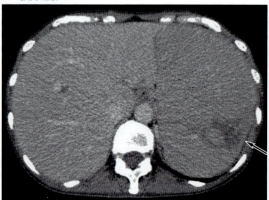 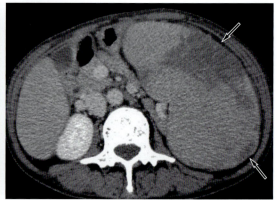

A，B：最大径26cm大の巨大な脾腫がみられ，内部に不整形の造影不良域（→）が複数みられる．

診断　脾梗塞

脾・腎など実質臓器造影欠損の鑑別診断リスト

1. 腎の造影欠損を来す疾患
- 腎梗塞
- 腎静脈血栓症
- 腎外傷
- 腫瘍性病変
- 急性腎盂腎炎
- 腎膿瘍

2. 脾の造影欠損を来す疾患
- 脾梗塞
- 脾膿瘍
- 脾外傷
- 腫瘍性病変

診断のポイント

1）腎梗塞　renal infarction　▶症例❶
　造影CTで，分枝閉塞であれば腎皮質に多数の楔状の低吸収域を，本管閉塞（図1）では腎全体が低吸収を呈することが多い．成因として，感染性心内膜炎などの塞栓症，動脈硬化や血管炎による血栓症（図2），外傷や大動脈解離などの機械的閉塞，カテーテル操作などによる医原性が挙げられる[1]．

2）脾梗塞　splenic infarction　▶症例❺
　造影CTで，末梢の楔状，円形，不整形低吸収域としてみられる．梗塞部は経時的に縮小し，慢性期では限局性陥凹となる．成因は腎梗塞と重複するが，骨髄線維症，白血病，悪性リンパ腫などの血液疾患や，膵炎による炎症波及によっても生じうる[2]．

3）腎外傷・脾外傷　renal injury, splenic injury　▶症例❹
　外傷によっても楔状の低吸収域が生じうるが，多くは病歴から鑑別される．

4）急性腎盂腎炎　acute pyelonephritis
　造影CTで単発性，多発性の楔状，腫瘤様の低吸収域としてみられる．腎腫大もよくみられる（図3）．病変は，大部分が単純CTで皮質と等～低吸収域を呈するが，出血を反映し

高吸収を呈することもある．腎被膜やbridging septaの肥厚は，周囲への炎症波及を示唆する．臨床症状改善後も，CT所見は持続することがある．

5）腎膿瘍 renal abscess ▶症例❸

単純CTで低吸収域としてみられ，病変の中心部は造影されない．周囲はリング状に造影され，内部にガスを伴うこともある．炎症は腎周囲腔に及び，Gerota筋膜の肥厚もみられる．病態が進むと，被膜下や腎周囲腔の膿瘍形成を合併することもある[3]．

A 単純CT

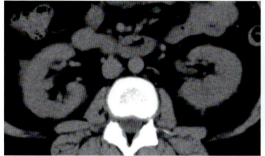

B 造影CT

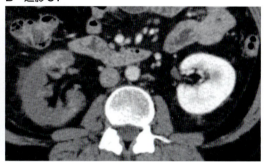

C 造影CT

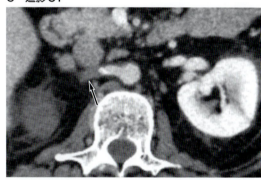

参考症例

図1 40歳台，女性　腎梗塞
A：両腎に明らかな異常は認められない．
B：右腎はほとんど増強されていない．
C：右腎動脈本管は血栓（→）によって閉塞している．

A 胸腹部造影CT

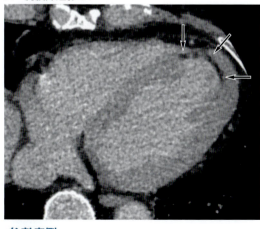

B 胸腹部造影CT

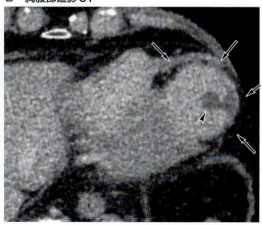

参考症例

図2 70歳台，男性　心室瘤，左室内血栓
A：左心室心尖部心筋の菲薄化および脂肪変性（→）を認め，陳旧性心筋梗塞の所見である．
B：心尖部に心室瘤（→）の形成が認められ，内部に低吸収域（▶）を認め，心室内の血栓と考えられる．

6）腎静脈血栓症　renal vein thrombosis　症例❷

腎静脈内の低吸収域として認められ，同側腎の皮髄相が遷延する像を呈する．慢性期では多数の側副血行路を伴い，腎は腫大する．成人では，腎静脈本管に単発で認められることが多い．また，ネフローゼ患者で認めることが多い．

7）脾膿瘍　splenic abscess

細菌性膿瘍は，造影CTで中央の低吸収域と周囲の不整な濃染域としてみられ，内部にガスを伴うことがある．

真菌による膿瘍は，5～10mmの小さな多発低吸収域として描出されることが多く，通常，脾腫を伴っている．ほとんどが免疫不全患者に日和見感染として起こり，近年ではHIV（human immunodeficiency virus）感染症の増加に伴い，増加傾向である．

8）腎・脾の腫瘍性病変

悪性リンパ腫も脾・腎の低吸収域としてみられる．転移性腎腫瘍も，原発巣によっては多発する楔状の低吸収域を呈する．

鑑別診断のstrategy

脾・腎において造影不良を呈する疾患は多岐にわたるが，治療の緊急性や方針が大きく異なり，その鑑別は重要である（表）．画像所見のみでは時に鑑別が難しく，臨床情報が重要となってくる．年齢，性別，症状や経過などの病歴，基礎疾患，悪性疾患の既往，免疫低下状態などにより，疾患の種類，頻度をある程度想定する．血液・生化学検査での炎症反応やD-ダイマー，腫瘍マーカーの上昇や尿検査所見も，鑑別を絞る助けとなる．

撮影のタイミングで臓器描出のされ方が違うことは，留意する必要がある．血腫や血性

A　腹部造影CT

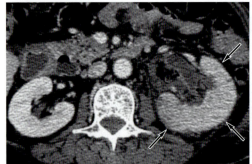

B　腹部造影CT（左：肺野条件，右：腹部条件）

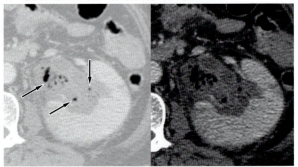

C　腹部造影CT

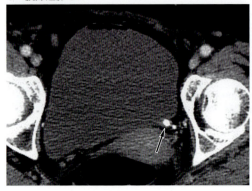

参考症例
図3　60歳台，女性　気腫性腎盂腎炎
炎症反応上昇．
A：左腎は腫大し，右腎と比較し造影効果が減弱している（→）．
B：腎盂腎杯の拡張，腎盂壁の肥厚を認め，腎洞内，腎周囲腔の脂肪織濃度の混濁に加えて気泡（左；→）が散見される．
C：左尿管口に結石を認め（→），結石による水腎症に感染を合併し，気腫性腎盂腎炎を発症したと考えられた．

表 脾・腎など実質臓器造影欠損を呈する主な原因の比較

	腎梗塞	急性腎盂腎炎	腎膿瘍	腎静脈血栓症
一般的特徴	・急性経過 ・LDH,AST,ALT,ALPの上昇	・急性経過 ・炎症反応上昇	急性〜慢性経過	急性〜慢性経過
CT所見	・楔状の造影不良域がみられる ・被膜下皮質の造影効果が保たれるcortical rim signがみられることがある	・楔状の比較的辺縁明瞭な造影不良域 ・腎の腫大	・単純CTでは低吸収 ・造影CTでは中心に造影不良域,周囲にリング状に増強される領域がみられる	・腎静脈内の造影欠損像,髄質の造影遅延 ・腎周囲,腎盂,後腹膜静脈などの側副血行路の発達
随伴所見	・腎周囲腔のstranding ・梗塞の原因（心室内血栓）など	・腎周囲脂肪織濃度の索状上昇 ・bridging septaの肥厚 ・尿路奇形,結石	内部にガスがみられることがある	・Gerota筋膜の肥厚 ・腎腫大 ・腎周囲腔のstranding ・時に腎周囲血腫

	腫瘍性病変	脾梗塞	脾膿瘍	外傷
一般的特徴	・慢性経過 ・腫瘍マーカー上昇,悪性疾患の既往	・急性経過 ・基礎疾患がある	・急性経過 ・外傷後や基礎疾患に伴い生じる	・急性経過 ・多くは鈍的外傷による
CT所見	・転移の場合は楔状,円形,浸潤性の低吸収域や囊胞性病変としてみられる ・原発の場合は疾患に応じた像を呈する	・被膜側に底辺をもつ楔状造影不良域が典型的だが,時に不整形,類円形をとる ・出血を反映し,高吸収に描出されることもある	・細菌性膿瘍ではリング状の造影効果がみられる ・真菌性の場合は5〜10mm程度の低吸収域が無数にみられる	・実質の不均一な濃染,断裂像がみられる ・血腫は単純CTで高吸収として描出される ・動静脈損傷により梗塞巣としてみられることがある
随伴所見	・原発巣の存在 ・他の転移巣	・被膜に沿ったrim状の造影効果 ・巨脾 ・梗塞の原因（心室内血栓）など	ガス産生菌では内部にairがみられることがある	他臓器の損傷

腹水は単純CTで淡い高吸収に描出され，検出しやすい．air（ガス，気泡）の検出は腹部条件では腹腔内脂肪織濃度に紛れ，見逃す可能性があるので，肺野条件など表示条件を変更して観察することで，見逃しを減らすことができる（図3-B）．

　画像的には，単発か多発か，円形か楔状か不整形か，臓器周囲に異常はないか，支配動静脈に解離・塞栓・狭窄・周囲脂肪織濃度の混濁・血腫はないか，他臓器に類似の所見や原因となる異常はないか，隣接する臓器に異常はないか，などを併せて総合的に診断する．

　以上を検討しても，なお診断が難しい場合，主治医に追加の情報を問い合わせ，場合によっては採血項目の追加，生検など，追加の検査を勧めることが重要である．画像の経時的変化を比較することで診断がつく場合もあるため，一度の検査で診断が難しい場合は，短期間でのフォローアップも重要である．

文献

1) Kawashima A, Sanders CM, Ernst RD, et al: CT evaluation of renovascular disease. RadioGraphics **20**: 1321-1340, 2000.
2) 田嶋 強，本田 浩：脾腫の画像診断とIVR．画像診断 **26**: 843-861, 2006.
3) Craig WD, Wagner BJ, Travis MD: From the archives of the AFIP: pyelonephritis: radiologic-pathologic review. RadioGraphics **28**: 255-277, 2008.

第2章 臓器造影効果欠如・脈管内造影欠損

5 上腸間膜動脈（SMA）の造影欠損の鑑別

下平政史，西川浩子，橋爪卓也，武藤昌裕

症例 60歳台，女性．腹痛，透析患者．

A 単純CT
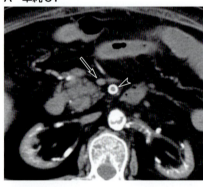

B 単純CT
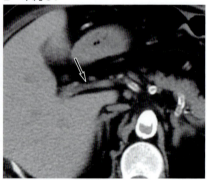

C 造影CT
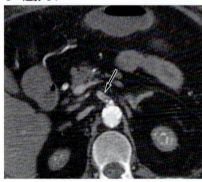

D 造影CT矢状断像
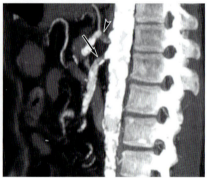

A：上腸間膜静脈（superior mesenteric vein；SMV，→）の径は上腸間膜動脈（superior mesenteric artery；SMA，▸）より小さく，smaller SMV signを呈している．
B：門脈本幹も虚脱している（→）．
C：SMA起始部が描出不良である（→）．
D：矢状断像でもSMA起始部が造影されていないことがわかる（→）．本症例では，腹腔動脈の起始部も閉塞している（▸）．
本症例は感染を併発しており，急速に全身状態不良となり，永眠された．

診断　上腸間膜動脈（SMA）血栓症

上腸間膜動脈（SMA）の造影欠損の鑑別診断リスト

1. common
- 上腸間膜動脈血栓症
- 上腸間膜動脈塞栓症
- 上腸間膜動脈解離

2. rare
- 線維筋性異形成
- 正中弓状靱帯症候群
- 血管炎

症例 2 70歳台，男性．腹痛，心房細動あり．

A 造影CT
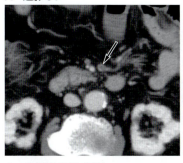

B 造影CT冠状断像
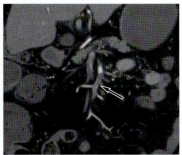

C 血管造影（治療前）
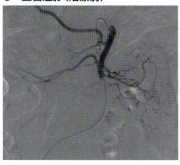

D 血管造影（治療後）
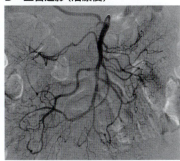

A：SMA末梢に造影欠損を認める（→）．
B：SMAの造影欠損が明瞭に描出される（→）．
C，D：血栓除去および溶解術が施行され，症状は改善した．

診断 上腸間膜動脈（SMA）塞栓症

症例 3 40歳台，男性．腹痛．

A 造影CT
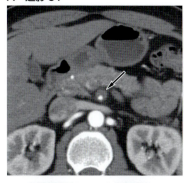

B 造影CT矢状断像
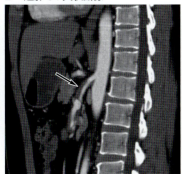

C 造影CT（1週間後）
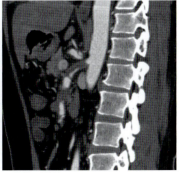

D 血管造影（ステント留置前）
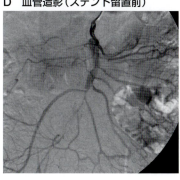

E 血管造影（ステント留置後）
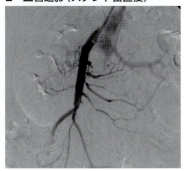

A：SMAに三日月状の造影欠損を認め（→），血栓化した偽腔と考えられる．
B：明瞭に偽腔が描出される（→）．
C〜E：1週間後の造影CT（C）にて，偽腔の拡大，真腔の狭小化が認められたため，ステント留置術が施行された（D，E）．

診断 上腸間膜動脈（SMA）解離

診断のポイント

1）上腸間膜動脈血栓症 superior mesenteric artery (SMA) thrombosis ▶症例❶

動脈硬化により上腸間膜動脈(SMA)に血栓が形成され，狭窄・閉塞を来す疾患である．

2）上腸間膜動脈塞栓症 superior mesenteric artery (SMA) embolism ▶症例❷

心房細動などの心疾患により形成された血栓がSMAに浮遊し，狭窄・閉塞を来す疾患である．

3）上腸間膜動脈解離 superior mesenteric artery (SMA) dissection ▶症例❸

SMAに解離が生じ，形成された偽腔により真腔が圧排され，腸管虚血を引き起こす．上腸間膜動脈に限局する孤立性と，大動脈解離に合併するものがある．

4）線維筋性異形成 fibromuscular dysplasia

50歳未満の女性に多く，腎動脈に生じやすい．数珠状または平滑な狭窄所見が末梢側の腎動脈に多発する．通常は片側性．狭窄所見がSMAにみられることがある．

5）正中弓状靱帯症候群 median arcuate ligament syndrome

正中弓状靱帯により，腹腔動脈のみならず，SMAにも狭窄が生じる場合がある．造影CT矢状断像にて，腹腔動脈とSMAの起始部に狭窄が描出される．

6）血管炎 vasculitis など

高安動脈炎が代表的である．狭窄，閉塞，動脈瘤形成，動脈壁肥厚など様々な所見がみられる．

鑑別診断のstrategy

1）上腸間膜動脈血栓症・塞栓症

心房細動などの心疾患により形成された血栓が浮遊し，SMAを閉塞するものがSMA塞栓症，既に存在している動脈硬化性病変が進行し，SMAを閉塞するものがSMA血栓症として区別される．

いずれも単純CTでは，SMA内部に高吸収値を呈する塞栓子や血栓が同定できる場合があるが，確定診断には造影CTが有用である．造影CTでは，塞栓子や血栓により閉塞した部分は造影欠損として描出され，虚血に陥った腸管壁は肥厚し，浮腫により低吸収値を呈する．さらに，腸管内腔の拡張，腹水貯留がみられる．また，上腸間膜静脈(superior mesenteric vein；SMV)の径がSMAの径よりも小さくなるsmaller SMV sign(豆知識❶参照)がみられることがあるが，特異的ではなく，非閉塞性腸管虚血症(non-occlusive mesenteric ischemia；NOMI)，絞扼性イレウス，脱水などでもみられる．

急性腸管虚血の40〜50％を占めるのはSMA塞栓症である．SMAは，中結腸動脈の分岐後および回結腸動脈の分岐後で急に細くなるため，この2か所が閉塞症の好発部位である[1]．これに対しSMA血栓症は腸管虚血の20〜30％を占め，その半数以上で腹部アンギーナの既往がある．急激に発症する塞栓症に対して，血栓症の場合は，側副血行路の発達により発症は緩徐であることが多い．通常，SMA分岐部2cm以内が閉塞することが特徴である[2]．

腸管壁内ガス像(7章-3；p.A134-A139参照)，SMVおよび門脈内ガス像(2章-6；p.A42-A45参照)，大量の腹水がみられる場合は，腸管の不可逆的な虚血の可能性があり，早急な外科的治療が必要である．血管内治療は，腹膜刺激症状やショック症状がなく，画像上も腸管壊死が否定的な症例が適応となる．ゴールデンタイムは発症から10時間以内

とされているが，閉塞部位により虚血性変化の進行が異なり，右結腸動脈分岐部より近位の閉塞では，発症後5時間以内がゴールデンタイムであるという報告もある[1]．造影CTによる迅速な閉塞部位の診断が必要である．

2）上腸間膜動脈解離

急性腸管虚血の5％を占める．CTでは偽腔が明瞭に同定可能であり，偽腔が血栓化した場合は三日月状の造影欠損として描出される．孤立性SMA解離の原因としては，動脈硬化，弾性線維異常，外傷などが挙げられるが，近年，SAM（segmental arterial mediolysis；分節性動脈中膜融解）による解離が注目されている（図1）．

SAMは，1976年にSlavinら最初に提唱した非炎症性・非動脈硬化性の疾患概念であ

知識 ● ● ●
❶ smaller SMV sign

正常では，SMVの断面積はSMAに比し大きく描出される（図A）．SMAと同様の循環血液量を確保するためである．これに対し，循環血液量が減少した状態では，SMVの断面積はSMAの断面積より小さくなり，smaller SMV signと呼ばれる（図B）．これは上腸間膜動脈血栓症・塞栓症に特異的ではなく，NOMI，絞扼性イレウス，脱水などでもみられるが，単純CTにてこのsignがみられた場合は，上腸間膜動脈血栓症・塞栓症の可能性があり，造影CTを考慮する．

A 単純CT
[smaller SMV sign陰性（正常）]

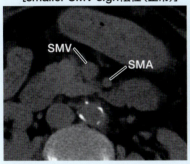

B 単純CT
[smaller SMV sign陽性（異常）]

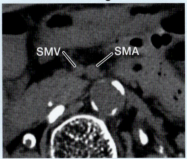

3D-CT

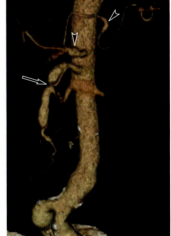

参考症例
図1 60歳台，女性　SAMに伴う動脈解離および動脈瘤

腹痛．
SMA解離が認められ（→），腹腔動脈，脾動脈には紡錘状動脈瘤を認める（▶）．症状は軽減傾向であり，保存的に経過観察された．

り，腹部内臓動脈に動脈瘤，動脈解離を来す[3]（豆知識❷参照）．CTでは，動脈の数珠状変化（string of beads appearance）や多発する紡錘状動脈瘤が特徴とされる．SAMの動脈壁は中膜融解のため解離を生じやすく，血管内治療を施行する場合は，慎重なカテーテル操作が必要である．また，大動脈解離に伴いSMA解離が生じることもあり（図2），大動脈解離の症例では，SMAの解離の有無を確認することは非常に重要である（表）．

豆知識

❷ SAM（segmental arterial mediolysis；分節性動脈中膜融解）

　腹部内臓動脈に動脈瘤や動脈解離を来した非炎症性・非動脈硬化性の疾患概念である．組織学的特徴は，①中膜の空胞変性・融解による動脈瘤の分節状・島状の中膜残存（medial island），滲出・フィブリンを伴った間隙，②拡張した外膜が保たれる一方で，内膜が破綻していること（medial gap），③壁内炎症所見・粥状硬化所見がないこと，などがある．

　稲田らは，病理組織学的なSAMの発生過程を下記の通り報告している[5]．まず，中膜の平滑筋細胞に水泡化が起こり，それらが癒合・拡大し，分節状の中膜融解が始まる．その後，滲出やフィブリン沈着を伴った間隙形成が生じる．次に，内弾性板の断裂による内・中膜の断裂が生じ動脈壁が解離され，残された外膜が拡張して動脈瘤が形成される．動脈瘤壁に島状の中膜残存（medial island）がみられるのが特徴的で，これは動脈壁で中膜の融解が不規則に起こるためである．

　SAMは血管病変であり，病理組織学的検索は困難なことが多いため，内山らは臨床的診断基準として下記の項目を挙げている[6]．中高齢者であること，炎症変化・動脈硬化性変化などの基礎疾患がないこと，突然の腹腔内出血で発症すること，血管造影検査にて好発血管に数珠状の不整な拡張と狭小化（string of beads appearance）を認めることである．このうち，血管造影の所見について，現在はCT angiographyで代用可能である．CT angiographyにて，string of beads appearanceや多発する動脈瘤，動脈解離がみられ，上記の臨床的診断基準を満たす場合はSAMと診断できる．

　また，SAM関連の動脈瘤や動脈解離の特徴として，自然に病変が消失することが知られている．これは，病理学的に下記のように説明されている．SAMの病変は，"injurious phase"にて，中膜融解が生じ，その後，"reparative phase"にて中膜の欠損が肉芽組織よりrepairされる[7]．画像上のSAM関連の動脈瘤や動脈解離の消失は，この"reparative phase"の変化を反映していると考えられる．しかしながら，新たな部位に動脈瘤や動脈解離が出現することもあり[8]，経過観察は必要である．

A　造影CT矢状断像　　B　3D-CT

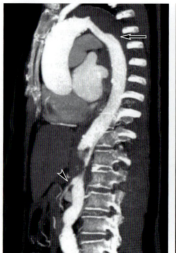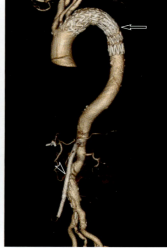

参考症例

図2 80歳台，女性　大動脈解離に伴うSMA解離

胸痛．
A：大動脈にStanford B型解離が生じ（→），SMAに及んでいる（▶）．
B：entryを塞ぐため胸部大動脈にステントグラフト内挿術が施行され（→），さらにSMAの血流確保のためステント留置術が施行された（▶）．

表 主なSMAの造影欠損を来す疾患の比較

	上腸間膜動脈血栓症	上腸間膜動脈塞栓症	上腸間膜動脈解離
病態	動脈硬化により上腸間膜動脈に血栓が形成され,狭窄・閉塞を来す	心房細動などにより形成された血栓が上腸間膜動脈に浮遊し,狭窄・閉塞を来す	上腸間膜動脈に解離が生じ形成された偽腔により,真腔が圧排される
特徴的な画像所見	上腸間膜動脈分岐部2cm以内の造影欠損	中結腸動脈の分岐後,回結腸動脈の分岐後の造影欠損	偽腔が血栓化した場合は,三日月状の造影欠損
治療	・腸管壁内ガス像,SMVおよび門脈内ガス像,大量の腹水がある場合は,早急な外科的治療 ・腹膜刺激症状やショック症状がなく,腸管壊死が否定的な場合は血管内治療		・腸管虚血が疑われる場合は血管内治療 ・高度虚血や多量出血の場合は外科的手術

　SMA解離に対する治療には,保存的治療,血管内治療,外科的手術があるが,侵襲的治療は腸管虚血,破裂のリスクが高い場合に考慮される.急性期には,解離の進行による真腔の閉塞や狭窄による腸管虚血が生じやすい.真腔の80％以上の狭窄,もしくは2.0cm以上の拡大を示し腸管虚血が疑われる場合は血管内治療が推奨され[4],腸壊死も含めた高度虚血が疑われた場合や多量出血の場合は,外科的手術が望まれる.

文献

1) 茂木克彦,石飛幸三,関みな子・他:急性上腸間膜動脈閉塞症—閉塞部位と臨床経過について—.日腹部救急医会誌 16: 427-432, 1996.
2) Shih MC, Hagspiel KD: CTA and MRA in mesenteric ischemia: part 1, Role in diagnosis and differential diagnosis. AJR 188: 452-461, 2007.
3) Slavin RE, Gonzalez-Vitale JC: Segmental mediolytic arteritis: a clinical pathologic study. Lab Invest 35: 23-29, 1976.
4) Min SI, Yoon KC, Min SK, et al: Current strategy for the treatment of symptomatic spontaneous isolated dissection of superior mesenteric artery. J Vasc Surg 54: 461-466, 2011.
5) 稲田　潔,池田庸子,平川栄一郎・他:Segmental arterial mediolysis (SAM)—最近の本邦報告例について—.病理と臨床 21: 1165-1171, 2003.
6) 内山大治,小金丸雅道,安陪等思・他:原因にSegmental mediolytic arteriopahyが疑われた腹腔内出血症例に対し塞栓術が有用であった1例.IVR 20: 278-281, 2005
7) Slavin RE: Segmental arterial mediolysis: course, sequelae, prognosis, and pathologic-radiologic correlation. Cardiovasc Pathol 18: 352-360, 2009.
8) Kalva SP, Somarouthu B, Jaff MR, et al: Segmental arterial mediolysis: clinical and imaging features at presentation and during follow-up. J Vasc Interv Radiol 22: 1380-1387, 2011.

第2章 臓器造影効果欠如・脈管内造影欠損

6 上腸間膜静脈（SMV）・門脈の造影欠損の鑑別

井上明星

症例 1 60歳台，男性．総胆管結石に対して，1日前に内視鏡的逆行性胆管膵管造影（endoscopic retrograde cholangiopancreatography；ERCP）が行われた後，心窩部痛を自覚．血清アミラーゼ値が910 IU/*l*と上昇．ERCP後膵炎が疑われ，CTを撮影．

A 単純CT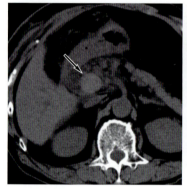

B 造影CT（平衡相）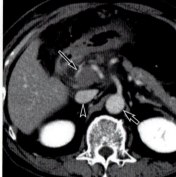

A：高吸収を示す拡張した門脈（→）を認める．

B：単純CT（A）で高吸収であるため，門脈内に造影効果があるようにみえるが（→），大動脈（➡）や下大静脈（▻）と比較すると，造影されていないと考えられる．膵周囲には脂肪組織の濃度上昇を認めるが，急性膵炎による炎症波及を反映した所見である．

診断 急性膵炎に伴う門脈血栓症

症例 2 60歳台，男性．2か月前から下腹部痛を自覚．WBC 11400/μl，CRP 12.5mg/dl．

A 単純CT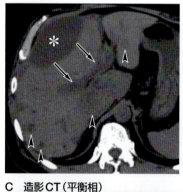

B 造影CT（平衡相）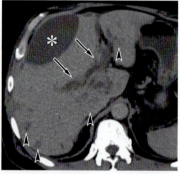

C 造影CT（平衡相）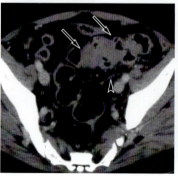

D 造影CT（門脈相，初診5か月後）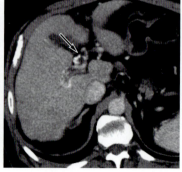

A：門脈右枝および左枝に低吸収域（→）を認める．肝両葉に低吸収域（▻）が多発している．被膜下には液貯留（A，B；＊）を認める．

B：門脈右枝および左枝に造影欠損（→）を認める．肝両葉に多発する低吸収域には，造影効果を認めない（▻）．

C：S状結腸に壁肥厚（→）を認める．周囲の腹膜も肥厚している（▻）．

以上の画像所見から，S状結腸憩室炎から下腸間膜静脈経由で炎症が波及した結果，門脈血栓，肝膿瘍，肝被膜下膿瘍を形成したと考えられた．症状の出現時期を考慮すると，発症から2か月程度経過していると考えられた．

D：閉塞した門脈周囲に拡張，蛇行した側副血行路 cavernous transformationを認める（→）．

診断 S状結腸憩室炎に伴う門脈血栓症

上腸間膜静脈（SMV）・門脈の造影欠損の鑑別診断リスト

- 血栓
- 腫瘍栓
- 門脈ガス

診断のポイント

上腸間膜静脈・門脈の造影欠損を来す病態として，血栓，腫瘍栓，門脈ガスが挙げられる（表1）．

1）上腸間膜静脈・門脈血栓
superior mesenteric vein and portal vein thrombosis ▶症例❶ ▶症例❷

上腸間膜静脈・門脈血栓の症状は非特異的であるが，急性発症の場合は腸間膜虚血による強い腹痛を来すことがある．慢性に経過した症例では，緩徐に増悪する腹痛や側副血行路の破綻による消化管出血の原因となりうる．

血栓の形成にはVirchowの3要因（血管内皮の異常，血液成分の異常，血流の異常）が関与しており，原因疾患は多岐にわたる（表2）[1)～3)]．腹部の炎症性疾患，門脈圧亢進状態，悪性腫瘍，腸閉塞などの原因疾患は，CT所見から言及できる場合がある．手術歴や外傷，妊娠，経口避妊薬，化学療法などは病歴を確認する必要があるが，先天性血栓性素因は積極的に検索しなければ診断に至らない．原因不明の上腸間膜静脈・門脈血栓症に遭遇した場合は，先天性血栓性素因を検索することが重要である．

2）腫瘍栓　tumor thrombus

悪性腫瘍が門脈あるいはその分枝に浸潤することで，腫瘍栓を形成する．肝細胞癌による腫瘍栓の頻度が高いが，胃癌，膵癌，胆管癌および大腸癌なども腫瘍栓を形成することがある．胃癌では，AFP（α-fetoprotein）産生胃癌，膵癌では神経内分泌腫瘍，腺房細胞

表1　上腸間膜静脈・門脈の造影欠損を来す病態の比較

	血栓	腫瘍栓	門脈ガス
原因	炎症，門脈圧亢進症，先天性血栓性素因，悪性腫瘍，腹部手術など（詳細は表2を参照）	肝細胞癌，胃癌，膵癌，胆管癌，大腸癌など	特発性（15％），続発性（85％）（詳細は本文参照）
単純CT	低～高吸収	等～やや高吸収	空気と同じ
造影CT	造影されない	造影される	造影されない
脈管径	拡張	拡張	やや拡張

表2　上腸間膜静脈・門脈血栓の原因

分類	疾患
腹部の炎症	炎症性腸疾患，急性膵炎，急性虫垂炎，急性胆嚢炎，大腸憩室炎，感染性腸炎，腹膜炎など
門脈圧亢進症	肝硬変，脾摘後，静脈瘤硬化療法後
先天性血栓性素因	アンチトロンビンⅢ欠損症，プロテインS欠損症，プロテインC欠損症，プラスミノーゲンアクチベーター欠損症，フィブリノゲン異常症，抗リン脂質抗体症候群，発作性夜間血色素尿症，鎌状赤血球症など
悪性腫瘍	乳癌，子宮癌，肺癌，消化器癌，腎癌，前立腺癌などによる凝固異常
骨髄増殖性疾患	真性多血症，血小板増多症，骨髄線維症
腹部手術	胃切除術，胆嚢摘出術，脾摘出術，虫垂切除術，大腸摘出術
その他	妊娠，経口避妊薬，化学療法，外傷，機械的圧迫，腸閉塞

癌，腎細胞癌の膵転移による腫瘍栓が有名である．原発巣切除時には存在せず，経過観察中に異時性に生じることもある．

3）門脈ガス portal venous gas

腸管壁内のガスが血中に迷入することで生じる（p.A134参照）．腸管気腫（p.A137参照）の発生要因として，腸管粘膜障害，腸管内圧亢進，ガス産生菌の3つが考えられている[4]．その原因疾患として，腸間膜虚血，胃・十二指腸潰瘍，幽門狭窄，腸閉塞，虫垂炎，炎症性腸疾患，消化管吻合術後，慢性閉塞性肺疾患，喘息，膠原病，免疫低下，ステロイド長期使用，化学療法，α-グルコシダーゼ阻害薬，トリクロロエチレン曝露などが知られているが，約15％は原因不明の特発性である[5]．

門脈ガスを有する症例の転帰を左右するのは原疾患，特に腸間膜虚血に伴う腸管壊死であり，臨床症状，血液検査および画像検査から総合的に判断する必要がある．

鑑別診断のstrategy

上腸間膜静脈・門脈内の異常は単純CTで指摘可能なこともあるが，血液とのコントラストがつかなければ，指摘は困難である．血栓あるいは腫瘍栓の確定診断には，造影CTが必要である．また，造影CTは，血栓と腫瘍栓との鑑別，原因疾患の検索，側副血行路および腸管虚血の評価において重要な役割を担う．造影CTは，門脈内に異常所見を認めた場合には行うべき検査であるが，造影剤腎症が懸念される症例や，ヨードアレルギーの既往のある症例など施行が難しい際には，超音波検査やMRIなどの代替検査を検討する．

1）血栓症

形成されたばかりの急性期血栓は，CT値の高い鉄を含有する赤血球を多く含むため，単純CTで高吸収を示す（症例1-A）．経時的に赤血球の割合が減少するためCT値が低下し，器質化血栓は単純CTで低吸収となる（症例2-A）．また，血液のCT値はヘマトクリット値に比例する．単純CTで血栓が描出されるかどうかは，血栓と血液のコントラストの程度（CT値の差），つまり，血栓形成からの時間とヘマトクリット値に依存する．

副所見としては，血栓部位で静脈拡張（症例1），血栓よりも上流の静脈拡張，側副血行

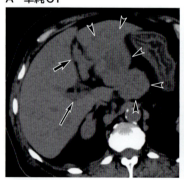 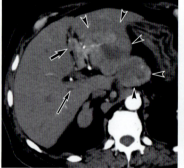 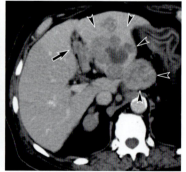

A　単純CT　　　　　　　　　B　造影CT（後期動脈相）　　　　　C　造影CT（平衡相）

参考症例
図1 70歳台，男性　肝細胞癌による門脈腫瘍栓
食思不振の原因検索で撮影されたCTで，肝腫瘤を指摘．
A：門脈右枝（→）と比較し門脈臍部（➡）が拡張し，内部は高吸収を呈している．肝左葉外側区域には腫瘤（▶）を認める．
B：門脈右枝（→）と比較し，門脈臍部（➡）は肝左葉外側区域の腫瘤（▶）と同様に濃染を認める．
C：門脈臍部（➡）は肝左葉外側区域の腫瘤（▶）と同様に，wash out patternを示している．

路の発達を認めることがある[2]．特に門脈本幹が閉塞した場合には，肝門部にcavernous transformationが側副血行路として形成される（症例2-D）．造影CTで血栓が造影されず，周囲の静脈壁が造影されるため，rim状の造影効果を認めることがある．

2）腫瘍栓

単純CTでは，軟部濃度を示す腫瘤を門脈内に認める．血液との間にコントラストが得られれば，単純CTで指摘可能な場合がある（図1-A）．周囲の血栓付着，腫瘍栓内出血により，血栓と同様に高吸収を呈することもある．腫瘍栓部位での静脈拡張，上流の静脈拡張，側副血行路の発達を認めるが，造影CTで造影効果を認める点が血栓との鑑別点である（図1-B, C）．腫瘍栓と近接する原発巣を認めることが多いが，大腸癌など離れた原発巣が存在することもある．

3）門脈ガス

門脈ガスは空気の濃度（吸収値）を示し，血液との十分なコントラストが得られるため，単純CTで容易に指摘できるが，胆管内ガスとの鑑別を要する．門脈血流は肝門部から肝辺縁に向かって流れるため，門脈ガスは肝辺縁に達する樹枝状ガス像として認められる．一方，胆汁は肝細胞で産生され肝門部側に流れるため，肝門部優位に分布する．

胆管造影の知見によると，胆管内ガスは肝辺縁から2cm以内にはみられないとされる．上腸間膜静脈・門脈にガス像を認めた場合，造影CTでその原因が腸間膜虚血に伴うものかどうかを評価することが重要である（図2）．

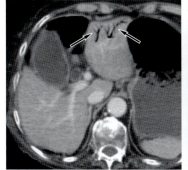 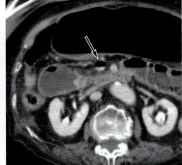 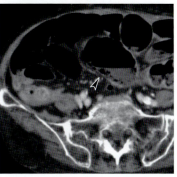

A　造影CT（平衡相）　　B　造影CT（平衡相）　　C　造影CT（平衡相）

参考症例

図2　80歳台，女性　非閉塞性腸間膜虚血（non-occlusive mesenteric ischemia；NOMI）による門脈ガス

発熱，嘔吐，腹痛を訴え受診．乳酸値41mg/dlと上昇．
A：肝左葉外側区域に門脈ガスと考えられる分枝状のガス像を認める（→）．
B：上腸間膜静脈内にガス像を認める（→）．
C：小腸壁が部分的に菲薄化しており，造影効果が減弱している（▶）．
緊急開腹手術が行われ，分節状の虚血，壊死を呈した空腸が切除された．

文献

1) Bradbury MS, Kavanagh PV, Bechtold RE, et al: Mesenteric venous thrombosis: diagnosis and noninvasive imaging. RadioGraphics **22**: 527-541, 2002.
2) Duran R, Denys AL, Letovanec I, et al: Multidetector CT features of mesenteric vein thrombosis. RadioGraphics **32**: 1503-1522, 2012.
3) Shatzel JJ, O'Donnell M, Olson SR, et al: Venous thrombosis in unusual sites: a practical review for the hematologist. Eur J Haematol **102**: 53-62, 2019.
4) 小網博之，阪本雄一郎，井上　聡・他：門脈ガス血症を伴う腸管壊死症例をいかに診断するか？　日腹部救急医会誌 **34**: 1129-1134, 2014.
5) 古谷清美，安森弘太郎，村中　光：消化管および腹腔の異常ガス．臨床画像 **30**: 1106-1116, 2014.

第3章 脈管ガス像

1 門脈・上腸間膜静脈内のガスの鑑別

棚橋裕吉，富松英人，松尾政之

> **症例 1** 70歳台，男性．冠動脈バイパスグラフト術後，約3週間．朝から腹痛を認めた．

A 単純CT（肝門部）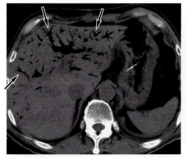

B 単純CT（上腹部）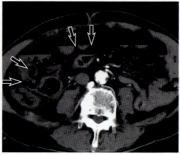

C 造影CT（門脈相）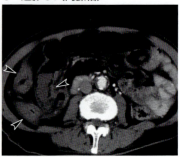

D 造影CT volume rendering像（動脈相）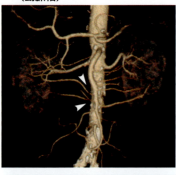

A：肝両葉辺縁優位に樹枝状のガスを認める他，門脈左枝内にもガスを認める（→）．門脈内ガスの所見である．
B：右側腹部小腸に壁在気腫を認める（→）．上行結腸には浮腫性壁肥厚を認める．
C：壁在気腫を認める小腸壁および上行結腸壁の造影効果は不良である（▶）．
D：上腸間膜動脈分枝近位部に狭小化を認める（▷）．
小腸壊死の診断で手術施行．回腸に虚血壊死を認め，小腸部分切除術が施行された．

診断　非閉塞性腸管虚血症

門脈・上腸間膜静脈内のガスの鑑別診断リスト[1]

1. 腸管壁の変化による
- 腸管虚血
  - 非閉塞性腸管虚血症
  - 大動脈解離・上腸間膜動脈解離
  - 上腸間膜動脈血栓症
  - 上腸間膜静脈血栓症
  - 絞扼性腸閉塞
- 炎症性腸疾患
  - 潰瘍性大腸炎
  - Crohn病
- 膠原病
- 悪性腫瘍・良性潰瘍
- 医原性（チューブ留置，生検）

2. 腸管拡張による
- 単純性腸閉塞
  - 機能性腸閉塞
  - 機械性腸閉塞
- 外傷
  - 腸管損傷
  - 圧外傷
- 医原性腸管拡張（内視鏡）

3. 敗血症
- 憩室炎
- 感染性腸炎
- 偽膜性腸炎
- HIV関連のカンジダ腸炎など
- 腹壁膿瘍・壊疽
- 門脈炎，胆管炎

4. その他
- 臓器移植後
- 特発性腸管嚢胞様気腫症
- 薬剤性
  - ステロイド
  - ベバシズマブ　など
- 慢性肺疾患

症例 2 80歳台，男性．数日前から腹部膨満，受診日の朝食後に嘔吐を認めた．来院時採血所見：LDH 233U/*l*，pH 7.456，乳酸 13mg/d*l*．

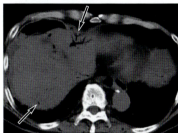
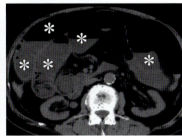
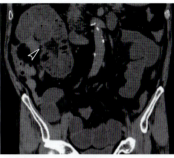
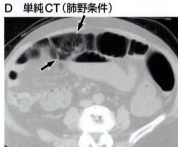

A：肝両葉辺縁優位に樹枝状のガスを認める（→）．門脈内ガスの所見である．
B：小腸の拡張と液貯留を認め（＊），上行結腸は虚脱している．
C：右上腹部に小腸の径変化を認め，閉塞機転が示唆される（▸）．
D：小腸の一部に壁在気腫を認める（→）．
手術が施行され，バンドによる絞扼性小腸閉塞と診断された．

診断 絞扼性小腸閉塞（バンドによる）

 症例 3 60歳台，男性．膠原病および膠原病に伴う間質性肺炎に対して，ステロイド使用中．腹部症状なし．

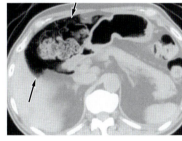
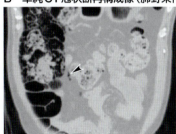

A：上行結腸〜横行結腸に壁在気腫を認める（→）．
B：腸間膜静脈内に少量のガスを認める（▸）．
薬剤性もしくは特発性腸管気腫症の疑いにて，保存的に加療された．

診断 腸管気腫症（薬剤性疑い）

診断のポイント

1）腸管壁の変化によるもの ▶症例❶ ▶症例❷

　腸管粘膜の破綻により内腔の空気が腸管壁内に入り込み，さらに腸管壁の小静脈から門脈内に流入する（7章-3；p.A134参照，7章-4；p.A140参照）．最も重要な原因は，腸管虚血による壊死性腸炎である．腸管虚血は様々な疾患で生じうるが，代表的なものとして非閉塞性腸管虚血症（non-occlusive mesenteric ischemia；NOMI，症例1），大動脈解離，上腸間膜動脈解離，上腸間膜動脈血栓症，上腸間膜静脈血栓症，絞扼性腸閉塞（症例2）などが挙げられる．腸管虚血例において門脈内ガスを認める場合は，死亡率が高いと報告されている（75〜90%）[1]．

　一方，潰瘍性大腸炎（ulcerative colitis；UC）やCrohn病などの炎症性腸疾患では，明らかな腸管粘膜の破綻がないにもかかわらず静脈内ガスを認めることがあり，腸管粘膜

の透過性亢進が原因と考えられている．胃癌や胃潰瘍，胃管チューブなども腸管粘膜の破綻を来し，門脈内ガスの原因となりうる．

2）腸管拡張によるもの ▶症例❸

機能性腸閉塞や腸管虚血を伴わない機械性腸閉塞，内視鏡治療前後でみられる腸管拡張は微小な粘膜損傷を来し，門脈・上腸間膜静脈内ガスの原因となりうる．また，外傷患者において門脈・腸間膜静脈内ガスを認めることがあり（図1），外力（衝撃）による急激な圧変化が原因と考えられている．

外傷例での門脈・腸間膜静脈内ガスは，必ずしも腸管損傷（壊死）を意味する直接所見ではないため，その他の画像所見と併せ外科的治療介入の必要性を判断する必要がある．

3）敗血症 sepsis

腹部の様々な感染症が原因となる．例としては，憩室炎，胆嚢炎・胆管炎，虫垂炎，腸炎（偽膜性腸炎，HIV感染者におけるカンジダ腸炎など）が挙げられる．憩室炎において門脈内・上腸間膜静脈内ガスを認める場合には，肝膿瘍を伴うことがある．

4）その他

門脈・上腸間膜静脈内ガスを認める症例のうち15%は発生機序が不明で[2]，臓器移植後（肝・腎・骨髄），慢性肺疾患（chronic obstructive pulmonary disease；COPD，喘息など），薬剤性（ステロイド，ベバシズマブ）など（症例❸）が報告されている．特発性腸管囊胞様気腫症は局所的に囊胞状に認められる腸管壁気腫で，一般に無症状で臨床的にも特に問題にはならない．

鑑別診断のstrategy

診断群分類包括評価（diagnosis procedure combination；DPC）データベースを用いた門脈内ガス症例1,590例の検討では，門脈内ガスの原因は腸管虚血が最も多く53%を占め，その死亡率は26.8%であったと報告されている．その他，腸閉塞，腸管穿孔，感染症，敗血症を原因とする門脈内ガス症例は死亡率が高く，それぞれ31.1%，33.3%，13.6%，56.4%と報告されている[3]．このことから，門脈・上腸間膜静脈内ガスの画像診断においては，これらの原因疾患の鑑別が重要である（表）．

門脈・上腸間膜静脈内ガスの症例では，腸管壁気腫を認めることがある．腸管壁気腫自体は特発性腸管囊胞様気腫症のような良性疾患でもみられる所見であり，これらの鑑別は重要である．腸管壁気腫を認める症例で要注意群（外科的加療を要した，もしくは死亡）と良性群（保存的加療で改善）の画像所見を比較検討した報告では，小腸の腸管壁気腫，罹患腸管の拡張，腸管周囲や腸間膜脂肪織濃度の上昇，門脈・腸間膜静脈内ガスは要注意群で有意に多く，大腸の腸管壁気腫は良性群で多いと報告されている．また，採血検査における乳酸値上昇や機械性腸閉塞症例も，要注意群に多いと報告されている[4]．

以上より，門脈・上腸間膜静脈内ガスを認めた場合には，臨床症状や腹部所見に加え，

参考症例

図1 20歳台，女性 外傷性門脈内ガス（圧外傷疑い）

交通外傷．

A，B：肝左葉辺縁に樹枝状のガスを認め（→），門脈内ガスが疑われる所見である．
CT上，明らかな腸管損傷は指摘されない（非提示）．

A 単純CT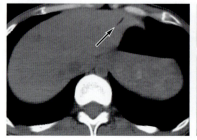

B 単純CT（Aより尾側）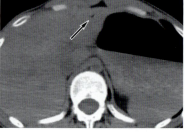

表 門脈・上腸間膜静脈内ガスを呈する主な疾患の比較

	腸管虚血			炎症性腸疾患	単純性腸閉塞
原因	動脈血流低下 ・NOMI ・大動脈解離 ・SMA解離 ・SMA血栓症	(主に)静脈うっ滞 SMV血栓症	絞扼性腸閉塞	・潰瘍性大腸炎(UC) ・Crohn病	・機能性腸閉塞 ・機械性腸閉塞
注目すべき画像所見					
腸管	・腸管壁肥厚 ・腸管周囲脂肪織濃度の上昇 ・腸管壁造影効果の減弱/欠損 ・腸管壁気腫		・腸管拡張 ・液貯留 ・径変化	・腸管壁肥厚(壁肥厚の程度:Crohn病＞UC) ・直腸〜連続病変:UC ・skip lesion:Crohn病 ・halo sign:UC＞Crohn病	・腸管拡張と液貯留 ・閉塞機転(small bowel feces sign；小腸閉塞)
腸間膜		腸間膜脂肪織濃度上昇(静脈うっ滞)			
血管	・血管径の狭小化:NOMI ・解離:大動脈・SMA ・血栓:SMA		・whirl sign ・inverted SMA・SMV sign		
その他	free air			・膿瘍や瘻孔(Crohn病) ・free air	閉塞原因の検索

	悪性腫瘍	外傷	敗血症	その他
原因	・胃/小腸/大腸上皮性腫瘍 ・良性潰瘍 ・悪性リンパ腫 など	・直接外力 ・圧外傷	・憩室炎 ・感染性大腸炎 ・胆管炎/門脈炎 など	・特発性腸管嚢胞様気腫症 ・薬剤性 ・慢性肺疾患 ・医原性(内視鏡，経鼻胃管など)
注目すべき画像所見				
腸管	・不整な壁肥厚 ・異常濃染 ・周囲浸潤 ・腸管壁気腫	・腸管壁肥厚 ・腸管周囲脂肪織濃度の上昇 ・腸管壁断裂 ・腸管壁気腫	・腸管壁肥厚 ・腸管周囲脂肪織濃度の上昇 ・腸管壁気腫 ・胆管拡張・Glisson鞘の異常濃染(胆管炎)	・腸管壁肥厚 ・腸管壁気腫
腸間膜	リンパ節腫大(リンパ節転移)	腸間膜脂肪織濃度の上昇	(腸間膜脂肪織濃度の上昇)	
血管		活動性出血		
その他	free air	free air	free air	free air

採血検査にて乳酸値を確認し，画像所見では腸管壁気腫の有無および分布，腸管拡張の有無(あれば閉塞機転)，腸管周囲や腸間膜脂肪織濃度上昇の有無，血管病変(解離や血栓)の有無に注意して読影する必要がある．

文献

1) Sebastià C, Quiroga S, Espin E, et al: Portomesenteric vein gas: pathologic mechanisms, CT findings, and prognosis. RadioGraphics **20**: 1213-1224; discussion 1224-1226, 2000.
2) Scheidler J, Stäbler A, Kleber G, et al: Computed tomography in pneumatosis intestinalis: differential diagnosis and therapeutic consequences. Abdom Imaging **20**: 523-528, 1995.
3) Koizumi C, Michihata N, Matsui H, et al: In-hospital mortality for hepatic portal venous gas: analysis of 1590 patients using a Japanese National Inpatient Database. World J Surg **42**: 816-822, 2018.
4) Goyal R, Lee HK, Akerman M, et al: Clinical and imaging features indicative of clinically worrisome pneumatosis: key components to identifying proper medical intervention. Emerg Radiol **24**: 341-346, 2017.

2 胆道ガスの鑑別

宇賀神　敦，中村仁康，杉本英治

> **症例 1**　70歳台，女性．遠位胆管癌術後で経過観察中．

A　造影CT　　　　　　　　B　造影CT冠状断像

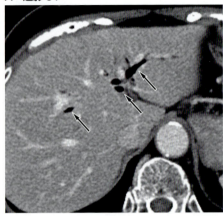
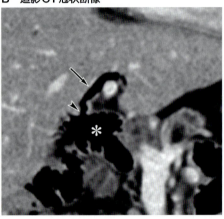

A：肝内胆管内にガス（→）を認める．
B：胆管（→）と挙上空腸（*）の吻合（▶）を認める．
遠位胆管癌に対する膵頭十二指腸切除術の際に，胆管空腸吻合で胆道再建が施行された．

診断　胆管空腸吻合術後

> **症例 2**　90歳台，女性．上腹部痛．

A　単純CT　　　　　　　　B　単純X線写真

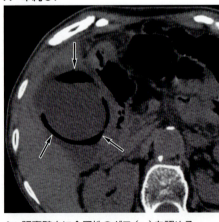
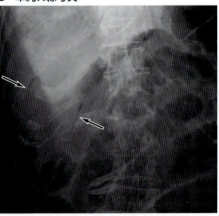

A：胆嚢壁内に全周性のガス（→）を認める．
B：胆嚢壁に一致した曲線状のガス（→）を認める．
気腫性胆嚢炎と診断され，緊急胆嚢摘出術が施行された．

診断　気腫性胆嚢炎

> **症例 3** 50歳台, 女性. 下腹部痛, 嘔吐.

A 造影CT

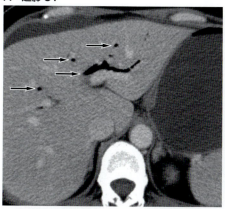

B 造影CT

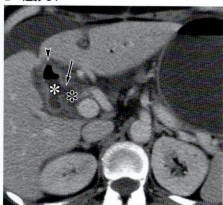

C 造影CT

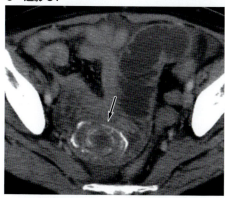

D 消化管造影

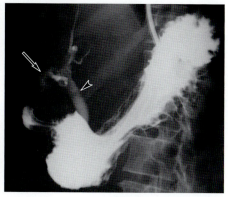

A：肝内胆管内にガス（→）を認める．
B：胆嚢（白＊）と十二指腸（黒＊）の間に瘻孔（→）を認める．胆嚢壁に緊張がなく，内腔（▶）にガスを認める．
C：小腸内に落下胆石と考えられる石灰化腫瘤（→）が嵌頓し，口側小腸に拡張を認める．
D：十二指腸と胆嚢との間の瘻孔（→）を介して，造影剤が胆管内（▶）に流入している．
胆石イレウスと診断され，胆石摘出と瘻孔閉鎖が施行された．

診断 胆嚢十二指腸瘻，胆石イレウス

胆道ガスの鑑別診断リスト

1. 胆道処置後
- 胆管空腸吻合術後
- 胆嚢摘出術後
- 内視鏡的逆行性胆管膵管造影（ERCP）後
- 十二指腸乳頭切開術後
- 胆管ステント留置術後

2. 気腫性胆嚢炎

3. 内胆汁瘻
- 胆嚢十二指腸瘻
- 胆嚢結腸瘻
- 総胆管十二指腸瘻
- 胆嚢胃瘻

4. その他
- Oddi括約筋機能不全
- 胆石排出後
- 含気性胆石
- 外傷

ERCP : endoscopic retrograde cholangiopancreatography

症例 4 70歳台，女性．発熱，黄疸．

A　造影CT

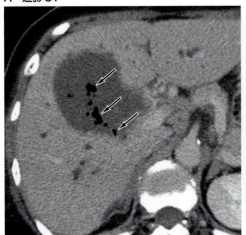

B　造影CT冠状断像

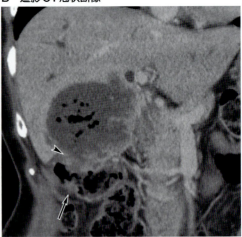

C　経皮経肝胆嚢造影

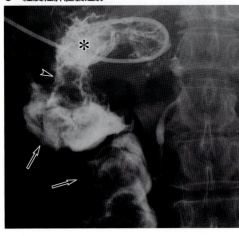

A：胆嚢に腫大と壁肥厚があり，内腔にガス（→）を認める．肝内胆管の拡張も認められる．
B：胆嚢と結腸（→）の間に瘻孔（▶）を認める．
C：胆嚢内（＊）に注入した造影剤が，瘻孔（▶）を介して結腸（→）に流入している．
胆汁細胞診の結果，胆嚢癌の結腸浸潤による胆嚢結腸瘻と診断された．胆嚢炎・胆管炎を併発しており，抗菌薬治療が開始された．

診断 胆嚢癌の結腸浸潤による胆嚢結腸瘻

診断のポイント

1）胆道処置後　▶症例❶

　胆道ガスの原因として最も多い．膵頭十二指腸切除術における胆管空腸吻合後をはじめ，種々の外科的・内視鏡的胆道処置後に生じうる．十二指腸乳頭機能の消失による消化管ガスの逆流が原因で病的ではない．
　一般的に，これらのガスは画像検査のたびに認められ，症例によっては，手術吻合部や胆管ステントが閉塞していないことを示す，"なくてはならない"所見ともいえる．したがって，以前から認められた胆道ガスの消失と胆管拡張が認められる場合には，腫瘍再発による胆管閉塞や胆管炎を考慮すべきである（図1）．

2）気腫性胆嚢炎　emphysematous cholecystitis　▶症例❷

　*Clostridium perfringens*や*Escherichia coli*などのガス産生菌感染に起因する，稀な急性胆嚢炎である．胆嚢壊死や穿孔の頻度が高く予後不良であることから，早急な手

術が必要になることが多い．高齢男性に多く，動脈硬化や糖尿病がリスクファクターである．通常の急性胆嚢炎に比べ無石例が多く，胆嚢壁の虚血性変化が誘発因子と考えられている．

臨床症状からは通常の急性胆嚢炎との鑑別が困難であるが，CTは少量のガスであっても描出可能で，胆嚢壁内のガス像が診断の決め手になる．

3) 内胆汁瘻 internal biliary fistula ▶症例❸

内胆汁瘻とは，胆道と周囲臓器との間に生じた異常交通路の総称である．瘻孔を介して胆道と消化管が交通することで，胆道ガスが生じる．手術，外傷などの外的要因がない内胆汁瘻は胆石に起因するものが多く，慢性胆嚢炎による胆嚢十二指腸瘻の頻度が高い（図2）．瘻孔から落下した胆石によって生じる腸閉塞は，胆石イレウスと呼ばれる（本来，イ

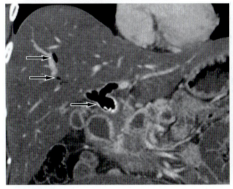
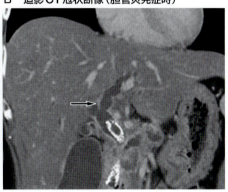

参考症例

図1 40歳台，女性　胆管ステント閉塞による胆管炎
膵頭部癌による閉塞性黄疸に対して，胆管ステント留置術後．
A：胆管ステント留置に起因する胆管ガス（→）を認める．
B：胆管ガスが消失し，肝内胆管の拡張（→）が出現している．

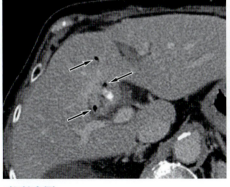
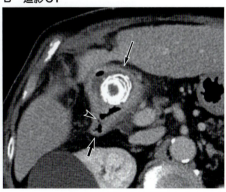

参考症例

図2 80歳台，女性　慢性胆嚢炎による胆嚢十二指腸瘻
A：胆嚢内腔と肝内胆管内にガス（→）を認める．
B：胆嚢（→）と十二指腸（➡）が瘻孔（▶）を介して連続している．胆石とびまん性の胆嚢壁肥厚があり，慢性胆嚢炎が疑われる．

レウスという表現は誤りであるが，海外でもgallstone ileusと呼ばれている）．

　この他，原疾患には胃・十二指腸潰瘍，胆道・消化管発生の悪性腫瘍があり，胆嚢結腸瘻，総胆管十二指腸瘻，胆嚢胃瘻（図3）といった瘻孔も生じうる．いずれも特有な症状はなく，上腹部痛，黄疸，発熱で発症することが多い．

4）その他

　Oddi括約筋機能不全や胆石排出に伴う十二指腸ガスの逆流も，胆道ガスの原因となる[1]．また，コレステロールやビリルビンが混在する胆石では，形成過程で内部にガスが生成されることがある（図4）．CTで胆石と胆汁の濃度が等しい場合には，胆嚢内の遊離ガスのようにみえることがあり，注意を要する．

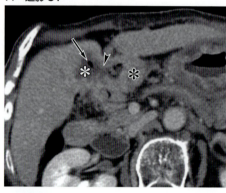
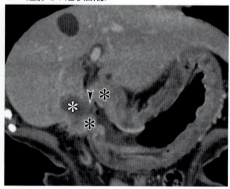

参考症例
図3　70歳台，女性　胃癌の胆嚢浸潤による胆嚢胃瘻
A，B：胆嚢内腔にガス（→）を認める．胆嚢（白＊）と全周性に肥厚した胃（黒＊）が瘻孔（▶）を介して連続している．

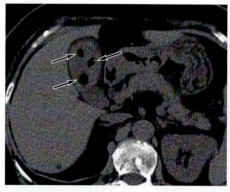
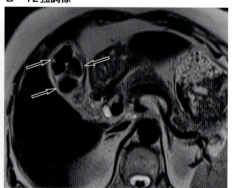

参考症例
図4　60歳台，女性　含気性胆石
A：胆嚢内に複数の円形，不整形ガス（→）を認める．
B：ガスに一致して胆石と考えられる無信号域（→）を認める．

鑑別診断のstrategy

　胆道ガスは，門脈ガスと比較して頻度が高く，CTで日常的に遭遇する所見である（豆知識参照）．多くは胆道処置に伴う生理的なもので，治療歴から鑑別可能である．一方，患者に何の既往もなければ，胆道ガスは病的ととらえる必要がある（表）．

　緊急を要する原因に気腫性胆嚢炎と内胆汁瘻があり，これらの有無を確認する．特に，気腫性胆嚢炎は診断の遅れが致命的となるため，胆嚢壁内や胆嚢内腔のガスをみた際には必ず考慮しなければならない．ガスが少量で通常の胆嚢炎との判別が難しい場合には，CTでは薄層スライス（thin slice）画像の再構成や，ウインドウ幅（window width；WW）・ウインドウ値（window level；WL）の調節を行い，ガスの描出に適した画像で評価すべきである．

　内胆汁瘻では，成因や瘻孔部位の特定が重要である．CT診断においては，多断面再構成法（multi-planar reconstruction；MPR）による，多方面からの瘻孔評価が有用である．瘻孔が小さくCTでは指摘困難な場合には，MRI，点滴静注胆嚢胆管造影法（drip infusion cholecystocholangiography；DIC），消化管造影などを用いることで，診断率を向上させることができる．

豆知識　胆管ガスと門脈ガスの鑑別

肝内では胆管ガスと門脈ガスは，いずれも樹枝状のガス像として認められるものの，分布から鑑別可能である．門脈血は肝門から辺縁方向に流れるのに対し，胆汁は辺縁から肝門方向に流れる．そのため，門脈ガスは肝辺縁まで達するが，胆管ガスは肝門側優位に分布し，肝辺縁に認められることは稀である[2]．

表　胆道ガスを呈する主な原因の比較

	胆道処置後	気腫性胆嚢炎	内胆汁瘻
一般的特徴	・高頻度 ・病的ではない	・ガス産生菌感染 ・稀だが予後不良	・消化管との異常交通 ・種々の原因（胆石，消化性潰瘍，悪性腫瘍）
診断のポイント	・治療歴 ・処置後変化（胆管空腸吻合，胆管ステント）	胆嚢壁内ガス（進行例では胆嚢内腔や胆管内にも移行）	瘻孔の証明

文献

1) Sherman SC, Tran H: Pneumobilia: benign or life-threatening. J Emerg Med 30: 147-153, 2006.
2) Shah PA, Cunningham SC, Morgan TA, et al: Hepatic gas: widening spectrum of causes detected at CT and US in the interventional era. RadioGraphics 31: 1403-1413, 2011.

3 静脈内ガスの鑑別

前島克哉

> 症例 **1** 10歳台，男性．バイクで走行中にトラックと衝突し，救急搬送．primary surveyでは，異常を認めなかった．secondary surveyでtrauma pan-scanを施行．

A 造影CT（動脈相）

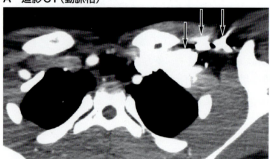

B 造影CT（静脈相）

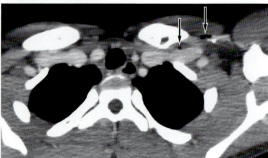

A：左鎖骨下静脈に強い造影効果を認め（→），造影剤と考えられる．
B：左鎖骨下静脈に明瞭な点状の低吸収域を認め（→），空気などのガス像と考えられる．

診断 経静脈的造影剤投与時の空気の流入

> 症例 **2** 70歳台，女性．胃癌術後の定期的なフォローアップのため，造影CTを施行．

A 造影CT

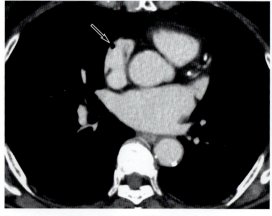

B 造影CT

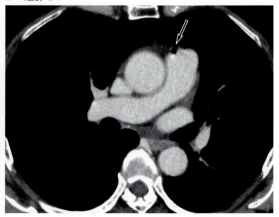

A：右房内に明瞭な点状の低吸収域を認める（→）．
B：肺動脈本幹に明瞭な点状の低吸収域を認める（→）．
A，Bは，いずれもガス像と考えられる．

診断 経静脈的造影剤投与時の空気の流入

静脈内ガス（空気の流入）の鑑別診断リスト

- 経静脈的造影剤投与時
- 胸部外傷/胸骨圧迫
- カテーテル留置・抜去（中心静脈/透析用カテーテルなど）
- 手術や内視鏡検査など
- （CTガイド下肺生検）

診断のポイント

1）経静脈的造影剤投与時の空気の流入 ▶症例❶ ▶症例❷

造影剤が投与された静脈内に，空気がみられる．

2）胸部外傷/胸骨圧迫による空気の流入

血管損傷により，空気が流入することがある．

3）中心静脈/透析用カテーテルなどのカテーテル操作時の空気の流入

自発呼吸の患者では，吸気によって空気が血管内へ流入する．また，カテーテルの近位端の高さによって，空気が流入する危険性が高まる．

4）手術や内視鏡検査などに伴う空気の流入

手術部位が右房よりある程度以上高い位置になっていく程，術野の静脈断端の圧が下がり，空気が流入する危険性が増す．また腹腔鏡手術，内視鏡手術では送気による圧がかかり，静脈内にガスが流入する．

5）CTガイド下肺生検に伴う空気の流入

穿刺に伴う肺静脈と，外気または肺胞を含めた気道との交通が原因と考えられている．

鑑別診断のstrategy

静脈内への空気の流入は，静脈圧と面する気体の圧の差によって起こる．よって，機序としては気体側の圧が高いか，静脈圧が低いかに分けて考えると，鑑別となる疾患名を考えやすい．

1）気体側の圧が高い

　a. 点滴からの流入

　三方活栓などから，造影剤を含めた薬剤投与時に空気が押し込まれる．

　b. 腹腔鏡手術

　気腹に用いられる二酸化炭素は血中に溶解しやすいことが知られているが，気腹開始時の誤操作による血管内への大量かつ急速な送気，血管断端からの流入，腹膜などから吸収された二酸化炭素が気泡化することなどを機序として生じると考えられている[1) 2)]．

2）静脈圧が低い

手術部位が高い位置にある場合，術野に存在する血管断端は大気に面するため，血管内圧が低いと空気が流入する．中心静脈圧（central venous pressure；CVP）が【X】cmH$_2$Oとした場合，右房から術野の高さが【X】cm以上になると，空気が流入する危険性が上がる[2)]（例：座位での頭頸部手術，Trendelenburg体位での帝王切開など）．

（中心静脈/透析用）カテーテルの留置・抜去の際に，自発呼吸での吸気では胸腔内が陰

圧になることによって，空気が流入する．また，カテーテル近位端が大気に解放された状態で右房から【X】cm以上高くすると，空気が流入する危険性が上がる．

外傷などでは，血管損傷により血管内と大気や肺などの交通が可能になり，吸気などにより空気が流入すると考えられるが，頻度は少なく，文献的には症例報告のみがみられる[3]．

CTガイド下肺生検では，空気塞栓の合併は0.06％と報告される．機序についての明らかなエビデンスはないが，肺静脈と外気または肺胞を含めた気道との交通が生じ，咳嗽による胸腔内圧上昇や吸気での息止めによる肺胞内圧上昇によって起こると考えられている[4]．ただし，このような機序の場合には，本項のテーマである静脈内ガスではなく，肺静脈内ガスまたは大循環や脳動脈などの動脈内のガスとして認識される．

体外循環や血管内治療では血管内ガスが生じる可能性があるが，主に動脈内のガスであるため，本項では割愛する．門脈内ガスについては，3章-1；p.A46参照．

これらの鑑別にあたって，まず造影用の点滴チューブ（チューブ，三方活栓，造影剤用インジェクター内など）からの流入の頻度が高いことを再確認しておく．造影CTの23％で小〜中等サイズの空気を認めたとの報告があり[5]，実際に時折みられる．

他の鑑別する根拠として，手術やカテーテル留置・抜去などの処置，外傷，手術や処置の病歴を確認する必要がある．

鑑別に役立つ画像所見としては，空気の分布や血管損傷を示すような他の所見の有無が参考になる．分布の確認の際には，造影剤が投与された静脈を確認する．

ダイナミックCTが撮影された場合，動脈相で症例1-Aのように強い造影効果がみられた静脈は，造影剤が投与された静脈の中枢側である可能性が高い．動脈相を撮影しておらず平衡相のみ撮影した場合では，造影剤が左右のどちらから入ってきたかがわかりにくいが，ベッドサイドに行くか担当医に連絡すれば，どちらに造影用の点滴が入っているかを確認することができる．

造影用の点滴，または動脈相で強い造影効果がみられた静脈と，同側の鎖骨下静脈から上大静脈，右心系や肺動脈に空気がみられる場合には，造影剤投与時の空気の流入が考えやすい［下肢から造影剤を投与した場合には，同側の腸骨静脈や下大静脈など］．

救急外来の患者を想定した場合，他の鑑別診断としては，外傷に伴う空気の流入も挙げられる[3]．外傷などの病歴があり，CT画像で空気が入った血管壁の不整像や近傍の血腫，骨折などがあれば，血管損傷の可能性を考慮する．

3DダイナミックCT

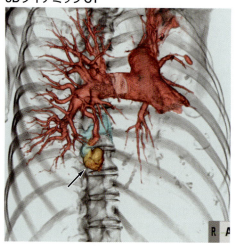

参考症例
図1 70歳台，女性　肺動静脈奇形
大腸癌のフォローアップ目的のCTで，右肺に動静脈奇形（arteriovenous malformation；AVM）が疑われ，ダイナミックCTを撮影．
右肺動脈A7分枝をfeederとするsimple typeのAVMを認める（→）．

消化管内視鏡，腹腔鏡手術，座位で行われる脳神経外科手術や頭頸部外科手術，Trendelenburg体位で行われる帝王切開（空気の他に羊水もありうるが）などは，病歴などから，手術や処置後であることが確認できるであろう．画像所見としては，空気が術部やそこから右房との間の静脈に多く分布していれば，手術，処置に伴う空気の混入と推測可能だが，分布していないことで否定することはできない．

静脈内の空気は肺動脈へ運ばれ，その大半は血管内で血液に溶解するか，肺毛細血管より肺胞内に排泄される[6]．通常，造影剤投与時に混入してしまう空気は，点滴チューブ内などのわずかな量であり，通常は，臨床的に問題になることは非常に少ないと考えられる．文献的にも，静脈内への空気流入について「致死量200～300ml」[7]とされている．

しかし，肺動静脈奇形（図1）や卵円孔開存，心房中隔欠損（図2）などの右左シャントのある例では，空気が左心系へと流れてしまい，いわゆるparadoxical embolism（奇異性脳塞栓症）を来すことがある．なお，健常者でも20～30%の人に卵円孔が残存しているとの報告があり，注意が必要である[8) 9)]．

動脈系への空気の流入による塞栓については，2～3mlの脳循環への注入で致死的，左冠動脈前下行枝に0.5ml注入で心室細動が起こるとされており，少量で重篤な合併症を来す恐れがある[10]．このため，静脈内に空気が認められたら，血管奇形の有無などの右左シャントについても注意が必要である．

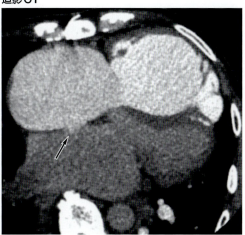

造影CT

参考症例

図2 70歳台，女性　心房中隔欠損
心房中隔欠損（atrial septal defect；ASD）を指摘されていたが，労作時呼吸困難感が増悪してきたため受診．ASD評価，術前評価目的に造影CTを施行．
ASDを認め，右心房から左心房への造影剤流入がみられる（→）．

文献

1) Smith HJ: Carbon dioxide embolism during pneumoperitoneum for laparoscopic surgery: a case report. AANA J **79**: 371-373, 2011.
2) 長田 理：周術期にみられる空気塞栓症．呼吸と循環 **48**: 883-888, 2000.
3) Laratta C, Cheung L: Venous air embolism from blunt chest trauma. Can Respir J **22**: 199-200, 2015.
4) Hare SS, Gupta A, Goncalves ATC, et al: Systemic arterial air embolism after precutaneous lung biopsy. Clin Radiol **66**: 589-596, 2011.
5) Groell R, Schaffler GJ, Rienmueller R, et al: Vascular air embolism: location, frequency, and cause on electron-beam CT studies of the chest. Radiology **202**: 459-462, 1997.
6) 梁 宗哲：実験的肺空気塞栓に対する過換気の影響．奈良医誌 **45**: 208-215, 1994.
7) Toung TJ, Rossberg MI, Hutchins GM, et al: Volume of air in a lethal venous air embolism. Anesthesiology **94**: 360-361, 2001.
8) Hara H, Virmani R, Ladich E, et al: Patent foramen ovale: Current Pathology, Pathophysiology, and Clinical Status. J Am Coll Cardiol **46**: 1768-1776, 2005.
9) Mc Grath BJ, Zimmerman JE, Williams JF, et al: Carbon dioxide embolism treated with hyperbaric oxygen. Can J Anaesth **36**: 586-589, 1989.
10) Natal BL, Doty CI: Venous air embolism. Emergency Medicine, Medscape Dec 30, 2017. （https://emedicine.medscape.com/article/761367-overview）

第3章 脈管ガス像

4 尿路内ガスの鑑別

妹尾聡美

症例 1 60歳台，女性．意識障害，ショック状態で救命センター搬送．38℃台の発熱を認め，熱源精査目的に単純X線写真，CTを撮影．また，糖尿病性ケトアシドーシスも合併していた．

A 腹部単純X線写真

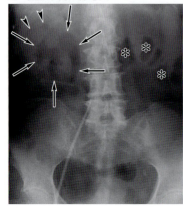

B 単純CT

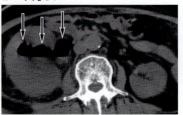

C 単純CT

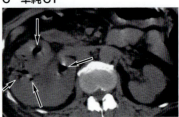

A：横行結腸ガスの走行とは別方向に伸びる気腫像（＊）が認められるが，よくみると，腎盂・尿管の形状に沿ったガスが存在している（→）．右腎の輪郭が確認できるが，その腎実質内と考えられる部位に斑状気腫が認められる（▶）．

B，C：右腎は著明に腫大し，周囲脂肪織濃度の上昇を認める．右腎盂・尿管内に気腫，air-fluid levelを認め（B；→），上極では腎実質内にも斑状の気腫を認める（C；→，typeⅡ）．
右気腫性腎盂腎炎との診断で，右腎摘術が行われた．尿培養からは*E. coli*が検出された．

診断 右気腫性腎盂腎炎

症例 2 80歳台，男性．体動困難，食思不振で救急外来に搬送．37.8℃の発熱を認め，熱源精査目的に単純X線写真，造影CTを撮影．既往に糖尿病が指摘されていた．

A 腹部単純X線写真（臥位）

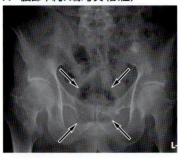

B 造影CT

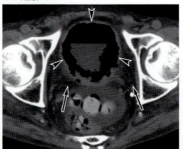

C 造影CT冠状断像

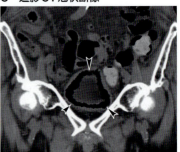

A：骨盤内に腸管ガスとはガス像がやや異なる，円弧状に分布する気腫像を認め，necklace appearanceを疑う所見である（→）．

B，C：膀胱粘膜下に全周性に分布する気腫を認める（▶）．単純X線写真（A）でnecklace appearanceに相当する所見である．両側尿管内にも，気腫の逆流が認められる（B；→）．
気腫性膀胱炎が疑われ，直腸膀胱瘻鑑別のために膀胱鏡が施行されたが瘻孔は指摘されず，気腫性膀胱炎として尿道バルーン挿入および抗菌薬加療が開始された．尿培養からは*E. coli*が検出された．

診断 気腫性膀胱炎

尿路内ガスの鑑別診断リスト

- 気腫性腎盂腎炎
- 気腫性腎盂炎
- 気腫性膀胱炎
- 尿路との瘻孔形成
- 尿路検査後・術後

診断のポイント

気腫性尿路感染症では尿路のガス産生像が診断に非常に有用であるが，その発生機序として，①糖尿病により増加した組織内グルコースのガス産生菌（嫌気性菌）による発酵分解，②組織中の循環不全によって生じた壊死組織内の細菌増加による，グルコースの発酵分解などが考えられている[1]．また，この感染症の宿主因子として，糖尿病や悪性腫瘍の合併，前立腺肥大症などに由来する尿路閉塞の関連性も指摘されているため，それらの評価も併せて行う．

1) 気腫性腎盂腎炎 emphysematous pyelonephritis ▶症例❶

腎内外にガス産生を認め腎実質壊死を来し，泌尿器科的緊急処置を要する．内科治療のみの致死率は50％と非常に高いのに対して，経皮的ドレナージを加えたもので13.5％，緊急腎摘出に至るところ25％の致死率であったと報告されている[2]．起炎菌は，70％以上が *Escherichia coli*（以下，*E. coli*）であり，*Aerobacter*や*Candida albicans*，*Clostridium septicum*もある．容易に敗血症性ショックへ急激に悪化する尿路感染症であり，画像診断によりガス像を検出し，早期診断・治療介入の必要がある．

腹部単純X線写真では，腎窩に重なるガス像や斑状ガス像，腎門部から放射状に広がるガス像が認められる．腎周囲腔にガスが侵入すると三日月状のガス像を認めるが，腸管ガスとの見間違いもあり，単純X線写真のみでの診断は難渋するため，CTで確定診断を行う．CTでは，ガスの有無やその分布の評価に加え，尿路閉塞の有無を評価する．気腫性腎盂腎炎には2つのタイプがある．線状・斑状のガスによる腎実質破壊を特徴とするtype I（図1），泡沫状あるいは分葉状のガスと直接関連した腎・腎周囲液体貯留，尿路内のガスを認めるtype IIである．type Iおよび両側発生の場合には予後不良とされ，また経過中にtype IからIIへ移行することもあるため，注意深く経過をみる必要がある[3]．

2) 気腫性腎盂炎 emphysematous pyelitis

感染に伴うガス像が尿路内に限局するという点で，気腫性腎盂腎炎とは区別されるガス産生尿路感染症のひとつである．ほとんどの症例で*E. coli*が起炎菌であり，女性や糖尿

参考症例

図1 40歳台，女性　左気腫性腎盂腎炎（type I）

意識障害と39℃台の発熱で救急搬送．糖尿病の既往あり．

A，B：腎実質部には線状，泡沫状の気腫を認めるが，腎門部から実質外へ広がるガス像が認められる（→）．腎実質は放射状にまだらな造影不良域を認め，腎盂腎炎を示す．明らかな液体貯留は認めない．

A　造影CT
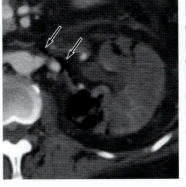

B　造影CT冠状断像
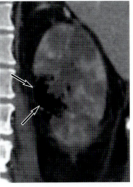

病患者に発症しやすく，尿路閉塞を伴う．死亡率は20％程度と気腫性腎盂腎炎よりは低いものの，重症尿路感染症であることには変わりなく，正確な診断が必要である．

腹部単純X線写真ではガスの有無をとらえづらいため，診断の主座はCTとなる．CTではガス産生の有無，分布様式の評価（気腫性腎盂腎炎か否かの診断），尿管結石や腫瘍による尿路閉塞の評価に加え，腎内や腎周囲に及ぶ膿瘍形成の有無を確認する必要がある．

3）気腫性膀胱炎　emphysematous cystitis　▶症例❷

膀胱腔内で細菌がグルコースを代謝して産生したCO_2が，膀胱粘膜下や内腔に貯留することにより発症する稀な膀胱炎である．発症リスクは，糖尿病やアルコール多飲，難治性尿路感染症，神経因性膀胱，前立腺肥大症などによる下部尿路狭窄が挙げられる．

腹部単純X線写真でも診断可能であるが，特異的な所見としては，淡いX線透過像が線状陰影として認められる，もしくは気腫が膀胱壁に沿って全周性に存在する"necklace appearance"を認める．診断感度はやはりCTには及ばず，CTで膀胱壁内や粘膜下に広がる気腫像を確認し，確定診断に至る．

4）尿路との瘻孔形成

尿路内に気腫が混在し感染が合併している場合には，必ず尿路と周囲臓器との瘻孔形成の有無，他の気腫を伴う膿瘍形成の有無を疑うことを忘れてはならない．

①腎内や腎周囲に気腫が存在する場合
　腸腎瘻，皮膚腎瘻孔形成，腸管の後腹膜穿通，腸腰筋膿瘍内気腫
②膀胱内に気腫が存在する場合
　腸膀胱瘻，結腸膀胱瘻，後腹膜膀胱瘻，膀胱腟瘻

これら瘻孔形成の中でも結腸膀胱瘻の頻度が高く，憩室炎やS状結腸癌（図2）や直腸癌，Crohn病などの炎症性腸疾患が原因で，瘻孔形成を来す[4]．また，瘻孔形成が疑われる場合には，瘻孔部を同定するためにCT cystographyや膀胱鏡で直接瘻孔を確認することも考慮する．

5）尿路検査後・術後

尿路内にガスを認めるものの感染徴候がない場合には，膀胱鏡検査や回腸導管造設後，腎瘻造設後，尿道バルーン留置後に混入した気腫のこともあるため，検査や手術既往の有無も確認すべきである．

A 造影CT	B 造影CT冠状断像	C 膀胱鏡像
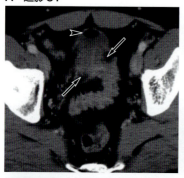	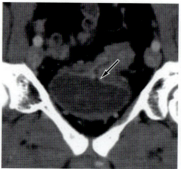	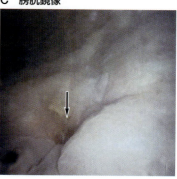

参考症例

図2　30歳台，男性　膀胱S状結腸瘻

尿に便が混じっていることに気づき，泌尿器科を受診．
A：膀胱内に気腫を認め（▷），膀胱とS状結腸の境界が不明瞭な部位を認める（→）．
B：S状結腸内腔と膀胱との瘻孔を認める（→）．S状結腸には憩室が多発しており，S状結腸憩室との瘻孔形成と考えられる．
C：S状結腸との瘻孔が確認でき（→），高位前方切除，膀胱頂部合併切除となった．

鑑別診断のstrategy

気腫性尿路感染症は，通常の尿路感染症と比較すると致死的であり，必ず診断したい疾患である（表）．特に，糖尿病を背景にもつ患者の場合には非常に発症リスクが高く，既往歴にも目を光らせておくことで，より疑うことのできる感染症になるだろう．

腹部単純X線写真では腸管ガスと見誤りがちではあるが，特徴的な気腫像を呈することもあるため，見落とさないようにしたい．最終的にはCT（腎機能が許せば造影CTが望ましい）で確定診断を行うが，尿路内にガスを認めた場合には，原因となる尿路閉塞の有無を確認することや，尿路との瘻孔形成の評価することも必ず行う．また，尿路内に気腫を認めるにもかかわらず，発熱など感染症を積極的に疑う臨床症状がない場合には，検査や術後の気腫が考えられるため，検査歴や手術歴の確認も必須である．

表 尿路内に気腫を認める主な疾患の比較

	気腫性腎盂腎炎	気腫性腎盂炎	気腫性膀胱炎	尿路との瘻孔形成	尿路検査後・術後変化
一般的特徴	・予後不良（死亡率：約50%） ・起炎菌：E. coli（70%以上）	・死亡率：約20% ・起炎菌：ほとんどE. coli	細菌によるグルコース産生から発生したCO$_2$が，膀胱粘膜下や内腔に貯留	・感染徴候を伴う尿路内気腫を認めた場合には，必ず鑑別として考える ・結腸膀胱瘻が高頻度	―
特徴的な腹部X線所見	・腎窩に重なる斑状ガス像 ・腎門部から放射状に広がるガス像 ・腎周囲腔に貯留する三日月状ガス像	X線写真ではガス像をとらえにくいため，CTで確定診断	膀胱壁に沿って，全周性に気腫が存在するガス像（"necklace appearance"）	―	―
CT所見	・typeⅠ：腎実質を破壊し放射状，斑状ガス分布，液体貯留なし ・typeⅡ：腎実質の破壊なく泡沫状，分葉状に限局したガス分布，液体貯留あり	・尿路内に限局するガス像 ・腎内や腎周囲に膿瘍形成を認めることもある	膀胱壁内や粘膜下に広がる気腫像	・腎内，腎周囲に気腫あり：腸腎瘻，皮膚腎瘻孔形成，腸管の後腹膜穿通，腸腰筋膿瘍内気腫を確認 ・膀胱内に気腫あり：腸膀胱瘻，結腸膀胱瘻，後腹膜膀胱瘻，膀胱腟瘻	膀胱内に気腫を認めることが多いが，逆流して腎や尿管内に気腫を認めることもある
臨床的特徴	・発症リスク：糖尿病，悪性腫瘍の合併，尿路閉塞 ・容易に敗血症性ショックに移行するため，早期治療介入（侵襲的な治療も含め）が必要	・発症リスク：女性，糖尿病患者，尿路閉塞	・発症リスク：糖尿病，アルコール多飲，難治性尿路感染症，神経因性膀胱，下部尿路狭窄	―	・基本的には感染徴候を認めない ・膀胱鏡検査や回腸導管造設後，腎瘻造設後

文献

1) Yang WH, Shen NC: Gas-forming infection of the urinary tract: an investigation of fermentation as a mechanism. J Urol **143**: 960-964, 1990.
2) Somani BK, Nabi G, Thorpe P, et al: Is percutaneous drainage the new gold standard in the management of emphysematous pyelonephritis? Evidence from a systemic review. J Urol **179**: 1844-1849, 2008.
3) Komura S, Shindoh N, Minowa O, et al: Emphysematous pyelonephritis: conversion of type I to II appearance on serial CT studies. Clin Imaging **2**: 386-388, 1999.
4) Ankel F, Wolfson AB, Stapczynski JS: Emphysematous cystitis: a complication of urinary tract infection occurring predominantaly in diabetic women. Ann Emerg Med Apd **19**: 404-406, 1990.

第4章 管腔臓器の拡張

1 小腸拡張の鑑別

佐藤文恵, 松本純一

> **症例 1** 80歳台, 女性. 虫垂炎手術歴あり. 夜間からの突然の腹痛で救急外来受診.

A 単純X線写真（臥位）

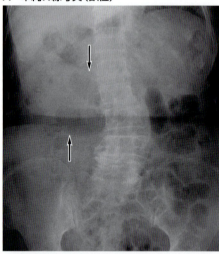

C 造影CT冠状断像（動脈優位相）

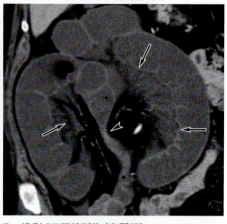

B 単純CT

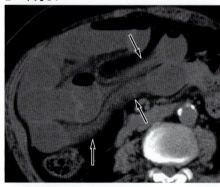

D 造影CT冠状断像（実質相）

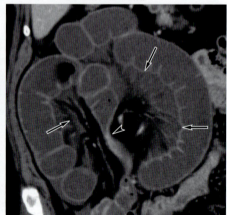

A：小腸拡張像のうち，ガスが貯留している箇所が描出されている（→）．周辺はgaslessとなっている（実際には，腸液充満を伴う小腸が存在）．

B：小腸の腸液充満と拡張を認め，所属する腸間膜に濃度上昇があり（→），内部の血管の描出はやや不鮮明となっている．領域性の腸間膜浮腫が示唆される．

C, D：単純CT（B）で認めた領域性腸間膜浮腫の広がりが，冠状断像ではより明瞭にとらえられ，拡張小腸辺縁から腸間膜の中心に向かうように楔状〜扇状に分布する（→）．また，動脈優位相（C）では拡張小腸の壁の造影効果は隣接する正常腸管に比べ弱く，実質相（D）では同程度に保たれている（早期動脈血流入低下に該当）．小腸に1か所狭小化（beak sign, ▶）がみられるが，その近傍にもう1か所狭小化が確認でき（非提示），closed loopと判断した．
手術にて絞扼性腸閉塞と確定され，壊死には至っておらず，腸管切除は行われなかった．

診断 closed loop形成に伴う絞扼性腸閉塞

| 症例 **2** | 70歳台，女性．深夜に嘔吐，翌朝，自宅内で倒れているところを発見．意識障害があり救急搬送． |

04 管腔臓器の拡張

A　CTスカウト像

B　造影CT冠状断像
　　（動脈優位相，ウインドウ幅を狭めた状態）

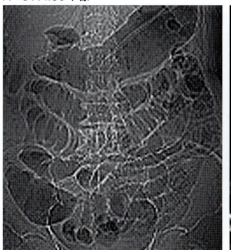
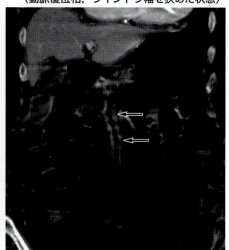

C　造影CT冠状断像
　　（実質相，ウインドウ幅を若干広げた状態）

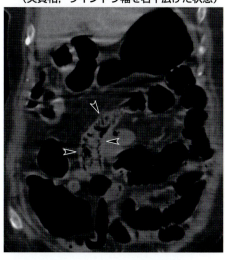

A：胃，小腸にかけて，広範な消化管のガス貯留，拡張を認める．
B：息止め不良による画質劣化があるが，上腸間膜動脈本幹に鋳型状の造影欠損を認める（→）．
C：小腸には緊満感の欠いた拡張（弛緩性拡張）がみられ，全体的に腸管壁の造影効果は不良である．一部小腸に壁在気腫が疑われる（▷）．

診断　上腸間膜動脈（SMA）塞栓症，小腸虚血・壊死に伴うイレウス

小腸拡張の鑑別診断リスト

1. 緊急度：高〜中（循環障害あり，または緊急手術になりうる）

＜閉塞機転あり＞
- 絞扼性腸閉塞
- 腸重積

＜閉塞機転なし＞
- 上腸間膜動脈（SMA）塞栓症
- 非閉塞性腸間膜虚血（NOMI）
- 炎症性病変に伴う腸管麻痺（特に汎発性腹膜炎）

2. 緊急度：低（循環障害なし，緊急手術なし）

＜閉塞機転あり＞
- 単純性腸閉塞

＜閉塞機転なし＞
- 原因病変のない腸管麻痺（術後，薬剤性など）

診断のポイント

1）絞扼性腸閉塞　bowel strangulation　▶症例❶

　腸閉塞とともに腸間膜血管の血流が阻害され循環障害を生じている病態であり，closed loop（閉鎖腸管ループ：癒着，バンド形成，外ヘルニア嵌頓，内ヘルニア嵌頓，捻転などにより，小腸の両端が締めつけられ生じる）を形成する小腸閉塞でみられることが多い[1]．腹膜刺激症状や血液検査異常（WBC，CRP，CPK高値，代謝性アシドーシスなど）がみられる場合もあるが必ずしも陽性とならず，臨床診断には限界があり，CT診断が重要となる[2]．

　CTでは，拡張した小腸ループにclosed loopを示唆する所見，すなわち近接する2か所以上の腸管壁狭小化を認め，かつ明らかな腸管壁造影不良を認めた場合や，腸管壊死を示唆する単純CTでの腸管壁高吸収（出血性梗塞を反映），腸管壁在気腫などがみられた場合には，診断は容易である．ただし，絞扼の比較的早い段階では腸管壁造影効果は保たれているため，早期に診断し腸管切除を回避するためには，領域性の腸間膜浮腫または腸管壁浮腫を検索することが重要となる[2)3)]．領域性の腸間膜/腸管壁浮腫とは，closed loopを形成した腸管に所属する腸間膜の楔状〜扇状の浮腫性変化（症例1-B〜D），または同腸管壁の浮腫を指し，この所見は絞扼の最も早い静脈うっ滞の時期よりみられ，単純CTでも認識可能である．

　絞扼の早期よりみられるもうひとつの所見であるclosed loopも重要ではあるが，検出や判定に時間を要することもしばしばある．まずは，領域性腸間膜浮腫/腸管壁浮腫をいち早く同定し，closed loopの判定に時間がかかりそうな場合は，絞扼による腸間膜/腸管壁浮腫の可能性があることを先に担当医に連絡し，緊急手術に向けて時間を意識し，さらに評価していくことが勧められる．また，ダイナミック造影CTを行うと，静脈うっ滞に引き続いて起こる可逆的な早期動脈血流入低下の時期を反映した，動脈優位相のみでの腸管壁造影不良を確認できる場合があり（症例1-C），診断に有用である．

　なお，絞扼性腸閉塞の中でも外ヘルニア嵌頓の多くは理学的所見のみでも診断しやすいが，閉鎖孔ヘルニアに関しては臨床診断が難しく，かつ嵌頓が起こりやすいため，画像所見が重要である．痩せた高齢女性などで小腸拡張を認めた際には，CT像の尾側に位置する閉鎖孔内に嵌頓腸管がないか注意する．

2）腸重積　bowel intussusception

　腸管が遠位の腸管内に折り畳まれるように陥入した状態であり，重積部より口側腸管の拡張を生じる．重積部の腸管壁と腸間膜脂肪層は，重積部の長軸がCTの断面に平行であれば層状に，垂直であれば同心円状に描出される．乳幼児期の腸重積のほとんどは特発性で，腸管壊死が想定される場合以外は通常注腸による整復を行う．成人では重積の先進部に原因病変（半分は悪性腫瘍）を伴うことが多く，原則手術適応となる．

3）上腸間膜動脈塞栓症　superior mesenteric artery（SMA）embolism　▶症例❷

　突然の激烈な腹痛で発症し，腸管壊死から汎発性腹膜炎，ショックを来す．SMAの血栓塞栓による急激な閉塞により支配領域の腸管虚血に至ると，蠕動が停止し麻痺性イレウスを生じる．動脈血が流入しなくなることにより腸管の壁が菲薄化し，緊満感を欠いた弛緩性拡張を呈する（その他詳細は2章-5；p.A36参照）．

4）非閉塞性腸間膜虚血　non-occlusive mesenteric ischemia ; NOMI

　心拍出量の低下や循環血漿量の減少に伴い，脳や心臓など重要臓器の血流を維持するため再分配が生じ，腸管の血流は減少し低灌流となる．低灌流状態が持続すると，腸間膜

動脈の末梢血管の交感神経が過剰に反応して攣縮し腸管虚血に至り，結果としてイレウスを生じる．リスク因子として，高齢，心臓手術後，不整脈，透析患者，ジギタリス剤の内服などがある．診断基準には，腸管壊死の領域に相当する腸間膜動静脈に閉塞が認められないこと，腸管の虚血壊死が分節状で非連続的であること，病理組織学的には出血性および壊死性の変化であり，小静脈にフィブリン血栓を欠くことなどが挙げられる．

　CTでは，小腸や大腸に及ぶ広範囲の腸管虚血所見を呈するが，SMAを含め腸間膜血管の閉塞は認められず，血管攣縮を反映した拡張・狭小化が交互にみられる所見（"string of sausages" sign）を指摘できる場合もあるが[4]，CT上では診断困難で血管造影や試験開腹が選択されることもある．

5）炎症性病変に伴う腸管麻痺　ileus due to abdominal inflammatory diseases

　虫垂炎（図1）や消化管穿孔による腹膜炎，膵炎などの炎症波及に伴い，麻痺性イレウスを生じる．汎発性腹膜炎により広範囲のイレウスを来す場合，原因となる炎症性病変に隣接して限局した腸管拡張（sentinel loop）を生じる場合の両方がある．閉塞機転を伴わない腸管拡張に加えて，腸管壁の浮腫状肥厚や腸間膜脂肪織濃度上昇もしばしば伴う．

6）単純性腸閉塞　simple obstruction

　血流障害を伴わない腸閉塞であり，術後の癒着，食物残渣（食餌性），腸管へ落下した胆石（図2）や胃石，異物，腸管壁病変（腸アニサキス症，その他高度の小腸壁浮腫を生じる病態，腫瘍），外部からの圧迫などにより生じる．CTでは通常，1か所の腸管狭小化と，それより口側腸管の拡張，肛門側腸管の虚脱を認める．

A　CTスカウト像

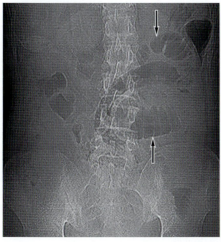

B　造影CT冠状断像（実質相）

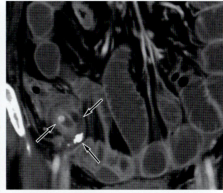

C　造影CT（実質相）

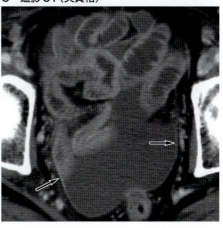

参考症例
図1　40歳台，男性　穿孔性虫垂炎，汎発性腹膜炎による小腸イレウス

A：小腸拡張像の一部が描出されている（→）．
B：小腸は広範囲にわたり拡張しているが，閉塞機転は認めない．右下腹部に虫垂の腫大と根部での糞石嵌頓を認め，虫垂壁は一部破綻し，周囲に穿孔によると考えられる液体貯留と遊離した糞石を認める（→）．
C：骨盤内では小腸壁の軽度浮腫状肥厚，また腹水と一部腹膜の肥厚を認め（→），混濁/膿性腹水も疑われる．

7）術後や薬剤投与後の腸管麻痺　postoperative ileus, medication-induced ileus

消化管手術後や，薬剤（鎮痙薬や抗精神病薬など抗コリン作用を有する薬剤，オピオイド受容体作用薬など）の投与後に，腸管蠕動低下を生じうる．

CTでは，軽度の腸管拡張から比較的広範な腸管拡張を呈する場合まで様々であるが，腸管閉塞機転がなく腸管壁造影不良や炎症などの原因病変もないことを確認し，手術歴や服薬歴などから類推する．

鑑別診断のstrategy

小腸拡張を呈する疾患は主に，機械的腸閉塞に伴って生じるもの，閉塞機転がなく麻痺性（機能性）イレウスを生じるものに大別される．なお，腸閉塞は従前，機械性イレウスとも呼称されてきたが，欧米での考え方や急性腹症診療ガイドラインにならい，本項では機械的腸閉塞を腸閉塞，麻痺性イレウスをイレウスとして取り扱う．

腸閉塞やイレウスの中には，致死的となりうる腸管虚血・壊死，穿孔や腹膜炎を生じる病態が少なくない割合を占め，診断に際しては，まずは緊急度の高い重篤な病態か，そうでないかを判断することが求められる（表）．

具体的には，絞扼性腸閉塞，SMA塞栓症，NOMIなどの循環障害を伴う病態をはじめに除外する必要がある．絞扼に特徴的な領域性腸間膜浮腫/腸管壁浮腫とclosed loop，

A　CTスカウト像

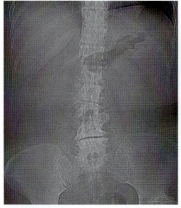

B　造影CT（実質相）

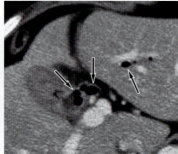

C　造影CT冠状断像（実質相）

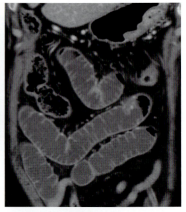

D　イレウス管造影

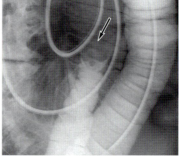

E　単純CT冠状断像
　（イレウス管造影直後）

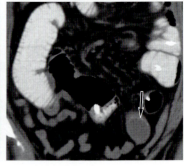

参考症例
図2 60歳台，女性　胆嚢十二指腸瘻，胆石（X線陰性結石）嵌頓による小腸閉塞

A：腹部は全体的にgaslessである．
B：胆嚢頸部と総胆管，左葉肝内胆管に気腫を認める（→）．
C：小腸に腸液貯留による連続性拡張を認めるが，この時点では閉塞機転は判然としない．
D：イレウス管留置が施行され，数日後の確認造影にて拡張小腸に陰影欠損を認める（→）．
E：イレウス管造影（D）の直後に単純CTで拡張小腸を追跡すると，内部に低濃度腫瘤状構造を認める（→）．手術にて胆石嵌頓による腸閉塞と判明．

腸管壁造影不良，腸管壊死所見，SMA閉塞/血栓，smaller superior mesenteric vein(SMV)sign（腸管循環障害に伴い，SMV径がSMA径より小さくなる逆転現象，p.A39参照），IVC（inferior vena cava）虚脱，腸管の壁菲薄化や弛緩性拡張などの有無を，できるだけ短時間で確認する．腸管や腸間膜血管の走行が把握しやすい冠状断像や矢状断像，thin sliceでの観察も，早い段階から着手することが肝要である．

それらを除外した後，その他に緊急手術となりうる腸重積，汎発性腹膜炎の所見や原因となる炎症性病変などの有無も確認し，最終的に腸管を丁寧に追っていき，単純性腸閉塞やその他の原因によるイレウスか否かにつき，詳細な判断を行う．

表 小腸拡張を呈する主な疾患の比較

	絞扼性腸閉塞	SMA塞栓症	NOMI	腸重積	炎症性病変に伴う腸管麻痺
腸管閉塞機転	あり	なし	なし	あり	なし
臨床的特徴	腹膜刺激徴候，血液検査異常を呈する場合もあるが，非特異的	突然発症の激烈な腹痛，腸管壊死によりショックに至る	高齢，心臓手術後，不整脈，透析，ジギタリス内服などがリスク	・乳幼児では，ほぼ特発性 ・成人では腫瘍など原因病変の存在を考慮	虫垂炎や消化管穿孔による腹膜炎，膵炎などで生じる
CT所見	・領域性腸間膜/腸管壁浮腫 ・closed loop±腸管壁造影不良，腸管壊死所見	・SMA閉塞 ・腸管の弛緩性拡張 ・腸管壁菲薄化・造影不良，腸管壊死所見	SMA閉塞なし（その他はSMA塞栓症と同様）	・遠位腸管内への腸管陥入±重積先進部の原因病変	炎症性病変近傍の腸管拡張（sentinel loop）または汎発性腹膜炎による広範な腸管拡張・壁肥厚
治療	手術	手術，IVR	手術，IVR	注腸での整復，手術	手術，保存加療
緊急度	高～中（循環障害あり，または緊急手術になりうる）				

	単純性腸閉塞	術後・薬剤による腸管麻痺
腸管閉塞機転	あり	なし
臨床的特徴	術後癒着，食餌性，胆石や胃石，異物，腸管壁病変，外部からの圧迫	消化管手術後や，薬剤（抗コリン薬やオピオイド受容体作用薬）
CT所見	1か所の腸管狭小化と口側腸管の拡張，肛門側腸管の虚脱	閉塞機転，腸管壁造影不良および原因病変のない腸管拡張
治療	保存加療，経過により手術	保存加療
緊急度	低（循環障害なし，緊急手術なし）	

文献

1) Paulson EK, Thompson WM: Review of small-bowel obstruction: the diagnosis and when to worry. Radiology 275: 332-342, 2015.
2) 入江康仁，平 泰彦，松本純一・他：絞扼性イレウスの開腹例46症例の臨床像，CT所見，手術所見の検討．日本臨床救急医会誌 14: 306, 2011.
3) Sato F, Matsumoto J, Hiroishi A, et al: Novel CT staging for bowel strangulation with radio-surgical correlation. ECR 2015 C-1583, 2015.
4) Kanasaki S, Furukawa A, Fumoto K, et al: Acute mesenteric ischemia: multidetector CT findings and endovascular management. RadioGraphics 38: 945-961, 2018.

第4章 管腔臓器の拡張

2 大腸拡張の鑑別

谷掛雅人

 症例 1　70歳台，女性．貧血精査目的に内視鏡検査を予定された．前処置の下剤内服後，腹痛，腹部膨満が出現し，救急受診．

A　CTスカウト像

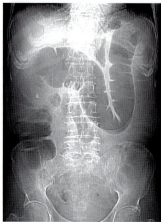

B　造影CT

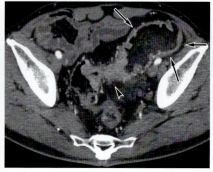

C　造影CT斜冠状断像

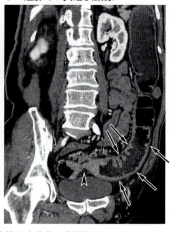

A：上行結腸から横行結腸は，ガスで拡張している．下行結腸からS状結腸は，泡沫状の内容物で拡張している．
B，C：拡張腸管の先端部に腫瘤が認められ（▶），閉塞の原因となっている．腫瘤と口側腸管との境界は明瞭であり，2型進行癌の所見である．閉塞部口側の結腸は内腔が拡張しているにもかかわらず，壁，半月ヒダが肥厚している（→）．

診断　S状結腸進行癌による大腸閉塞，閉塞性腸炎

 症例 2　80歳台，男性．下腹部痛，便秘．

A　CTスカウト像

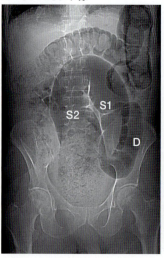

B　造影CT矢状断像

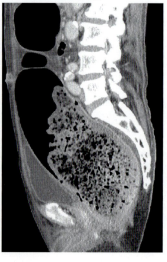

A：S状結腸から口側の結腸に拡張を認める．一見，coffee bean signにみえるが，下行脚（S2）から直腸には，上行脚（S1）はそのまま下行結腸（D）に連続，細かい気泡を含む便塊が認められる．
B：拡張した直腸内に細かい気泡を含み，濃度の高い巨大な便塊が認められる．肛門管や肛門には，腫瘤などの病変を認めない．

診断　糞便性大腸閉塞

症例 3
80歳台，男性．腹部膨満，数日間排便がないと来院．腹膜刺激症状あり．

A　CTスカウト像

B　造影CT

C　造影CT MPR斜冠状断像

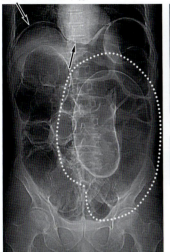
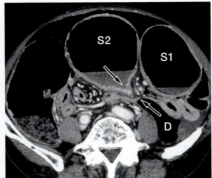
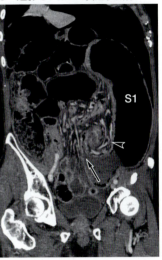

A：正中から左側に，いわゆるcoffee bean signを認める（点線内）．ハウストラは認められない．この口側も上行結腸まで広範囲に拡張している．横隔膜下に腹腔内遊離ガスが認められる（→）．
B：拡張したS状結腸の下行脚（S2）の遠位，上行脚（S1）－下行結腸（D）移行部が，いずれもbeak signを形成，交差する様子が観察される（→）．
C：下腸間膜動静脈が渦巻き像（whirl sign）を形成し（▶），上行脚（S1）側の端（→）がこれに巻き込まれるように狭窄する．

診断 S状結腸捻転（間膜軸性捻転），穿孔合併

症例 4
40歳台，男性．潰瘍性大腸炎治療中，全身症状が悪化．体温38.9℃，心拍数110/分，白血球数17900/μl, Hgb 11.3g/dl, CRP 17.64mg/dl, Alb 2.6%．

A　CTスカウト像

B　造影CT

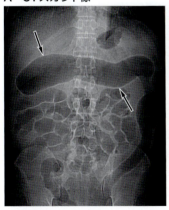
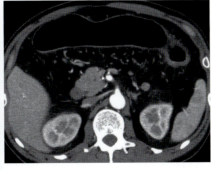

A：上腹部から左側にかけて，ハウストラの消失した鉛管状のガス像を認める（→）．最大径で6cmあまりに達していた．
B：上腹部のガス像は，横行結腸，壁が菲薄化し，ハウストラ，半月ヒダが消失している．周囲の血管は拡張し，慢性炎症を背景としていることが示唆される．臨床所見と併せ，中毒性巨大結腸症と診断された．

診断 潰瘍性大腸炎に併発した中毒性巨大結腸症

| 症例 5 | 70歳台，男性．腹痛，嘔吐，腹部膨満にて救急搬送． |

A　CTスカウト像　　B　造影CT　　C　3D volume rendering像

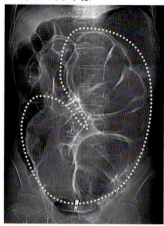
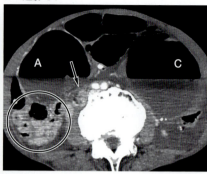
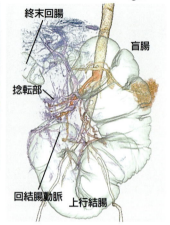

A：腹部を占拠する，径10cm以上に拡張，緊満した異常な腸管を認める（点線）．ハウストラが認められ，逆C字状であることから，S状結腸捻転とは異なる．端は上腹部に達しており，盲腸軸捻転Ⅱ型と推察される．

B：捻転部（→），拡張腸管の上行結腸（A），盲腸側（C）であるが，横断像では状況の把握は難しい．右背側の本来上行結腸が位置する部位には，小腸が存在している（○印）．

C：拡張腸管の位置関係，支配血管の走行を示す．上腸間膜動静脈の分枝である回結腸動静脈が分布している．盲腸は上腸間膜動静脈本幹より左で上腹部に位置，上行結腸と逆転している．

診断　盲腸軸捻転Ⅱ型

大腸拡張の鑑別診断リスト

1. common
- 腫瘍性大腸閉塞（大腸癌，重積，浸潤）
- S状結腸捻転（間膜軸性・臓器軸性捻転）
- 糞便性大腸閉塞
- その他の疾患による大腸閉塞

2. rare
- 盲腸軸捻転
- 中毒性巨大結腸症
- 急性大腸偽性閉塞症（Ogilvie症候群）
- 虚血

診断のポイント

1）腫瘍性大腸閉塞　neoplastic large bowel obstruction　▶症例❶

大腸閉塞の原因として最も頻度が高い．下行結腸，S状結腸進行癌に合併しやすい．造影CTにて，腫瘍は層構造の消失した壁肥厚像として認められるが，閉塞を来す病変は必ずしも大きな腫瘤とは限らない．拡張した大腸に壁肥厚が認められた場合は，閉塞性腸炎の合併が示唆され，早急な減圧を考慮する．

また，腫瘤を先進部とした腸重積や，胃癌，膵癌からの間膜を介した浸潤，腹膜播種などにて，閉塞を来すことがある[1]．

2）S状結腸捻転　sigmoid volvulus ▶症例❸

　大腸の捻転の中で最多である．上行脚，下行脚の両方が捻転しているもの（間膜軸性捻転）と，直腸側の1か所のみが捻転しているもの（臓器軸性捻転）の2種類がある（図1）．一般的なのは前者で，より強い拡張，絞扼を来し重篤となりやすい．

　画像診断では，単純X線写真（スカウト像）でのcoffee bean signが特徴的である．これは上腹部まで達する縦長の楕円形ガス像で，ハウストラが欠如し，中央には腸壁で形成された隔壁を有する．上行脚，下行脚の下端は捻転部に向かって集簇する．拡張した口側結腸との連続性が認められない点が，臓器軸性捻転や他の閉塞との鑑別点となる．ただし，本サインは観察されないことも少なくない．CTでは，拡張したS状結腸の両端が嘴状に狭窄し（beak sign），かつ1か所で交差する像が認められる．同部にてこれらの消化管，腸間膜動静脈の捻転する様子が，いわゆるwhirl signとして観察される[2]．

　一方，拡張したS状結腸の閉塞部がbeak signを形成するものの，口側がそのまま下行結腸に連続する場合は臓器軸性捻転である（図2）．

　近年，内視鏡による整復が第一選択となるが，捻転部分が虚血壊死に至っている場合は開腹手術の適応となる．

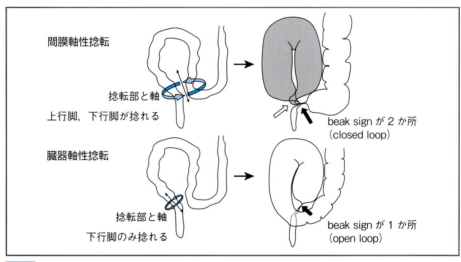

図1 S状結腸捻転の分類

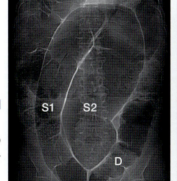

参考症例
図2 60歳台，男性　S状結腸臓器軸性捻転

A：一見，coffee bean sign様のガスを認める．しかし，上行脚（S1）は収縮像を示さず，そのまま拡張した下行結腸（D）に連続する．
B：下行脚（S2）の下端は，短いbeak signを描き（→），虚脱した直腸に連続する．

3）糞便性大腸閉塞　fecal large bowel obstruction　▶症例❷

硬く大きな便塊（宿便）が直腸やS状結腸を占拠し，閉塞を来したものである．糞便イレウス，宿便イレウスと呼ばれることもあるが，病態はあくまで腸閉塞である．高齢者，ADL（activity of daily living）の低下した状態，その他，便秘と関連のある疾患を背景とする患者に認められることが多い．

画像診断では，巨大で硬そうな便塊（しばしばCTで高吸収を示す）を閉塞部に認め，この遠位の直腸や肛門管などには異常を認めない，といった点がポイントとなる．閉塞性腸炎を合併し，穿孔（穿通）を起こすことがある．

4）その他の疾患による大腸閉塞

憩室炎，鼠径ヘルニア（図3），子宮内膜症などによる大腸閉塞が報告されている[3]．閉塞部の所見から鑑別を進める．

5）盲腸軸捻転　cecal volvulus　▶症例❺

右側結腸の後腹膜への固定不全（mobile cecum）を背景に生じる．実際に捻転するのは上行結腸であり，その方向により3型に分類される（図4）[4]．このうちⅡ型（loop type）は終末回腸や腸間膜を巻き込むため，重篤な虚血に陥りやすい．

本症は，漠然とCT横断像をみても診断は困難であり，この分類を念頭に置いて読影を

A　CTスカウト像　　B　造影CT，MPR 矢状断像

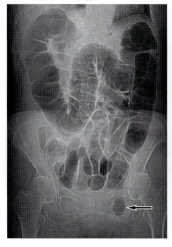
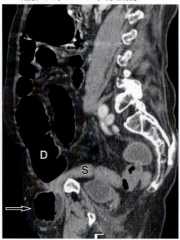

参考症例

図3　90歳台，女性　鼠径ヘルニア嵌頓

A：下行結腸から口側の結腸，および小腸がガスで拡張している．左閉鎖孔に重なって異常なガスが認められ，鼠径ヘルニアが示唆される（→）．
B：左鼠径ヘルニアが認められ（→），内容物はS状-下行移行部付近の結腸である（D：下行結腸，S：S状結腸）．

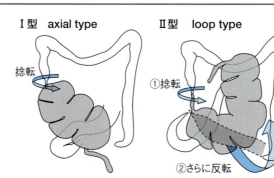
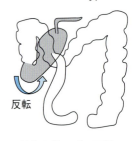

図4　盲腸軸捻転の分類
（文献4）を元に作成）

Ⅰ型　axial type　　上行結腸の臓器軸で中心側へ捻転したもの

Ⅱ型　loop type　　①捻転　②さらに反転　Ⅰ型の状態から，さらに頭側への反転が加わったもの

Ⅲ型　bascule type　　反転　捻転を伴わずに頭側へ反転したもの．通過障害は来さない

進める.単純X線写真(スカウト像)で10cm程度まで拡張し,ハウストラが認められる異常な位置のガスをみた場合,本症を考慮する.異常腸管が右側結腸であることを証明する鍵は終末回腸や虫垂,回結腸動静脈といった構造の同定であるが,通常ではありえない位置に存在するため,やはり型を念頭に探す.また捻転部では,狭窄した結腸がねじれ像(whirl sign)を描き,肛門側の結腸に連続する様子が認められることがある.本来,上行結腸が存在する右側背側に結腸が認められないこともポイントとなる.

治療は,大腸内視鏡による整復は成功率が低く(約30%),開腹手術が一般的である.

6) 中毒性巨大結腸症 toxic megacolon ▶症例❹

結腸に非閉塞性の拡張を認め,全身的な中毒症状を合併した状態である.単純X線写真(腹臥位)で,径6cm以上の拡張像が診断基準のひとつとなる.全身の中毒を示す所見として,体温38.6℃以上,心拍数120/分以上,白血球増加10500/μl以上,貧血の4項目中3項目,さらに脱水,意識障害,電解質異常,低血圧の1項目を有するもの,という基準が提唱されている.重症の潰瘍性大腸炎に合併したものが多いが,Crohn病や感染性腸炎,虚血などへの合併が報告されている[5].

拡張は横行結腸に好発する.潰瘍性大腸炎を背景としたものでは,単純X線写真,スカウト像にて,ハウストラの消失したガス像が認められる.CTはまず非閉塞であることを確認し,そして病変部腸管の壁の厚さ,範囲などの評価が可能である.致死的な合併症である穿孔の評価にも適している.

切迫破裂ともいえる状態で,外科的治療を含めた早期の治療介入が必要である.

7) 大腸偽性閉塞症 colonic pseudo obstruction

急性型と慢性型に分類され,前者は急性大腸偽性閉塞症(acute colonic pseudo obstruction;ACPO),Ogilvie症候群としても知られる.重篤な全身疾患を背景にもつ患者,術後,外傷後などに,腹痛,急速な腹部膨満で発症する.拡張は強いが内圧は比較的低く,しばしば排ガスもみられる.

画像診断のポイントは,非閉塞性拡張であることの証明である.中毒性巨大結腸症とは臨床的に鑑別することになるが,画像的には,本症ではハウストラが基本的に残存している点が異なる.本症も穿孔を生じる可能性が高く,致死的となる.

定まった治療方針はないが,対症的に内視鏡による減圧が第一に行われている.

8) 虚血 ischemia

急性上腸間膜動脈閉塞,大腸非閉塞性腸管虚血(non occlusive mesenteric ischemia;NOMI,図5)といった動脈性の貧血(虚血)を来す病態で認められる.梗塞

参考症例
図5 70歳台,女性 大腸非閉塞性腸管虚血(NOMI)

大腸全域で内容物が貯留し拡張している.上腸間膜動脈(▶),下腸間膜動脈(→)は造影され,壁にも造影効果があるようにみえる.
ショックバイタルでアシドーシスが認められたことから,緊急開腹が施行された.横行結腸からS状結腸にかけて広範囲に壊死に陥っており,大腸非閉塞性腸管虚血(NOMI)と診断された.

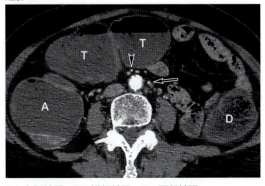

造影CT

A:上行結腸,T:横行結腸,D:下行結腸

が腸管壁の全層に及ぶと，緊満感のない拡張を示すようになる．CTにおける虚血障害の所見として，壁の造影欠損，菲薄化（paper thin wall）や腸管気腫像などが認められる．この状態は虚血障害が進行し不可逆な状態であり，救命には緊急開腹，壊死腸管の切除が必要となる．

鑑別診断のstrategy

近年あまり重要視されなくなった腹部単純X線写真であるが，大腸拡張に限っていえばきわめて有用である（表）．CTしか撮影されていない場合はスカウト像に戻り全体像を眺めて，どこにどのようなガス像が認められるのかを確認する．この時点でかなり診断に迫ることができ，横断像の読影はその確認作業といっても過言ではない．

<読影の手順>

1. 異常構造が大腸かどうか

10cm強まで拡張する腸管は，小腸では考えにくい．まず，大腸，他に胃やガスを含んだ巨大な膿瘍などを考える．したがって，異常構造が大腸かどうかを確認することが第一歩となる．

①ガス像による診断

内部に半月ヒダ（全周性ではないヒダ構造），ハウストラ（半月ヒダ間のモコモコした構造）が認められれば結腸である．例外として，S状結腸捻転や潰瘍性大腸炎のように，この構造が消失する場合があり，認められなくても即座に否定はできない．

②連続性による確認

直腸，上行・下行結腸は通常後腹膜に固定されており，比較的同定しやすい．これらと異常腸管との関係性を追うことで，結腸であることを確認する．

③血管からの特定

右側結腸では，上腸間膜動脈からの回結腸動脈，左側から下部結腸では下腸間膜動静脈が支配血管となる．これらとの関係を確認することで，位置に異常を来している場合でも確信をもって特定することができる．造影CT撮影時に造影剤の急速注入を行い，動脈相を撮影しておくと連続性を追いやすい．

2. 捻転かどうか

捻転による大腸拡張は，他の病態によるものと比べても際立っている．"無茶苦茶な"ともいうべき著しい拡張をみた場合，まず捻転の可能性を考え，スカウト像を中心にまずS状結腸，次に盲腸，その他の結腸軸捻転の順に考えていくとよい．

3. 閉塞か非閉塞か

捻転でなければ，結腸はある程度定まった位置に存在し，連続性が追えるはずである．拡張腸管を連続性に肛門側，口側に追い，閉塞部の有無を確認する．

閉塞部が認められた場合は，その部の性状から腫瘍や閉塞型の各病態を鑑別する．

非閉塞であれば，中毒性巨大結腸症の診断基準に該当するかどうかを評価する．

4. その他，確認しておくべきpoint

治療方針の決定にあたり重要なことは，穿孔，虚血の有無である．通常，虚血は壁の造影効果の有無で判断するが，拡張し菲薄化した結腸の造影効果を視覚的に評価することは，しばしば困難である．腸管気腫はやはり虚血を示唆する所見のひとつであるものの，背景疾患によっては内圧上昇に伴って容易に出現し，必ずしも危険とはいえない．腹部症状，血液検査など，臨床所見を優先して判断すべきである．

表　大腸拡張を来す主な疾患の比較

	腫瘍性大腸閉塞	S状結腸捻転（間膜軸性捻転）	S状結腸捻転（臓器軸性捻転）	糞便性大腸閉塞
病態	・大腸閉塞の原因として最多 ・下部結腸進行癌によるものが多い	・上行脚，下行脚が1か所でねじれ，closed loopを形成する ・捻転で最多	下行脚1か所のねじれによるopen loop型の腸閉塞	便秘を背景とする高齢者に多い
閉塞/非閉塞	閉塞	閉塞	閉塞	閉塞
単純X線写真（スカウト像）	大腸閉塞像	・coffee bean sign（40％程度） ・これが起点の大腸閉塞像	・下部結腸閉塞像 ・coffee bean様ガス像を認めることあり	・下部結腸閉塞像 ・直腸肛門付近での閉塞像
CT所見	・閉塞部に腫瘤像（時に小さい） ・口側腸管に閉塞性腸炎像を伴うことあり	・閉塞部は上行脚，下行脚両端（両者ともbeak signを示し，交差する） ・whirl sign	・下行脚のみが閉塞 ・閉塞部にbeak sign	閉塞部にair bubbleを含み，高吸収の硬そうな便塊を認める
臨床像	腸重積の合併による閉塞，大腸以外の癌の浸潤，腹膜播種などによる狭窄も原因となる	・closed loopとなるため絞扼を来しやすい ・壊死がなければ内視鏡的整復	・間膜軸性捻転に比較し軽傷 ・CTでなければ診断困難	・直腸潰瘍などを生じる ・浣腸や摘便を考慮
	盲腸軸捻転	中毒性巨大結腸症	急性大腸偽性閉塞症	虚血
病態	・上行結腸の臓器軸性捻転，反転 ・大腸捻転ではS状結腸の次に高頻度	・潰瘍性大腸炎の重篤な合併症，切迫破裂の状態 ・その他，種々の腸炎にも合併	中毒性巨大結腸症の否定された急性の非閉塞性大腸拡張	急性上腸間膜動脈閉塞，大腸非閉塞性腸管虚血に伴う貫壁性梗塞
閉塞/非閉塞	閉塞	非閉塞	非閉塞	非閉塞
単純X線写真（スカウト像）	左下腹部，あるいは上腹部にかけての囊状の拡張ガス像	・径6cm以上の拡張 ・ハウストラが消失した鉛管状のガス	横行結腸を中心とした拡張	・非特異的 ・上腸間膜動脈閉塞症であれば，小腸も広範囲に拡張
CT所見	異常腸管と盲腸や虫垂，回結腸動静脈の関係から，右側結腸であることを確認する	・閉塞機転を認めない ・ハウストラ，半月ヒダの消失	・閉塞機転を認めない ・ハウストラは残存	・造影欠損 ・緊満感に欠く拡張 ・壁の菲薄化 ・腸管気腫
臨床像	・整復が難しく，開腹手術の適応 ・II型では循環障害を来しやすい	・臨床的な診断基準と併せて診断 ・穿孔を来すと致死的，ブスコパンや内視鏡は禁忌	・内視鏡による減圧 ・穿孔率が高く，注意	・アシドーシス，腹膜刺激症状などの臨床所見が重要 ・緊急開腹，切除

文献

1) Hayakawa K, Tanikake M, Yoshida S, et al: Radiological diagnosis of large-bowel obstruction: neoplastic etiology. Emerg Radiol **20**: 69-76, 2013.
2) Levsky JM, Den EI, DuBrow RA, et al: CT findings of sigmoid volvulus. AJR **194**: 136-143, 2010.
3) Hayakawa K, Tanikake M, Yoshida S, et al: Radiological diagnosis of large-bowel obstruction: nonneoplastic etiology. Jpn J Radiol **30**: 541-552, 2012.
4) 水沼仁孝, 古川 顕（編）: 腹部救急疾患のインターベンション. メジカルビュー社, p.78, 2018.
5) 板橋道朗, 飯塚文瑛, 白鳥敬子・他: 炎症性腸疾患の外科的治療　中毒性巨大結腸症の診断と治療. 日本臨牀 **70**: 457-461, 2012.

3 胆嚢・胆管拡張の鑑別

中村仁康, 宇賀神 敦, 杉本英治

症例 1　60歳台, 女性. 嘔吐, 右季肋部痛.

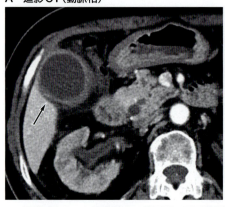
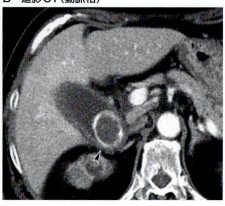

A：緊満感をもった胆嚢腫大, 壁肥厚, 周囲脂肪織濃度上昇 (→) が認められる.
B：胆嚢体部に高吸収を示す胆石 (▶) を認め, わずかであるが胆嚢周囲肝実質の造影効果も認められる.
胆石性胆嚢炎と診断し, 開腹胆嚢摘出術が施行された.

診断　胆石性胆嚢炎

症例 2　70歳台, 女性. 発熱, 腹痛.

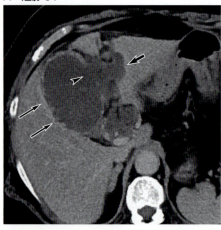
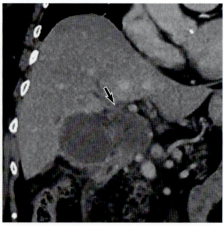

A, B：胆嚢壁の一部に造影欠損 (▶) があり, 壁の造影効果の不整 (→) が認められる. 周囲には, 脂肪織濃度上昇と肝門部を中心に膿瘍形成 (➡) を伴っている.
緊急手術が施行され, 壊疽性胆嚢炎の診断であった.

診断　壊疽性胆嚢炎・胆嚢穿孔

> **症例 3** 90歳台,女性.発熱,黄疸,炎症反応高値,血圧低下.胆嚢摘出術後.

A 単純CT B 造影CT冠状断像(動脈相)

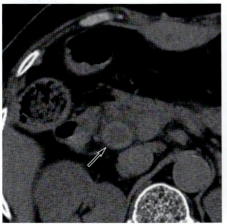
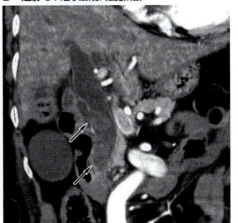

A:下部胆管に淡い高吸収を示す結石(→)を認める.
B:下部胆管には複数の結石(→)があり,不均一な濃染を肝実質全体に認める.
総胆管結石による急性胆管炎と診断し,抗菌薬投与,内視鏡的ドレナージを行い,状態安定後,待機的に胆管結石除去術が施行された.

診断 総胆管結石による急性胆管炎

> **症例 4** 60歳台,男性.黄疸,黒色便,炎症反応高値.肝細胞癌に対してTACE (transcatheter arterial chemoembolization) 含め,複数回の治療歴あり.

A 単純CT B 造影CT冠状断像

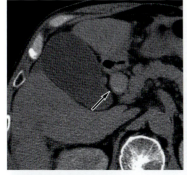
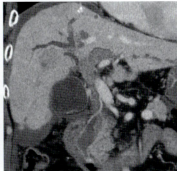

C 造影CT(動脈相) D 造影CT(動脈相,3か月前)

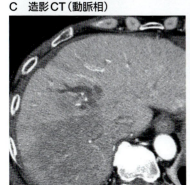
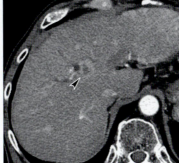

A:総胆管内は拡張し,血腫と考えられる高吸収域(→)で充満している.
B:肝内・肝外胆管の拡張を認め,肝外胆管は主に血腫による軟部濃度で充満しているが,明らかな造影効果や活動性出血は認められない.
C:肝実質には不均一な造影効果を認め,胆管炎併発が示唆される.
D:前区域に肝細胞癌(▶)があり,近傍の肝内胆管(B8)の拡張が認められていた.

以前のCT像(D)とも併せて,進行肝細胞癌(多発肝細胞癌,骨転移もあるが非提示)の胆管浸潤に伴う胆道出血,急性胆管炎と診断された.急性胆管炎に対しては抗菌薬投与,内視鏡的ドレナージ,胆道出血に対しては輸血後,待機的にTAE (transcatheter arterial embolization)が施行された.

診断 肝細胞癌の胆管浸潤による胆道出血,急性胆管炎

> **胆嚢・胆管拡張の鑑別診断リスト**
>
> - 急性胆嚢炎
> - 壊疽性胆嚢炎・胆嚢穿孔
> - 総胆管結石による胆管炎
> - 胆道出血
> - その他の胆管拡張を来す病態
>   ▶ 加齢
>   ▶ 胆嚢摘出術後
>   ▶ 悪性腫瘍
>   ▶ 良性狭窄・炎症性狭窄
>   ▶ 先天性

診断のポイント

1）急性胆嚢炎 acute cholecystitis ▶症例❶

　結石などで胆道が閉塞することにより胆汁うっ滞が生じ，そこに感染が加わった状態である．急性胆嚢炎の原因の90〜95％は胆嚢結石であり，残りの5〜10％は無石性である．

　胆嚢結石・胆嚢炎の検出には，簡便な超音波検査が第一選択である．胆嚢結石の検出感度は，CT＜超音波検査＜MRCP（magnetic resonance cholangiopancreatography）であり，単純CTでは，カルシウム成分の少ない結石は低吸収となり，胆汁と区別できない場合があり注意が必要である．

　急性胆嚢炎が疑われる場合，超音波検査ではsonographic Murphy sign，嵌頓胆嚢結石，胆嚢腫大（長軸径＞8cm，短軸径＞4cm），胆嚢壁の全周性肥厚（4mm以上），デブリエコーなどが認められるが，CTではその一部に加え，胆嚢壁の造影効果，胆嚢周囲の脂肪織濃度上昇や液体貯留，胆嚢周囲肝実質の早期濃染を呈する．胆嚢炎による壁肥厚と，浮腫性胆嚢壁肥厚を区別する必要があるが，臨床所見と併せれば診断に困ることはない（図1）．

　急性胆嚢炎診断能の比較では，超音波検査が感度83％に対し，CTが感度39％であり，CTは超音波検査に比べて劣るものの，壊疽性胆嚢炎，気腫性胆嚢炎，捻転，穿孔，膿瘍形成といった局所合併症・重症度の評価に有用である（豆知識❶参照）．

A　造影CT 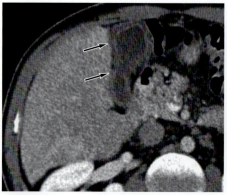　　B　造影CT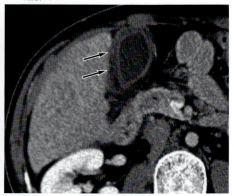

参考症例

図1 20歳台，男性　右心不全に伴う浮腫性胆嚢壁肥厚
無症状，先天性心疾患術後．
A，B：緊満感はなく，胆嚢壁に漿膜下浮腫による全周性の低吸収域（→）を認める．

2）壊疽性胆嚢炎・胆嚢穿孔　gangrenous cholecystitis / gallbladder perforation
▶症例❷

　壊疽性胆嚢炎および胆嚢穿孔は，気腫性胆嚢炎とともに重症急性胆嚢炎に分類される．
　壊疽性胆嚢炎は，胆嚢内圧の上昇により壁の虚血から部分的な壊死を来した状態である．胆嚢壊死や穿孔といった評価のために造影CTを施行すべきであり，胆嚢内腔あるいは壁内のガス像，胆嚢内腔の膜様構造，胆嚢壁の造影不良，胆嚢周囲膿瘍などに着目すべきである．

3）総胆管結石による胆管炎　cholangitis due to choledocholith ▶症例❸

　胆管結石は，造影CTでは周囲組織のCT値が上昇し，結石を見逃す可能性があるため，単純CTで高吸収であることを確認する．CTにおける胆管結石の検出感度に関しては，MPR (multi-planar reconstruction) を用いた場合，感度88.9%であり，超音波検査＜CT＜MRCPとされる．
　急性胆管炎は，胆管壁と胆管内腔の炎症で，胆道閉塞・狭窄による胆道内圧上昇により胆汁うっ滞が生じることで発症する．胆道内圧上昇の原因としては，胆管結石が多く，その他悪性腫瘍，炎症性胆管狭窄，膵胆管合流異常が挙げられる．急性胆管炎の診断基準・重症度分類の詳細に関しては，「急性胆管炎・胆嚢炎診療ガイドライン2018」を参照されたい[1]．

> **豆知識●**
> ### ❶Mirizzi症候群
> 　Mirizzi症候群は，胆嚢頸部や胆嚢管内の結石による機械的圧迫や炎症によって，総胆管が狭窄した状態（type I）である．胆嚢管結石による胆管の圧迫壊死のため，胆嚢胆管瘻（type II）を来す場合もある．肝内胆管の拡張と総胆管を壁外性に圧迫，狭窄する胆嚢結石の存在により診断される．胆石症例で胆管狭窄を認めた場合，狭窄原因が胆石による圧迫でよいか，腫瘍合併があるかどうかを評価する必要がある．

A　造影CT

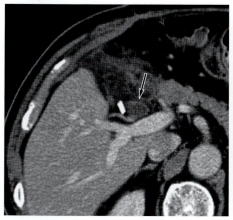

B　造影CT冠状断像

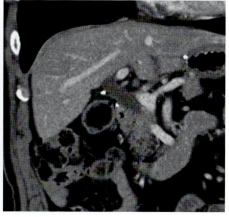

参考症例
図2　80歳台，男性　胆嚢摘出術後による胆管拡張
A：総胆管の拡張（→；最大短径10mm）を認める．また，胆嚢摘出時のサージカルクリップが認められる．
B：明らかな閉塞起点は認められない．

急性胆管炎における画像診断の意義は，胆管閉塞・拡張の有無，閉塞の成因診断の2点である．胆管拡張の基準値については多くの報告があり一定しないが，1例として胆嚢摘出がされていない場合は，肝外胆管の最大径7mm，胆嚢摘出後は10mm以上で拡張とされている．つまり，胆嚢摘出後では総胆管は拡張するので注意する（図2）．

急性胆管炎の造影CTにおける胆管壁の濃染を伴った肥厚像は，確定的所見とはいえず，ダイナミックCT動脈相において，肝実質の不均一な濃染を確認することが，急性胆管炎の診断に有効であると報告されている[2]．この所見は，胆管の炎症がGlisson鞘に波及することで門脈末梢枝の血流障害が生じ，代償的に動脈血流が増加することを反映しており，動脈相でのみ認められる．したがって，胆管炎が疑われる場合，ダイナミックCTの施行が推奨される（豆知識❷参照）．

4）胆道出血 hemobilia ▶症例❹

胆道出血は，胆管あるいは膵管から出血を来し，血液が十二指腸乳頭部に到達した状態で，日常臨床で遭遇する機会は少ないが，早期診断が重要である．胆道出血の出血源は，肝内胆管52.7%，胆囊23.1%，肝外胆管22.5%と報告されており，その原因としては外傷が最多で，結石，炎症，血管病変，腫瘍性病変と続く[3]．腫瘍性としては，肝細胞癌の胆管内進展あるいは胆囊癌の進行癌の症例が多い．

CTは，単純＋ダイナミックCTを基本とする．単純CTにおける胆管内の高吸収域は，胆道出血を示唆する．ダイナミックCTでは，出血原因の検索とともに，活動性出血（extravasation）の有無を確認する．活動性出血は，動脈相および遅延相を比較することで行う．

鑑別診断のstrategy

胆囊拡張，胆管拡張いずれにおいても，「単純＋ダイナミックCT」での評価が基本であり，それぞれを分けて記載する（表）．

1）胆囊の拡張

胆囊結石，胆囊炎が疑われた場合，超音波検査同様，CTにおいても，まず胆嚢結石の有無，緊満感を伴った腫大，壁肥厚などを確認する．石灰化結石の有無は，単純CTにおいて確認する．造影CTにて，胆嚢壁の造影効果，胆嚢周囲の脂肪織濃度上昇，動脈相における周囲肝実質の濃染を確認する．また，壊疽性胆嚢炎，気腫性胆嚢炎，捻転，穿孔，膿瘍形成などの局所合併症を評価することが重要である．

豆知識●
❷悪性腫瘍による胆管拡張

胆管拡張の原因として，悪性腫瘍の頻度は結石と比較して低いが，画像診断ではよく遭遇する．しかしながら，救急セッティングで遭遇する頻度は低いかもしれない．ただし，胆管炎の原因として悪性腫瘍が占める割合は10〜30%とされており，押さえておきたい．

胆管拡張を来す悪性腫瘍には，胆道や膵，乳頭部，十二指腸の腫瘍など複数ある．具体的な疾患として，胆管癌，膵頭部癌，乳頭部癌，悪性腫瘍の浸潤および転移性病変，胆管内乳頭状腫瘍（intraductal papillary neoplasm of bile duct；IPNB）が挙げられる．腫瘍の局在・形態的特徴以外にも，それぞれの腫瘍によって胆管狭窄・拡張の局在や，ダイナミックCT・MRIにおける造影パターンなどが異なる．詳細は成書を参照されたい．

表 胆嚢・胆管拡張の代表的疾患の比較

	急性胆嚢炎	壊疽性胆嚢炎	胆管炎	胆道出血
一般的特徴	・90〜95%が胆石性 ・胆石の検出感度はCT＜超音波検査＜MRCP	気腫性胆嚢炎とともに重症急性胆嚢炎に分類	・主に胆管結石による胆道内圧上昇 ・胆石の検出感度は超音波検査＜CT＜MRCP	・稀だが早期診断が重要 ・肝内胆管に多い
CT診断のポイント	・単純CTで胆嚢結石を評価 ・急性胆嚢炎のCT感度は低い	・CTは局所合併症の評価に有用 ・胆嚢壁の造影不良に注目	・原因として多い胆管結石は，単純CTで評価 ・動脈相において，肝実質の不均一な濃染	・単純CTで血腫による高吸収を評価 ・動脈相・遅延相の比較で活動性出血を評価

2）胆管の拡張

　超音検査波と同様，CTにおいても，病的胆管拡張の有無，続いてその成因診断を行う．胆管拡張の有無においては，まず病的胆管拡張と判断しないために，年齢や胆嚢摘出の有無を確認する．次に，閉塞起点となる胆管結石や血腫について，胆管内の高吸収域を単純CTで確認する．造影CTでは，胆管壁の肥厚や濃染像について，腫瘍性病変の有無も含め評価する．適宜，冠状断像も併用する．胆管炎は，肝実質の不均一な濃染がないか動脈相で評価する．活動性出血の有無は，動脈相および遅延相を比較することで行う．

文献

1) 急性胆管炎・胆嚢炎診療ガイドライン改訂出版委員会（編）: TG18新基準掲載　急性胆管炎・胆嚢炎診療ガイドライン2018, 第3版. 医学図書出版, 2018.
2) Arai K, Kawai K, Kohda W, et al: Dynamic CT of acute cholangitis: early inhomogeneous enhancement of the liver. AJR **181**: 115-118, 2003.
3) Green MH, Duell RM, Johnson CD, et al: Haemobilia. Br J Surg **88**: 773-786, 2001.

第4章 管腔臓器の拡張

4 尿管拡張の鑑別

村田慎一，今井勇伍，佐藤洋造，稲葉吉隆

  50歳台，男性．胸部食道癌に化学放射線療法後．発熱・腎障害（血清クレアチニン1.01→2.75 mg/d*l*）．超音波検査（非提示）で水腎を認め，結石の評価目的でCT施行．

A 単純CT

B 単純CT冠状断像

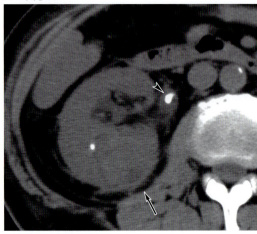
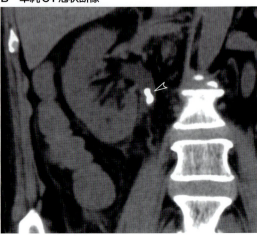

A，B：腎盂尿管移行部に結石（▻）を認め，水腎を伴う．膿瘍形成も疑われた（A；→）．

診断 尿管結石（および複雑性尿路感染症）

 60歳台，男性．水腎症精査目的でCT施行．

A 単純CT冠状断像

B 造影CT冠状断像

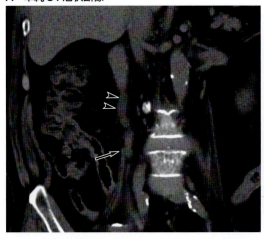
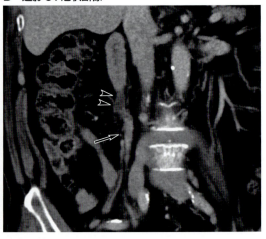

A，B：造影効果を伴う腫瘤（→）を認め，上流の尿管拡張（▻）を伴う．

診断 尿管癌

症例 3 80歳台，女性．胃癌化学療法中．

A　造影CT　　　　B　造影CT冠状断像　　　B　造影CT（排泄相）

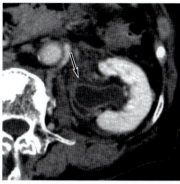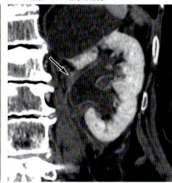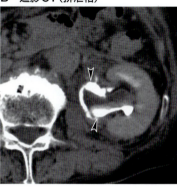

A，B：腎盂壁の肥厚を伴う腎盂尿管拡張を認める（→）．周囲の脂肪織濃度も上昇している．
C：尿嚢腫の合併も疑われた（▸）．

診断　腹膜播種からの水腎

尿管拡張の鑑別診断リスト

1. 腎盂尿管内病変
- 結石（症例1）
- 凝血塊
- 菌塊
- 異物　など

2. 粘膜壁内病変
＜腫瘍などに伴うもの＞
- ポリープ状腫瘍
- 尿路上皮癌（症例2）
- 転移・腹膜播種
- 悪性リンパ腫

＜炎症＞
- 反復する結石
- 感染
- 放射線治療（照射）　など

3. 腎盂尿管外病変
＜解剖学的要因＞
- 血管の圧迫（拡張した腎静脈・総腸骨動脈）

＜炎症の波及＞
- 腸管
  ▸ Crohn病
  ▸ 憩室炎
  ▸ 虫垂炎　など
- 骨盤内疾患
  ▸ 子宮内膜症　など
- 腫瘍の圧迫・浸潤（症例3）

＜その他＞
- 後腹膜線維症
- IgG4関連疾患　など

4. 膀胱・尿道病変（多くの場合，両側の尿管拡張）
- 膀胱腫瘍
- 前立腺肥大
- 後部尿道弁
- 神経因性膀胱（図1）
- 子宮卵巣腫瘍　など

＜その他＞
- 膀胱尿管逆流症
- 重複腎盂尿管　など

診断のポイント

尿路閉塞の症状は，閉塞部位や閉塞の程度（部分閉塞か完全閉塞），急性の閉塞か慢性的な閉塞かによって変わる．尿路の完全閉塞した場合や，部分閉塞でも遷延した場合は，尿細管の萎縮・間質の線維化を来し，不可逆的な腎障害となる．

1）腎盂尿管内病変

急性の閉塞は強い痛みを伴うことが多く，その原因は結石（症例1）であることが多い．逆に緩徐に進行した閉塞の場合，症状を伴わないことも多い．尿路結石による腹痛が疑われる場合，CTが推奨されている[1]．拡張の程度によるgradingも存在するが，拡張の程度と臨床的な重要度が相関しないため，あまり用いられない．

2）粘膜病変・腎盂尿管外病変

尿路上皮腫瘍（症例2）や腹膜播種・後腹膜病変，外傷に伴う変化から，尿管径の変化がみられることがある．腹膜播種や後腹膜疾患における尿管拡張（症例3）の診断は，他の画像所見から状況証拠を集めて診断することが多い．

3）膀胱・尿道病変

膀胱内圧の上昇により，膀胱尿管逆流を来し水腎を来すことがある（図1）．この場合，

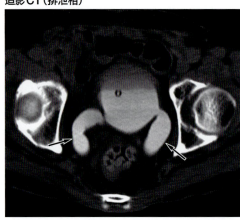

造影CT（排泄相）

参考症例
図1 70歳台，男性　神経因性膀胱からの両側性尿管拡張
膀胱癌で治療後．
両側尿管の拡張を認める（→）．

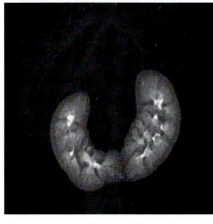

A　造影CT，冠状断MIP像

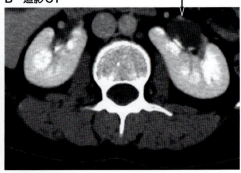

B　造影CT

参考症例
図2 30歳台，女性　馬蹄腎
B：腎盂が拡張しているようにみえる（→）．

両側性の尿管拡張を来す．

　ステントが挿入されている例での閉塞の診断は，膀胱内に尿がない状態で水腎がみられる状態で初めて診断できることに留意する必要がある．これは，ステントが挿入されると膀胱の内圧がそのまま腎盂にかかり，水腎を来してしまうためである．

　また，馬蹄腎の症例では腎盂が頭側に向いているため，腎盂拡張を来しているようにみえることに注意する（図2）．

鑑別診断のstrategy

　尿管拡張を認めた場合に，最も頻度が高いのは結石である．CTで高吸収を呈する直接所見で診断されることが多い．しかし，HIV（human immunodeficiency virus）治療で用いられるインジナビルは，CT値が15〜30HU程度の尿路結石を合併することが知られており，CTでの検出が困難な場合がある[2]．尿管周囲の軟部影（rim sign）などの間接所見が，診断の一助となることがある（表，豆知識参照）．

表　尿管拡張における診断のポイント

腎盂尿管内病変	まずは結石，石灰化を探す
腎盂尿管外病変	周囲解剖や状況証拠の把握
膀胱・尿道病変	多くの場合，両側性の尿管拡張を来す

ドレナージの要否の判断

・腎後性腎不全を呈している状態：血清クレアチニン値の上昇，高カリウム血症，尿細管アシドーシスなど臨床所見と併せて判断する．

・感染（重症例，適切な抗菌治療にかかわらず改善しない例）：一般に尿路感染症における画像診断の役割は，治療効果を妨げる閉塞・膿瘍形成を検知することにある．
　尿路の解剖学的・機能的・代謝上の問題を合併した複雑性尿路感染症では，正確な病態解明と強力な抗菌治療を要するため，画像診断における検出が重要な意味をもつ[3]．

文献

1) 高橋　哲，陣崎雅弘，吉廻　毅・他：CQ135 尿路結石による腹痛が疑われるときCTは有用か？　日本医学放射線学会（編）；画像診断ガイドライン 2016年版．金原出版，p.454-455, 2016.
2) Schwartz BF, Schenkman N, Armenakas NA, et al: Imaging characteristics of indinavir calculi. J Urol **161**: 1085-1087, 1999.
3) 藤田芳郎：第8章 尿路・泌尿器関連感染症．青木　眞（著）；レジデントのための感染症診療マニュアル，第3版．医学書院，p.581-621, 2015.

第5章 消化管内の高吸収

1 単純CTでの消化管内高吸収の鑑別

高橋麻里絵

症例 1 70歳台，男性．左下腹部痛で来院．

A 単純CT
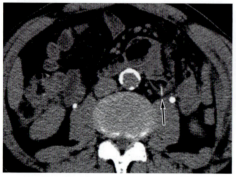

B 単純CT冠状断像
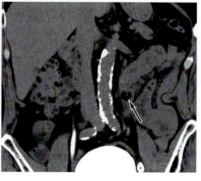

C 肉眼像（摘出異物）
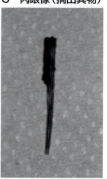

A：小腸に壁を貫通する線状高吸収がみられる（→）．
B：近傍の腸間膜の脂肪織濃度上昇やリンパ節の軽度腫大を認める（→）．
C：小腸部分切除術で摘出した魚骨（サバ）を認める．

診断 小腸穿孔，消化管内異物（魚骨）

症例 2 60歳台，男性．腹部膨満，嘔気で来院．

A 単純CT
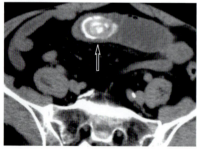

B 単純CT
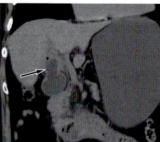

C 単純CT
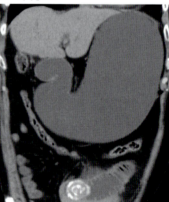

A：小腸内に層状に吸収値の変化を伴う高吸収腫瘤を認め（→），口側腸管の拡張を伴う．
B：胆嚢と十二指腸の間に瘻孔がみられる（→）．
C：胃は著明に拡張している．
小腸部分切除術が施行され，胆石が摘出された．

診断 胆石イレウス

| 症例 | 3 | 40歳台，男性．腹痛，嘔吐を主訴に来院．|

単純CT

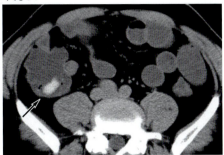

直腸を含む数か所に，境界明瞭な高吸収の腸管内容物を認める（→）．
胃管留置の上，絶食で経過観察し症状は改善した．

診断 食餌性イレウス（餅）

| 症例 | 4 | 60歳台，男性．下血を繰り返し搬送．|

A 単純CT　　　B 造影CT（動脈相）　　　C 血管造影

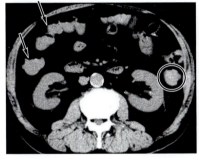 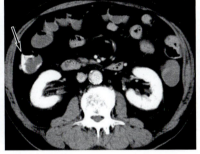 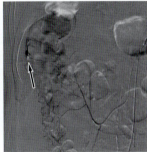

A：下行結腸内に高吸収の内容物を認める（○印）．上行結腸内もやや吸収値が高い（→）．
B：上行結腸に，造影剤の血管外漏出（extravasation）を認める（→）．
C：造影CT（B）の所見と一致して，円形にプールされてから広がる血管外漏出像がみられる（→）．
血管造影に次いで，分岐するvasa recta（直細動脈）の塞栓術が施行され，その後，再出血は認めなかった．

診断 憩室出血

| 症例 | 5 | 80歳台，男性．腹痛を主訴に搬送．|

A 単純CT　　　B 単純CT

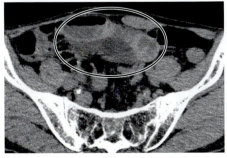 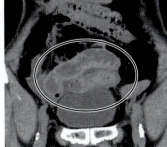

A：骨盤内腹側の腸間膜の脂肪織濃度が上昇し（○印），腸管壁の吸収値も上昇しており，出血性壊死の状態が考えられる．
B：病変部の腸管内貯留にも一部高吸収を認める（○印）．腹水あり．手術所見では，S状結腸と小腸の癒着により形成されたloopに小腸が嵌頓し壊死していたため，小腸部分切除となった．

診断 絞扼性腸閉塞，腸管壊死

消化管内高吸収の鑑別診断リスト

- **異物**
  - 金属（硬貨，電池，バリウムなど）
  - 魚骨
  - PTPシート
- **硬便**（憩室）
- **薬剤**（錠剤，リン吸着剤）
- **食餌**（餅，麺類など）
- **胃石，腸石，胆石**
- **血液**
  - 血便
  - 出血性梗塞

診断のポイント

1）異物

異物の誤飲がわかって受診している場合だけでなく，腹痛などの検査で異物がわかる場合があり，特に認知症や歯牙欠損などがある患者では注意が必要である．画像上，消化管に異常を認めた場合は，異物の可能性も念頭に置いて読影する．

a. 魚骨　▶症例❶

魚骨は水分含有が10〜55%ほどあり，相対的に含まれるカルシウム濃度は少なく，単純X線写真では指摘できないことも多い．酢漬けなど調理法によっては，カルシウム含有が減ることも知られている[1]．thin sliceのMPRが有用であるが，高齢者などでは症状が出にくいことも多く，問診から疑うことが鍵となる．

b. PTPシート

PTPシートは，プラスチックシートと薄いアルミニウムなどの金属シートを組み合わせているが，いずれもX線吸収は小さく，はっきりした高濃度異物として同定できることは稀である．シート内部の錠剤や周囲のガスの形状から，シートが同定できることが多い（図1）．

c. 金属

金属はその大きさや形により見え方が違うが（図2），一定の大きさがある場合はCTでの検出は容易である．ウインドウを調節することで，形態が同定しやすくなる．

2）硬便

結腸内に長時間停滞した便や憩室内に溜まった便は，CTで高吸収を呈することがある（図3）．水分含有が減り密度が上がることや，造影剤などの薬剤が混じることが原因と考

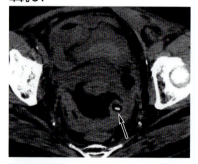

単純CT

参考症例
図1 70歳台，女性　骨盤内小腸穿孔（PTPシート）
5日間続く腹痛．
骨盤内小腸の内腔に，扁平な四角い高吸収物と周囲に四角いガスを認める（→）．骨盤内小腸が穿孔している．

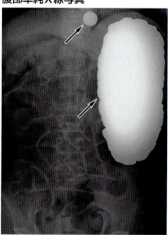

腹部単純X線写真

参考症例
図2 50歳台，男性　胃穿孔，異物誤飲（硬貨）
20歳台より硬貨を1週間に1枚のペースで摂取．全身脱力と腹痛を主訴に，救急搬送．
胃・食道内に，硬貨の形がわかる明瞭な高濃度異物を認める（→）．
手術所見で胃体部前壁に5mm大の穿孔を認めた．食道・胃内の硬貨は，内視鏡および手術で摘出した．合計1892枚で8kgもの重さであった．

えられる．

3）薬剤

錠剤は，内服直後で形態を保っている間は，胃内背側に小さな高吸収の内容物としてみられることが多い．溶けた後は，便と混ざって高吸収を呈するものもある（図4，豆知識参照）．

4）食餌 ▶症例❸

偶発的にみられる場合や，腸閉塞の原因検索目的のCTでみられる場合などがある．症状を呈している場合の閉塞部位は回腸が多い．その理由は，回盲弁に近く腸管内容が停滞しやすいことや，口径が比較的細いことなどが挙げられる．吸収値は食餌の種類によって様々だが，餅（症例3）や麺類（図6）などは均一な高吸収を呈する．

消化不十分の食餌塊が気泡を含んだ腫瘤となり，腸閉塞の原因となることがある（bubbly mass and impaction）[2]．高吸収を呈する場合もあるが，硬便などと鑑別が困難なことが多い．

> **豆知識**
> **透析をしている患者の便は，なぜ高吸収？**
>
> 透析をしている患者では，高リン血症治療薬の炭酸ランタンなどを内服しているため，これが便と混じて高吸収を呈する（図5）．便秘症を合併している患者も多く，さらに高吸収となりやすい．

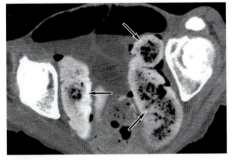

参考症例
図3 70歳台，女性　腹痛を来した慢性便秘症
結腸内に高吸収の便塊が貯留し（→），小腸の拡張と液体内容物の貯留を伴う．

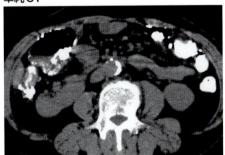

参考症例
図4 50歳台，女性　結腸内のバリウム
数日前に健康診断を受けた．
結腸内に高吸収内容物がみられる．

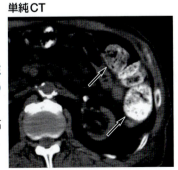

参考症例
図5 60歳台，男性　リン吸着薬内服中の慢性腎臓病
結腸内の便が全体的に高吸収を呈している（→）．腎は萎縮している．

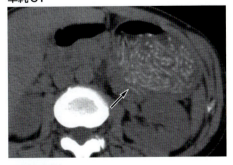

参考症例
図6 50歳台，女性　胃内の残渣（うどん）
多数の棒状の高吸収内容物を認める（→）．

5）胃石，腸石，胆石 bezoar, enterolith, gallstone ▶症例❷

　消化管内の境界明瞭な結石は，存在する場所によって胃石や腸石と呼ばれ，腸閉塞や潰瘍形成の原因となりえる．成分によって様々な濃度/吸収値を呈するが，層状の形態であることが多い．胃石は，経口摂取した食餌・異物が胃液や粘液と反応し不溶性の塊となったもので，柿胃石が最も知られている．広義の腸石には，胃石や胆石が腸内に移動したものも含まれるが，腸内で形成される胆汁酸結石やカルシウム塩結石などの真性結石もある．いずれも腸管内容の停滞がリスクとなるので，結石を認めた場合は，その原因にも目を向けることが大切である[3]．

　胆石は胆嚢や胆嚢管内で周囲臓器に波及する炎症を起こし，癒着・穿通することで消化管内に移動することがある（症例2）．胆管気腫を認めることがあり，診断の助けになる．

6）消化管出血 gastrointestinal hemorrhage ▶症例❹

　吐血や下血の症状がある場合は，臨床症状から消化管出血が上部消化管由来か下部消化管由来かを予測することは，比較的容易なことが多い．しかし，出血の量や経過によっては上部消化管出血が鮮血下血を来すこともあり，他にも，吐・下血の訴えのない患者の体重減少の精査で消化管出血を同定することが，診断のきっかけとなることもある．

　単純CTで高濃度に描出される血腫が，消化管内のどこに分布するか確認することで，出血の存在，出血部位の予測ができる（図7）．

7）絞扼腸管の出血性梗塞 hemorrhagic infarction of strangulation intestinal tract ▶症例❺

　絞扼性腸閉塞の病変では絞扼部分で腸間膜が締めつけられ，closed loop内でまず静脈のうっ滞が起こり，腸間膜の浮腫が出現する（腸間膜脂肪織の濃度上昇；図8-B）[4]．

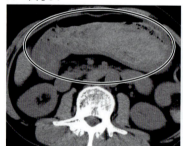 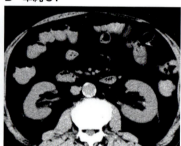 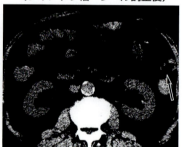

A　単純CT　　B　単純CT　　C　単純CT（ウインドウ幅・レベル調整後）

参考症例
図7 50歳台，男性　胃内の血腫

嘔気・ふらつきで来院．
A：胃内に食物残渣とともに大量の血腫を認め（○印），胃潰瘍の診断となった．
B，C：ウインドウ幅とウインドウレベルを調整することで，血腫が同定しやすくなる（C；→）．

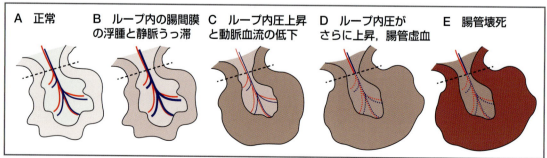

A　正常　　B　ループ内の腸間膜の浮腫と静脈うっ滞　　C　ループ内圧上昇と動脈血流の低下　　D　ループ内圧がさらに上昇，腸管虚血　　E　腸管壊死

図8 絞扼のシェーマ

次いで，closed loop内の圧が高まり動脈血流も障害されて腸管虚血へと進行する（図8-C, D）[4]．ループ内の腸管壁濃度上昇は，出血性梗塞・腸管壊死を示唆する．この場合も，前述したウインドウ幅の調整により視認しやすくなることを覚えておきたい．

鑑別診断のstrategy

CT値は，物質のX線減弱係数を反映している．原子番号がより大きく，密度が高い場合にX線減弱係数は大きくなり，CT上は高吸収となる．消化管内容物の性状は様々で吸収値のバリエーションは無限にあり，CTで消化管に高吸収物があることは珍しいことではない．現在問題となっている症状との関連の有無の判断と，今後来しうる合併症について予測することが重要である（表）．

硬便や結石，食餌，異物などが腸閉塞の閉塞機転となりうるが，それらの鑑別に困ることはほとんどないと考えられる．硬便は，遠位結腸・直腸内の空気を含む腫瘤状高吸収としてみられる．結石は様々な吸収値を呈し，コレステロール結石など高吸収主体でないものもある．胆石の場合は，胆道感染や胆嚢癌の合併リスクがあるため，結石の発生場所を特定することが重要で，胆管気腫の存在が診断の助けになる．食餌は，麺類や餅が均一な高吸収としてみられる．消化管内にある金属はすべて異物である．電池などの化学反応を起こすものか，形状が鋭利なものかどうかによって治療のstrategyが変わるので，ウインドウを調整して十分に形状を把握する．

鋭利な金属の他，魚骨やPTPシートは消化管穿孔の原因となる．魚骨や細い金属，錠剤を出した後のPTPシートは同定・鑑別が難しいこともあり，thin slice MPRでの十分な検索と詳細な問診が必要となる．

消化管出血は，少量持続した場合は便に混ざってしまうが，多量に出ている場合は便塊のように空気は含まず，均一あるいは不均一な消化管内の高吸収としてみられる．局所的で近傍の腸間膜に濃度上昇を認める場合は，腸管の絞扼の有無を必ず検索する．

表 単純CTで消化管内高吸収を呈する原因の比較

		臨床像	単純CTの特徴
異物	金属	・認知症，歯牙欠損などがリスク ・大きさや状態によっては，単純X線写真では同定できない	ウインドウを調整することで形状が同定しやすい
	魚骨		thin slice MPRが有用
	PTPシート		錠剤周囲のガスの形状から同定できることもある
硬便		・便秘症 ・造影剤使用のエピソード	・内部に空気を含み，境界明瞭であることが多い ・遠位結腸や直腸に多い
薬剤		・偶発的にみつかることが多い ・透析患者では便に混ざる	・胃内背側に錠剤の形状を保つ，あるいは帯状の高吸収内容としてみられることが多い ・便に混ざると比較的均一な高吸収便
食餌		・腸閉塞を来すこともある ・偶発的にみつかることが多い	・食餌の種類によって吸収値は様々 ・腸閉塞症状を来している場合の閉塞部位は，回腸が多い
胃石・腸石・胆石		・腸閉塞や潰瘍形成の原因となる ・腸管内容が停滞しやすい背景 ・胆石：胆嚢炎の既往	・境界明瞭な腫瘤で，高吸収域の割合は結石の成分によって様々 ・胆石：胆管気腫を認めることがある
血液	血便	・吐血，下血	ウインドウを調整することで腸管内の高吸収を同定しやすい
	出血性梗塞	・腹痛，アシドーシスなど	

文献

1) 下坂智惠：魚骨の調理による軟化．日調理科学会誌 **34**, 2001．
2) 井田正博・高木 亮・藤田安彦（編）：すぐ役立つ救急のCT・MRI，改訂第2版．p.164-165，学研メディカル秀潤社，2018．
3) 箕輪啓太，高階謙一郎，下村克己・他：胆石イレウスの3例．日腹救急医会誌 36: 723-726, 2016．
4) Sato F, Matsumoto J, Hiroishi A, et al: Novel CT staging for bowel strangulation with radio-surgical correlation. ECR C-1583, 2015.

第5章 消化管内の高吸収

2 造影CTでの消化管内高吸収（血管外漏出）の鑑別

岸田勇人，岩越真一，田中利洋，吉川公彦

> **症例** 90歳台，女性．吐血あり救急搬送．ショックバイタル．

A 造影CT（早期相）

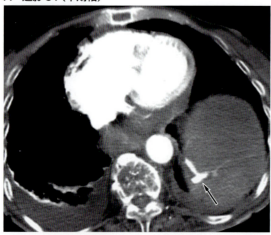

B 造影CT（後期相）

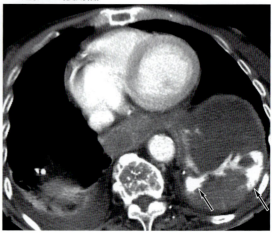

C 上部消化管内視鏡像

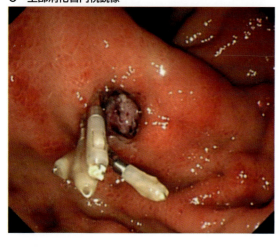

A，B：胃小彎側より激しい血管外漏出像（extravasation）を認める（→）．
C：胃小彎に潰瘍性病変を認める．クリップで止血を得た．

診断　出血性胃潰瘍

造影CTでの消化管内高吸収（血管外漏出）の鑑別診断リスト

1. common
- 胃・十二指腸潰瘍からの出血
- 憩室出血
- 直腸静脈瘤

2. rare
- 腫瘍出血
- 大動脈腸管瘻

> **症例 2** 70歳台，女性．以前より上行結腸憩室の指摘あり，鮮血便のため救急搬送．

A 単純CT　　B 造影CT（早期相）　　C 血管造影

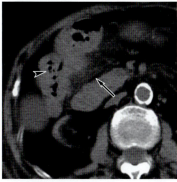 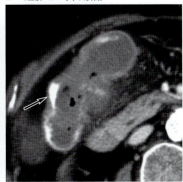 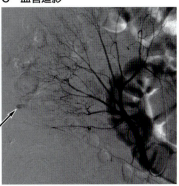

A：憩室周囲の脂肪織濃度上昇を認める（→）．管腔内はやや高吸収にみえる（▶）．
B：肝彎曲部に憩室を認め，管腔内へのextravasationを認める（→）．
C：回結腸動脈からのextravasationを認める（→）．
憩室炎による憩室出血に対して，IVR（interventional radiology）で回結腸動脈の末梢の直動脈を塞栓した．

診断　憩室出血

> **症例 3** 80歳台，女性．多量の下血のため救急搬送．

A 造影CT（動脈相）　　C 造影CT矢状断像（動脈相）

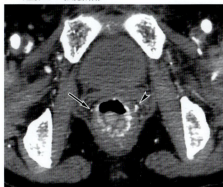

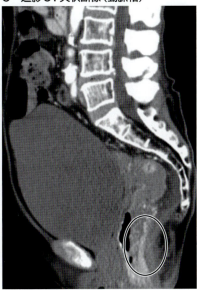

B 造影CT（後期相）

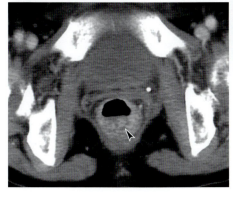

A：動脈相では，直腸近傍に直腸動脈が描出される（→）．直腸粘膜面には静脈瘤を疑う蔓状の部位を認める（▶）．
B：遅延相でも，直腸粘膜面に蔓状の静脈瘤が造影される（▶）．
C：造影剤の直腸内への垂れ込み（○印）を認める．
直腸静脈瘤と診断し，内視鏡でクリッピングを行った．

診断　直腸静脈瘤

> **症例 4** 70歳台，女性．2か月前から黒色便あり．精査のカプセル内視鏡で，上部小腸からの出血あり精査．

A 造影CT（早期相）

B 造影CT冠状断像（早期相）

C 造影CT，MIP冠状断像（早期相）

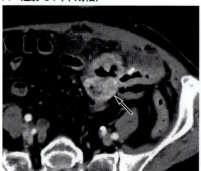
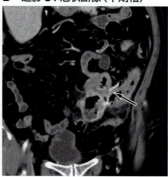
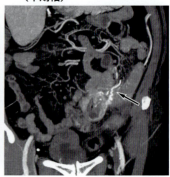

A〜C：空腸に限局性拡張と不正な壁肥厚を認める（→）．extravasationは明らかでない．
小腸腫瘍に対して開腹摘出術が施行され，病理検査の結果，小腸GIST（gastrointestional stromal tumor）であった．

診断 小腸腫瘍からの出血

> **症例 5** 70歳台，男性．食道癌に対して放射線治療中．突然の大量吐血，ショックバイタル．

A 造影CT（早期相）

B 造影CT（後期相）

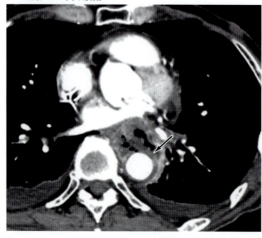
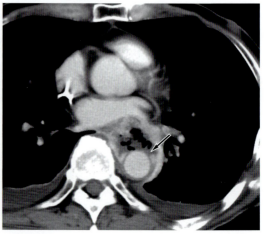

A，B：下行大動脈と食道は広範に接しており，一部が境界不明瞭である（→）．明らかなextravasationは指摘できない．
ステントグラフト内挿術を施行後，抗菌薬加療を施行．炎症反応および全身状態が安定した後に，食道抜去術および下行胸部大動脈置換術を施行した．

診断 大動脈腸管瘻

診断のポイント

1) 胃・十二指腸潰瘍 gastric and duodenal ulcer ▶症例❶

頻度は高い．高齢男性に多く，ピロリ菌感染やNSAIDs（non-steroidal anti-inflammatory drugs）内服，過度なストレスが原因となる．その他，Dieulafoy潰瘍，Mallory-Weiss症候群などが原因となる[1]．

CT像上の診断のポイントは，造影早期相において内膜の濃染欠損がみられることである．また非常に稀だが，胃壁深層まで達する胃潰瘍により，近接する脾動脈に炎症が波及し，胃壁内に穿通する仮性動脈瘤を形成し出血した例も報告される[2]．

2) 憩室出血 diverticular hemorrhage ▶症例❷

先進国の高齢男性に多く，右側型（盲腸〜横行結腸）が多いとされる．また，肥満が大腸憩室出血のリスクとする報告がある[3]．保存加療で自然止血することが多いが[4]，最終血便から造影CTまでの時間が短く，血圧低下などのショック症状のある場合，血管外漏出像（extravasation）が描出されやすい．

3) 直腸静脈瘤 varicose veins in the rectum ▶症例❸

肝硬変，Budd-Chiari症候群患者など，門脈圧亢進による下腸間膜静脈を流入路とする側副血行路として直腸静脈瘤が発達する．門脈圧亢進症に伴う所見（肝硬変，脾腫，脾腎シャントの発達など）を副所見として認められれば，診断の手助けとなる（図1）．直腸静脈瘤は，食道・胃静脈瘤以外の異所性静脈瘤の中で，最も頻度が高いとされているが，破裂は比較的稀である[5]．EVL（endoscopic variceal ligation）が選択されることが多いが，内視鏡治療のみでは33.3%に再発を認めることもあり[6]，内視鏡治療困難例においてはIVRの報告もある[7]．

4) 腫瘍出血 bleeding of the tumor ▶症例❹

小腸腫瘍自体が，消化管腫瘍の中でも非常に稀である（全消化管腫瘍の約3〜6%，全消化管悪性腫瘍の1〜3%）[8][9]．腫瘍出血の原因としては，神経内分泌腫瘍，GIST（gastrointestinal stromal tumor）や小腸神経鞘腫，腺癌，リンパ腫，肉腫などの悪性腫瘍が挙げられる．神経内分泌腫瘍が最も多く，次いで腺癌が多いとされる．カプセル内視鏡やダブルバルーン内視鏡など内視鏡技術の向上や，PETの普及により小腸腫瘍の発見頻

A 単純CT	B 下部内視鏡像
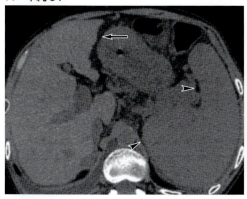	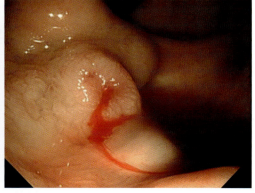

参考症例

図1 80歳台，女性　直腸静脈瘤（症例3と同症例）

A：肝硬変（→）と脾腫（▶）を認める．
B：直腸Rbにoozingを認める．

度は上昇しているが，腹痛，嘔気，出血による貧血症状，穿孔による腹膜症状を契機に発見されることもある．

5）大動脈腸管瘻 aortoenteric fistula；AEF ▶症例❺

稀で，死亡率は20～50%である．間欠的な出血で始まり，予告出血の数時間～数日間に突然の大量出血を来し，ショック状態となる．動脈硬化性大動脈瘤，感染，外傷，放射線療法，炎症性大動脈瘤，悪性腫瘍や消化管潰瘍が原因となる一次性大動脈腸管瘻[10]と，人工血管移植後の二次性大動脈腸管瘻に分類され，二次性が多い[11]．

腸管の造影と動脈壁へ向かった潰瘍，瘻孔への造影剤の突起，大動脈壁と腸管との大動脈脂肪層の欠損が特徴となる（図2）．

鑑別診断のstrategy

消化管内への血管外漏出例では，多くの症例で内視鏡的止血術が考慮されることから，まずは症状（吐・下血，便性状）から，出血源が上部消化管か下部消化管かを判断することが重要となる[12]．また，造影CT撮影前に単純CTが撮影されることが一般的であるが，造影剤を注入して後期相の撮影を終了するまでの数分の間も，単純CTをチェックして消化管内の高吸収域の有無を確認し，少しでも出血部位の特定を心がけることが肝要である（表）[13]．特に，バイタルが安定している時に造影CTを撮影すると，extravasationが確認されないことがしばしば経験される．このようなoccult bleeding（臨床上は消化管出血が示唆される状況であっても，extravasationがみられない）症例では，単純CTが出血部位を推定するのに役立つ場合がある．

extravasationが確認された場合には，この出血原因を鑑別する．まずは，動脈性出血か静脈性出血かを鑑別する．動脈性であれば早期相からextravasationを認め，静脈性であれば後期相でのみextravasationが認められることが一般的である（撮影のタイミングによっては，この通りにならないこともある）．動脈性であれば，潰瘍や憩室，腫瘍などが考えやすい．それら器質的な変化がないかを確認することになる．血管外漏出像以外に末梢血管の小動脈瘤変化や途絶像も出血部を疑う所見であり，責任血管の同定においては漏出部だけでなく，これらの変化も丹念に追っていくことが重要となる．一方，静脈性は多くが肝硬変を背景とした遠肝性側副路からの出血であり，肝硬変を示唆する所見（肝辺縁の凹凸，肝左葉の拡大，脾腫など）の有無が診断の一助となる．

消化管出血の治療は，前述のように，多くが内視鏡的に施行される．ただし，激しい血管外漏出を認めるケースにおいては，内視鏡では血液塊で出血部位の同定が困難であるこ

上部内視鏡像

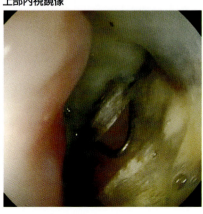

参考症例
図2 70歳台，男性 大動脈腸管瘻（症例5と同症例）
ステントグラフト治療後，再建術前に上部内視鏡検査を施行．
露出したステントグラフトが確認できる．

表 造影CTでの消化管内高吸収（血管外漏出）を呈する疾患の比較

	胃・十二指腸潰瘍	憩室出血	直腸静脈瘤	腫瘍出血	大動脈腸管瘻
部位	胃・十二指腸	上行結腸〜S状結腸	食道，直腸	小腸	食道，十二指腸など大動脈に近接
臨床像	● 吐血 ● 胃潰瘍の既往	憩室の存在	● 肝硬変の合併（門脈性出血） ● 下血	● 体重減少 ● 下血	● 大量出血 ● ショック
治療法	● 内視鏡 ● IVR ● 手術	● 経過観察 ● IVR	● 内視鏡 ● IVR（稀）	● IVR ● 開腹摘出術	ステントグラフト内挿術＋再建術

とも多く，IVRによる血管内塞栓術のよい適応となりうる[14)][15)]．このような症例ではバイタルが不安定なことも多く，血管内治療であればスムーズにREBOA（resuscitative endovascular balloon occlusion of the aorta）を併用しやすい[16)]というメリットもある．また，小腸の出血は内視鏡的に治療することが困難になる場合もあるので，IVRが考慮される状況である．

一方，血管造影を施行しても，明かなextravasationを指摘できないことも経験される．これもCT同様で，バイタルが安定している時にextravasationがみられないことが多い．このような場合には，挑発的血管造影を施行することで判断できる可能性もある．この際には，すぐに止血できるよう，塞栓物質などのバックアップやバイタル不安定になった際の準備が重要である．

内視鏡治療，血管内治療のいずれも不適もしくは不成功であった場合には，開腹手術も考慮される．

文献

1) Lanas A, Chan FKL: Peptic ulcer disease. Lancet **390**: 613-624, 2017.
2) 内田哲史，五十嵐宗喜，築根陽子・他：胃潰瘍底が脾動脈に穿破して出血をきたした1例．消化器内視鏡の進歩 79: 64-65, 2011.
3) Nagata N, Sakamoto K, Arai T, et al: Visceral fat accumulation affects risk of colonic diverticular hemorrhage. Int J Colorectal Dis **30**: 1399-1406, 2015.
4) McGuire HH Jr.: Bleeding colonic diverticula. A reappraisal of natural history and management. Ann Surg **220**: 653-656, 1994.
5) 蔡　鴻飛：門脈圧亢進症における大腸血管病変についての内視鏡的検討．日消外会誌 **24**: 1242-1250, 1991.
6) 田畑拓久，林　星舟，今村　潤・他：直腸静脈瘤の血行動態およびその治療戦略．日門亢会誌 **15**: 176-183, 2009.
7) 新井弘隆，豊田満夫，高山　尚・他：食道胃静脈瘤治療後直腸静脈瘤破裂に対してIVR治療が奏効した2例．日消外会誌 **18**: 50-56, 2012.
8) 光吉一弘，浅尾寧延，高村宙二・他：大量下血を呈した小腸Stromal Tumorの1例．外科 **63**: 867-870, 2001.
9) Zonča P, Peteja M, Richter V, et al: Primary malignant small bowel tumors. Rozhl Chir **95**: 344-349, 2016.
10) Sweeney MS, Gadacz TR: Primary aortoduodenal fistula: manifestation, diagnosis, and treatment. Surgery **96**: 492-497, 1984.
11) 佐久間　啓，永谷公一，小田克彦・他：大量下血で発症した一次性大動脈腸管瘻の1例．日血外会誌 **20**: 953-957, 2011.
12) 瓜田純久：吐血・下血．日内会誌 **100**: 208-212, 2011.
13) Martí M, Artigas JM, Garzón G, et al: Acute lower intestinal bleeding: feasibility and diagnostic performance of CT angiography. Radiology **262**: 109-116, 2012.
14) 廣田省三，前田弘彰，山本　聡・他：消化管出血に対する動脈塞栓術．日獨医報 **48**: 514-519, 2003.
15) Zuckerman DA, Bocchini TP, Birnbaum EH: Massive hemorrhage in the lower gastrointestinal tract in adults: diagnostic imaging and intervention. AJR **161**: 703-711, 1993.
16) Delamare L, Crognier L, Conil JM, et al: Treatment of intra-abdominal haemorrhagic shock by Resuscitative Endovascular Balloon Occlusion of the Aorta (REBOA). Anaesth Crit Care Pain Med **34**: 53-55, 2015.

第6章 脂肪織濃度上昇

1 腸管周囲の脂肪織濃度上昇の鑑別

昆 祐理

> **症例 1** 40歳台，女性．前日より発熱あり，受診当日より右下腹部痛を認め受診．体温38.2℃．

A 造影CT　　B 造影CT冠状断像

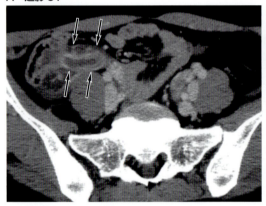

C 単純CT

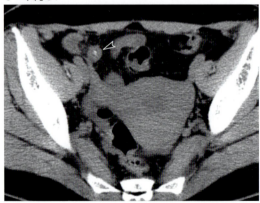

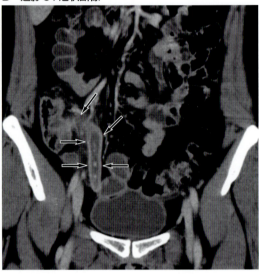

A：右回盲部付近に管腔構造を認め，壁肥厚と周囲脂肪織濃度上昇を認める（→）．
B：盲腸から連続し，先端が盲端であることから虫垂と同定でき（→），急性虫垂炎と診断できる．
C：内部に糞石と考えられる小さな石灰化を認める（▶）．

診断 急性虫垂炎

腸管周囲の脂肪織濃度上昇の鑑別診断リスト

1. common
- 急性虫垂炎
- 結腸憩室炎
- 腹膜垂炎
- 腸管虚血
- 悪性腫瘍
- 腹膜炎

2. rare
- 硬化性腸間膜炎
- Meckel憩室炎
- 大網捻転

症例 **2** 50歳台, 女性. 数日前から増悪する右下腹部痛を認め受診.

A 造影CT　　　B 造影CT矢状断像

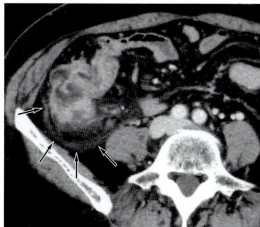

A：上行結腸周囲に脂肪織濃度上昇を認める（→）.
B：上行結腸周囲に憩室と考えられる結節状の突出を複数認め, 一部の憩室の壁は肥厚し, 周囲に強い脂肪織濃度上昇がみられる（→）. 結腸壁から連続する腸間膜内の血管は, 拡張して顕在化している（ムカデサイン）.

診断 上行結腸憩室炎

症例 **3** 40歳台, 男性. 前日より増悪する右下腹部痛を認め受診.

A 造影CT　　　B 造影CT冠状断像

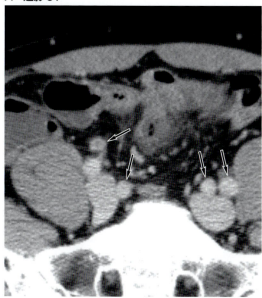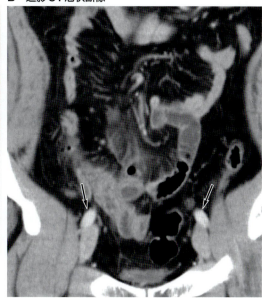

A：回腸の頭側に円形の突出像を認め, 周囲の脂肪織濃度上昇を認める（→）.
B：水平断像では回腸と連続する背側に突出する構造を認める（→）.
後日, $^{99m}TcO_4^-$シンチグラフィが施行され, 同部位に集積がみられ（非提示）, Meckel憩室炎と診断された.

診断 Meckel憩室炎

症例 4 30歳台，男性．左下腹部痛を認め受診．

A 造影CT   B 造影CT冠状断像

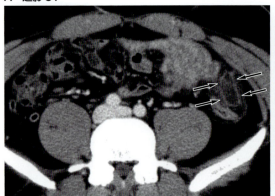
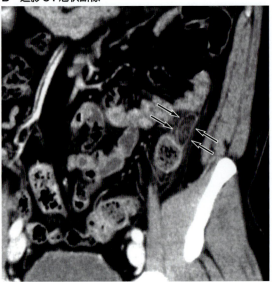

A，B：下行結腸周囲の腸間膜内に楕円形の脂肪織濃度を認め，周囲は2mm程度の輪郭で覆われている（→）．内部や周囲に脂肪織濃度上昇を認める．

診断 腹膜垂炎

診断のポイント

1）急性虫垂炎 acute appendicitis ▶症例❶

急性虫垂炎は，急性腹症を来す疾患としてよく知られている．典型的には心窩部痛で発症し，右下腹部に痛みが移動してくる症状を呈するが，高齢者などでは典型的な症状を来さないことも多いため，腹部CTが撮影されたら，必ず虫垂を同定する習慣をつけておくことが望ましい．

虫垂は盲腸から連続する管腔構造で，まず回盲部を同定し，その周囲の盲腸から連続する細長い管腔構造を探し同定する．多断面構成像を用いると連続性が追いやすいことが多い．正常虫垂は6mm程度であり，炎症が生じると6mm以上の腫大・壁肥厚がみられる．

急性虫垂炎は炎症の程度により，カタル性，蜂窩織炎性，壊疽性に分類される．カタル性は粘膜面の炎症のため，周囲の脂肪織濃度上昇を呈することはあまりないが，全層性の炎症の蜂窩織炎性や壊疽性を呈した場合には，周囲の脂肪織濃度上昇がみられる．蜂窩織炎性の場合は腫大した虫垂構造がみられるが，壊疽性や破裂した場合は虫垂の構造自体が同定できないことがある．そのため，回盲部付近に脂肪織濃度上昇がみられた場合には，虫垂が同定できるか，同定できた場合は腫大があるか，同定できない場合は術後なのか病歴を確認し，壊疽性虫垂炎や穿孔性虫垂炎の可能性も考え，膿瘍や腹腔内遊離ガス像の有無なども評価していく[1)2)]．

2）結腸憩室炎 colonic diverticulitis ▶症例❷

結腸憩室は，消化管内圧が高まり，壁が外側に囊胞状に突出したものである．わが国では右側に生じることが多いとされていたが，食生活の欧米化により全結腸に生じうる．直

> **症例 5**　50歳台，男性．右鼠径ヘルニアの既往あり．右下腹部痛を認め受診．

A　造影CT

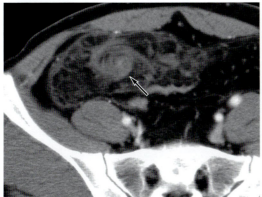

C　造影CT冠状断像

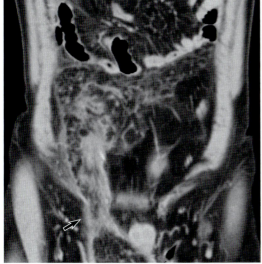

B　造影CT冠状断像

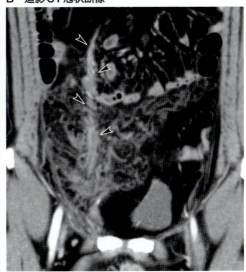

A：右下腹部に腹膜脂肪織濃度上昇を認め，内部に層状構造（whirl sign；→）を認める．
B：右下腹部を縦走する蔓状構造を認める（▶）．
C：蔓状構造と連続する腹膜脂肪織濃度上昇は，尾側では右鼠径ヘルニア内に連続してみられ（→），鼠径ヘルニアへの脱出と還納が繰り返され生じた大網捻転と診断された．

診断　大網捻転

腸に生じることは非常に稀である．

　結腸憩室に炎症が生じると，壁の肥厚と周囲の脂肪織濃度上昇が生じる．脂肪織濃度上昇以外にも，拡張した血管が顕在化してみえるムカデサイン（centipede sign）や，腸間膜根部に少量の液貯留が生じて形成されるカンマサイン（comma sign）などが知られている[1]．炎症が高度になると膿瘍形成や穿孔を生じる．結腸周囲のガス像が結腸憩室なのか，穿孔により生じたガス像なのか，鑑別が難しい場合も経験される．過去画像があれば比較を行い，腸管壁をthin slice，多断面構成像を用いて丹念に評価をしていく．

　憩室は，結腸の他に胃，十二指腸，小腸にも生じる．中でも回盲部付近に生じる憩室として，Meckel憩室（症例3）が知られている．出血やイレウスの原因にもなりうるため，回盲部付近の回腸周囲に脂肪織濃度上昇がみられた場合は，その部分に憩室様構造がないかどうか，腸管の走行や形状を確認する．

　回盲部に脂肪織濃度上昇がみられた場合には，その原因として，上行結腸憩室炎なのか，

急性虫垂炎なのか，Meckel憩室炎なのかの鑑別が必要となる．鑑別疾患のポイントを表1に示す．

3) 腹膜垂炎　epiploic appendagitis　▶症例④

腹膜垂は，大腸漿膜下組織と連続し腹腔側へ突出する脂肪組織で，通常はCTで同定できないが，炎症を生じると，卵円形〜楕円形のrim状の高吸収に囲まれた脂肪濃度として同定できるようになる．炎症の発生原因としては腹膜垂の捻転が最も多く，炎症後に脱落すると，腹腔内の石灰化（＝腹腔ネズミ）となることが知られている（図1）．20〜50歳台の肥満患者に好発する[1]．

4) 大網捻転　omental torsion　▶症例⑤

通常，大網は横行結腸の腹側にみられる小さな血管構造を有する脂肪濃度としてとらえられ，大網捻転は，字のごとく大網がねじれることによって生じる．右側の大網がやや尾側へ長く伸びていることが多いため，右側に多いとされている．

原因としては特発性の他，鼠径ヘルニアへの脱出と還納を繰り返すこと（症例5）や癒着などが知られている[1) 3)]．

腸間膜の脂肪織濃度上昇を認め，その近傍の臓器・腸管に明らかな異常がみられない場合は，多断面構成像を用いて腹膜や内部の血管の連続性を追い，ねじれがないかどうかを確認していく．

表1　回盲部の脂肪織濃度上昇を呈する疾患の比較

	急性虫垂炎	結腸憩室炎	Meckel憩室炎
代表的な画像所見	虫垂≧6mm	● 嚢状突出した結腸壁の肥厚 ● 周囲腹膜の脂肪織濃度上昇	● 回盲部付近の憩室の存在 ● 周囲の脂肪織濃度上昇 ● 確定診断はシンチグラフィ（$^{99m}TcO_4^-$）
ピットフォールと対策	穿孔すると虫垂が同定困難であり，虫垂の有無をしっかり把握する	● 虫垂に炎症の波及が生じた場合には鑑別困難 ● どちらの周囲に炎症が強いか（＝脂肪織濃度上昇が目立つか）などから鑑別するが，困難な場合も多い	疾患そのものを念頭に置かないと，診断できない場合がある

単純CT

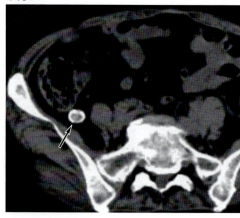

参考症例
図1　60歳台，女性　腹腔ネズミ
右下腹部に石灰化を認め（→），他臓器との連続性は認められず，腹腔ネズミと診断された．

鑑別診断のstrategy

　脂肪織濃度上昇は，虚血・感染・外傷などの際にみられる所見で，特に救急領域のCTではこの所見が診断の決め手となることも多く，詳細は他項を参照いただきたいが，消化管穿孔，膿瘍，腸管虚血などでもみられるため，脂肪織濃度上昇を探すことは急性腹症のCTを読影する際に重要なプロセスである．

　腸管周囲，腸間膜に脂肪織濃度上昇の所見がみられたら，その近傍の臓器・腸管・脈管に原因となる異常所見がないか，丹念に画像を往復させ確認していくプロセスをとる必要がある．その際には水平断像だけではなく，多断面構成像，特に腸管の走行が追いやすい冠状断像を積極的に用いると，所見を拾い上げやすい．

　本項では代表的な疾患を解説したが，特に高齢者で腸管周囲の脂肪織濃度上昇がみられた場合には，その背景として悪性腫瘍を疑う必要があることはいうまでもない．消化管の悪性腫瘍は，通常の腸管を拡張せずに撮影するCTでは評価が困難なことが多いが，造影されている場合は，粘膜面の不整な造影効果や隆起性病変が同定可能なこともある．炎症が強く壁構造の評価が難しい場合でも，撮影範囲内で転移巣を確認することやリンパ節腫大の有無などの評価も併せて行っていく．

　腸管の走行や壁構造の把握のためには造影CTでの評価が望ましいが，小児や若年女性の場合は撮影プロトコールに迷うことがしばしばある．当院では，例えば急性虫垂炎を疑われた若年女性の造影CTがオーダーされたら放射線科医が立ち会い，下腹部のみの単純CTを行い，その場で診断可能であれば，担当医や当番外科医などと相談の上，リスクのある造影CTを行わないことを選択する，などの工夫を行うことがある．また単純CTのみのオーダーであっても，CTのコンソール上で読影し，造影が必要な病態が疑われたら，患者さんをCT台から移動させずに，その場で同意を取り造影CTを一連の流れで行うことができれば，迅速な診断につなげることができる．このように，画像診断医であっても臨床に積極的にかかわる姿勢が重要である．

文献

1) Pereira JM, Sirlin CB, Pinto PS, et al: Disproportionate fat stranding: a helpful CT sign in patients with acute abdominal pain. RadioGraphics **24**: 703-715, 2004.
2) Ng KS, Tan AG, Chen KK, et al: CT features of primary epiploic appendagitis. Eur J Radiol **59**: 284-288, 2006.
3) Udechukwu NS, D'Souza RS, Abdulkareem A, et al: Computed tomography diagnosis of omental infarction presenting as an acute abdomen. Radiol Case Rep **13**: 583-585, 2018.

2 膵周囲の脂肪織濃度上昇の鑑別

横山太郎, 座古竜世, 近藤浩史

症例 1 40歳台, 男性. アルコール多飲歴があり, 腹痛と血液検査でアミラーゼ(AMY)の上昇を指摘.

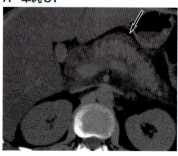
A 単純CT

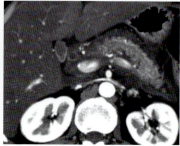
B 造影CT(動脈相)

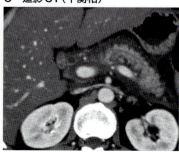
C 造影CT(平衡相)

A:膵はびまん性に軽度腫大し, 周囲の脂肪織濃度上昇を認める(→). 脂肪肝を認める.
B, C:動脈相(B)では微小な造影不良域が疑われたが, 平衡相(C)での造影不良域は明らかでない.

診断 急性膵炎(間質性浮腫性膵炎)

症例 2 40歳台, 男性. 大酒家. 数年前に膵炎で入院歴がある. 腹痛増悪のために内科受診.

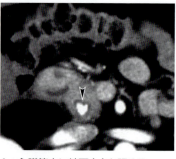
A 造影CT(平衡相)

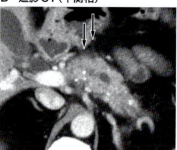
B 造影CT(平衡相)

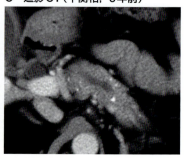
C 造影CT(平衡相, 3年前)

A:主膵管内に結石(▸)を認める.
B, C:主膵管の拡張, 膵の石灰化を認める. 3年前のCT(C)と比較し, 膵周囲の脂肪織濃度上昇(B;→)を伴っており, 慢性膵炎の急性増悪と診断した.

診断 慢性膵炎の急性増悪

> **症例 3** 70歳台，男性．脳梗塞で入院中に突然の上腹部痛のため，CTを撮影．

A 単純CT   B 単純CT

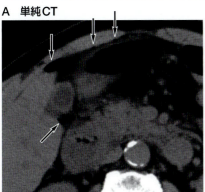
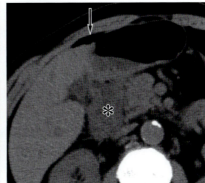

A：膵頭部周囲の脂肪織濃度上昇を認める．わずかに free air（→）が認められる．
B：十二指腸球部から下行脚にかけて浮腫性壁肥厚（*）がみられ，肝表にも free air（→）が認められる．

診断　十二指腸穿孔

> **症例 4** 60歳台，男性．黄疸により近医を受診．膵癌の可能性があり，紹介受診．

A 造影CT（動脈相）　B 造影CT（平衡相）　C 造影CT（平衡相）

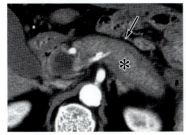
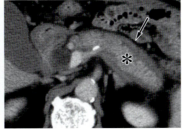
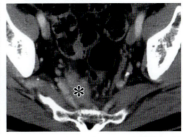

A，B：膵体尾部の腫大や分葉構造の消失（*），被膜様構造（→）を認める．また，下部総胆管の狭窄による総胆管の拡張を認める．わずかな膵周囲の脂肪織濃度上昇を呈している．
C：仙骨前面に軟部濃度腫瘤（*）を認め，後腹膜線維症と考えられる所見である．
IgG4高値であった．

診断　IgG4関連疾患（自己免疫性膵炎，後腹膜線維症）

膵周囲の脂肪織濃度上昇の鑑別診断リスト

1. common
- 急性膵炎
  - アルコール性
  - 胆石性
  - ERCP後
  - 特発性
  - 慢性膵炎の急性増悪
  - 膵管癒合不全
  - 高トリグリセリド血症
- 膵腫瘍閉塞
- ウイルス性
- 薬剤性
- 低体温症
- 十二指腸穿孔
- 膵術後合併症
- 自己免疫性膵炎（IgG4関連疾患）

2. rare
- groove膵炎
- 外傷性膵炎
- CT hypoperfusion (hypotension) complex
- 悪性リンパ腫
- 後腹膜原発性腫瘍

06 脂肪織濃度上昇

診断のポイント

1）急性膵炎 acute pancreatitis

「急性膵炎診療ガイドライン2015, 第4版」[1]に準拠して診療することが一般的である. 診断は, ①上腹部に急性腹痛発作, 圧痛がある, ②血中または尿中に膵酵素の上昇がある, ③超音波検査, CT, MRIで膵に急性膵炎に伴う異常所見を認める, という3項目のうち, 2項目以上を満たすものとされる. 男女比は2：1であり, わが国では男性はアルコール性, 女性は胆石性が多い. 成因に関して特徴的なものは, 2）～8）および表に記載した.

基本的な画像所見は, 壊死の有無で以下に大別される.

a. 間質性浮腫性膵炎 edematous pancreatitis ▶症例❶

炎症により, 膵臓はびまん性または限局性に腫大する. 造影CTで造影不良域がなく, 壊死を伴わないものを浮腫性膵炎とし, 急性膵炎全体の80～85%を占める[1]. 膵周囲に液体貯留を認めることもある.

b. 壊死性膵炎 necrotizing pancreatitis

壊死性膵炎は, 膵実質もしくは膵周囲組織のいずれか, もしくは両者が壊死に陥ったものである（図1）. 間質性浮腫性膵炎と比較して壊死性膵炎は合併症発生率が高いため, 鑑別が必要である. また, 膵壊死組織への感染合併の有無で死亡率に差を認め, 感染性か非感染性かの鑑別を行うことも重要である.

造影CTの膵実質相ならびに平衡相で, CT値が30HU以下であれば膵壊死を疑う. 一方では, CTで膵壊死と診断された造影不良域は必ずしも阻血領域ではないとする報告[2]もあるため, 真の壊死領域は, 少なくとも平衡相において内部の濃染が低下していることが診断の鍵となる.

予後因子と造影CT Grade分類（表1）[1]により, 重症度はそれぞれ独立して判定される. 造影CT Grade分類は, 膵外進展度と膵造影不良域（壊死所見）の2つのパラメーターで

A 造影CT（動脈相）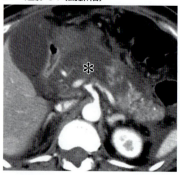

B 造影CT（平衡相）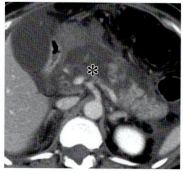

参考症例
図1 50歳台, 女性　壊死性膵炎

A, B：膵頭部～体部にかけて, 動脈相（A）から平衡相（B）での膵実質の造影不良域（＊）や, 実質や膵外に及ぶ低吸収域を認める. 壊死範囲は1/2以上に及び, 膵外進展度も併せて, 造影CT Grade 3の所見である.

表1 造影CTによるCT Grade分類
（予後因子と独立した重症度判定項目）

膵造影不良域 \ 膵外進展度	前腎傍腔	結腸間膜根部	腎下極以遠
<1/3	Grade 1	Grade 1	Grade 2
1/3～1/2	Grade 2	Grade 2	Grade 3
1/2<	Grade 3	Grade 3	Grade 3

□ Grade 1
▨ Grade 2
■ Grade 3

浮腫性膵炎は造影不良域<1/3に入れる.
原則発症48時間以内に判定.

（文献1）より転載）

定められ，Grade 2以上であれば重症と診断される．「急性膵炎診療ガイドライン2015，第4版」[1]の改訂では壊死範囲について，膵実質の1/3未満，1/3～1/2，1/2以上の範囲で判定するように変更された．造影CTで重症と診断されれば，死亡率が上昇することが知られており，画像診断に課される役割は大きい．

また，「改訂Atlanta分類」より，急性期以降に生じる膵局所合併症に対する分類が変更となった（表2）[1]．感染を伴う壊死性膵炎に対する治療介入は，壊死性貯留が被包化壊死となる発症4週間以降まで遅らせることが望ましい．治療は大きく，ドレナージ，ネクロセクトミーに分けられ，それぞれ経皮的，経後腹膜的，経内視鏡的，経乳頭的，開腹アプローチがある．また，膵液瘻に伴う血管損傷を合併した場合（図2）は，経カテーテル動脈塞栓術が施行される．

2）胆石性膵炎　gallstone induced acute pancreatitis

黄疸の出現や胆管炎合併例（図3）においては，緊急ERCP（endoscopic retrograde cholangiopancreatography）により予後が改善すると報告されている[1]．超音波検査と血液検査を組み合わせると，ほとんどが診断可能とされるが，実際は急性腹症の鑑別として，造影CTで評価されることが多い．CTは胆石に対する感度が低いが，可能な限りX線非透過性の結石を検索することや，胆管壁の肥厚・造影効果，後期肝動脈相での肝実質

表2 急性膵炎の形態分類と膵炎発症後の経過からみた膵・膵周囲の液貯留の定義と造影CT診断

急性膵炎の種類と定義	発症後の経過と膵・膵周囲の液貯留	
	発症後4週まで	発症4週以降
間質性浮腫性膵炎	急性膵周囲液体貯留（acute peripancreatic fluid collection；APFC） 造影CT： ● 均一な液体密度を示す ● 正常な膵周囲筋膜層に限局し，液周囲に明確な被膜がない ● 膵内には進展しない	膵仮性嚢胞（pancreatic pseudocyst；PPC） 造影CT： ● 周囲との境界が明瞭で，通常は円形か卵形 ● 均一な液体密度を示し，非液体成分は含まれない ● 成熟するには4週以上必要 ● 主病態は慢性膵炎後の主膵管や分枝膵管の破綻であり，急性膵炎後の発症は稀
壊死性膵炎	急性壊死性貯留（acute necrotic collection；ANC） 造影CT： ● 壊死性膵炎に限定したもの ● 異なった部位に不均一で様々な程度の非液体密度を示す貯留 ● 膵内・外に分布する	被包化壊死（walled-off necrosis；WON） 造影CT： ● 液体および非液体密度を示す不均一な貯留 ● 完全な被膜を有し，膵内外問わず存在する ● 従来用いられてきた急性膵炎後の仮性嚢胞の大部分は，WONに該当する

（文献1）より転載）

参考症例

図2　60歳台，男性　被包化壊死

膵炎発症4週間後．

A，B：膵頭部や体尾部に膵内外にわたり液貯留（A；＊）を認め，被包化壊死（WON）の所見である．一部，被膜が形成される．脾動脈本幹から仮性動脈瘤（→）を認め，被包化壊死内に血腫を形成する．この後，脾動脈にステントグラフトを留置した．

A　造影CT（平衡相）

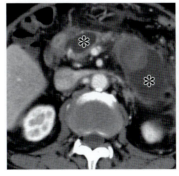

B　造影CT冠状断像（動脈相）

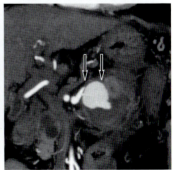

の不均一な造影効果がないか読影する．ヨード造影剤投与後に，総胆管結石に対する感度が高いMRCPで評価する場合，ヨード造影剤残存によるT1短縮効果を考慮して読影する必要がある．

3）ERCP後膵炎　post-endoscopic retrograde cholangiopancreatography pancreatitis

ERCP後に新たに急性膵炎の臨床徴候を呈し，膵酵素の上昇を来したものと受け入れられているが，統一した定義はない．膵酵素は，ERCPの手技による影響も加味して，正常上限の3倍以上の上昇とすることが一般的である．画像診断に特異的な所見はない．

4）慢性膵炎の急性増悪　chronic pancreatitis ▶症例❷

慢性膵炎は，膵管内の結石や膵全体に認められる石灰化が，確診所見として挙げられる．CTでは，主膵管の不規則なびまん性の拡張とともに，膵辺縁が不規則な凹凸を示す膵の変形を呈し，かつ周囲の脂肪織濃度上昇を認めた場合には，急性増悪の可能性がある．

5）膵管癒合不全　pancreas divisum

背側膵管と腹側膵管との間に癒合がみられない発生異常である．背側膵からの膵液が小乳頭に開口するため，うっ滞による腹痛，膵炎の原因となる．診断にはMRCPが有用で，太い背側膵管が総胆管の腹側を走行して小乳頭に向かう所見が得られる．

6）膵腫瘍閉塞性膵炎（膵癌/IPMN）　obstructive pancreatitis due to pancreatic tumor

慢性膵炎に伴う膵石が明らかでない場合は，腫瘤性病変による閉塞を疑う．intraductal papillary mucinous neoplasm（IPMN）や膵癌合併を念頭に置き，超音波検査やCT/MRIを用いて鑑別する．膵外浸潤による脂肪織濃度上昇を呈する．膵腫瘍における画像診断は，成書を参考にしていただきたい．

7）薬剤性膵炎　drug induced pancreatitis

多種類の薬剤の報告はあるが，再投与試験での因果関係の証明も困難であり，除外診断となる．

8）低体温症　hypothermia

低体温症に伴って急性膵炎像を呈することがある．血圧低下による虚血性の機序や復温に際して，脱水，血液粘稠度上昇による微小血栓形成が影響していると推測されている．

9）十二指腸穿孔　perforation of the duodenum ▶症例❸

十二指腸潰瘍や内視鏡手技などにより穿孔した場合，腸管壁の粘膜下浮腫，肥厚した壁の陥凹，欠損像，後腹膜腔を中心としたfree airや周囲の脂肪織濃度上昇を認める．

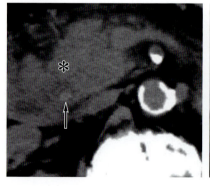

A　単純CT

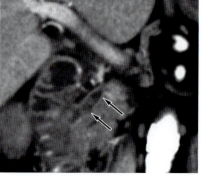

B　造影CT冠状断像（動脈相）

参考症例

図3　70歳台，女性　胆石性膵炎

A，B：膵の腫大と周囲の脂肪織濃度上昇（A；＊）がみられる．Vater乳頭，下部総胆管に，結石と考えられる高吸収域や総胆管の拡張，総胆管壁肥厚（→）が認められる．胆道系酵素の上昇を伴い，ERCPが実施された．

10）膵術後合併症 pancreatic postoperative complication

膵液瘻が膵術後合併症で臨床上問題となることが多い．ドレナージで対応されるが，時に膿瘍形成や血管損傷による出血性ショックに至ることがある．残膵周囲の液貯留や，その近傍の微小な仮性動脈瘤などの所見を見逃さないことが重要である．

11）自己免疫性膵炎 autoimmune pancreatitis ▶症例❹

しばしば閉塞性黄疸で発症し，時に膵腫瘤を形成する特殊な膵炎であり，リンパ球と形質細胞の高度な浸潤と線維化を組織学的特徴とし，ステロイドに劇的に反応することを治療上の特徴とする．わが国では，IgG4関連疾患の膵病変とされるI型が多い．

膵周囲の脂肪織濃度上昇を伴う頻度は低いが，典型的なCT/MRI所見としては，sausage-like appearanceといわれる膵の凹凸が消失する，びまん性ないし限局性膵腫大や，膵周囲の被膜様変化（capsule-like rim）が特徴で，緩徐な造影効果を認める．また，主膵管のsmoothな狭小化がみられ，つらら様（icicle sign）ともいわれる[3]．

12）groove膵炎 groove pancreatitis

膵頭部，十二指腸下行脚および下部胆管に挟まれたgroove領域（副膵管領域に一致）に生じた膵炎を指す．多くは，大酒家の比較的若年男性に発症する．十二指腸の浮腫性壁肥厚や平滑な胆管，膵管の狭窄がみられれば，groove膵炎を疑う．ただし，groove領域に膵癌が発生することもあり，注意を要する．

13）外傷性膵炎 traumatic pancreatitis

椎体に挟まれる膵体部に多く，損傷部は低吸収域として描出される．読影時には，血管損傷に伴う血管外漏出像や仮性動脈瘤に注意を要する．また，膵実質の直径の1/2以上の損傷は膵管損傷を示唆し，手術適応であると考えられていたが，近年，膵液瘻を伴う膵管損傷に対して，non-operating management（NOM）の報告例も散見される．

14）CT hypoperfusion（hypotension） complex

外傷後のhypovolemic shockでみられることが多いshock bowelを中心としたCTの異常所見を指す（図4）．他に，敗血症性ショック，心停止後，細菌性心内膜炎，糖尿病性ケトアシドーシスなどでもみられるとされる[4]．

次に，主なCT所見を記載する．

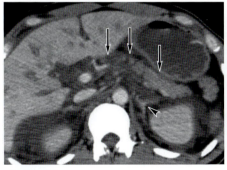 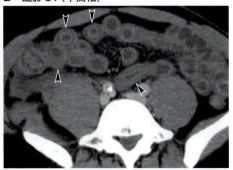

A　造影CT（平衡相）　　　B　造影CT（平衡相）

参考症例

図4 70歳台，女性　CT hypoperfusion（hypotension） complex

心肺停止蘇生後，著明な代謝性アシドーシスの症例．

A：膵炎に類似した膵腫大，周囲の脂肪織濃度上昇，液体貯留（→）を認め，副腎の造影効果（▶）が増強している．

B：shock bowelの所見を認める（▶）．

① 小腸壁の肥厚と粘膜濃染
② 下大静脈の虚脱（前後径＜9mm）とhalo sign（＜20HU）
③ 大動脈径の縮小（腎動脈のそれぞれ2cm頭側と足側で＜1.3cm）
④ 様々な膵の造影効果（多くは肝＜20HU）と膵周囲の液貯留
⑤ 両側副腎の濃染（小児では有名な所見であるが，成人ではみられないこともある）
⑥ 肝実質や脾の濃染低下

15）悪性リンパ腫　malignant lymphoma

　非Hodgkinリンパ腫が大半であり，CT上は限局性の腫瘤性病変を呈することが多いが，びまん性膵腫大を示すこともある．膵管や血管の狭窄を来すことは稀で，腫瘤を形成しても閉塞性膵炎は通常みられない．

16）後腹膜原発性腫瘍　retroperitoneal primary tumor

　頻度は高くないものの，後腹膜に位置する腫瘤性病変を伴う場合は，間葉系腫瘍や神経原性腫瘍，奇形腫なども鑑別に挙げておく必要がある．

鑑別診断のstrategy

　救急診療で得られる画像，特に造影CTにおいて，膵周囲の脂肪織濃度上昇の多くは急性膵炎であるが，治療に影響する原因の同定と造影CT Gradeの評価が重要である（表3）．

　胆石性膵炎が疑われる場合，必ず種々のモダリティを用いて胆石（状況に応じて超音波検査，MRCPの検討）を検索することや，胆管炎を示唆する所見を読影する．その他，膵石や主膵管の拡張を伴う場合は慢性膵炎の急性増悪を疑う．十二指腸穿孔も，時として後腹膜の脂肪織濃度上昇を呈するため，微小なfree airや腸管壁の不整な肥厚や陥凹，欠損がないかを確認する．

　若年で急性膵炎リスクの低い症例では，先天的な解剖学的異常がないか膵・胆管を丹念に読影し，MRCPも考慮する．

　また，急性膵炎後の合併症や膵術後合併症（膵液瘻），膵損傷などで液貯留や血腫の形成がみられることがある．その場合は，わずかな血管外漏出像や仮性動脈瘤の形成，感染合併の有無を確認し，状況に応じてinterventional radiology（IVR）による介入を推奨することも求められる．

　閉塞性膵炎に至っている場合は，膵癌やIPMNを疑う腫瘤の有無を確認する．

　また，高度の循環不全に陥っている場合には，CT hypoperfusion complexのひとつとして，膵や膵周囲に異常所見を示すことがある．その他，急性膵炎像を呈する頻度は低いが，びまん性ないし限局性膵腫大を伴う場合は，自己免疫性膵炎や悪性リンパ腫などの可能性も考慮する．

表3 膵周囲の脂肪織濃度上昇を呈する疾患の比較

	急性膵炎(間質性浮腫性膵炎)	急性膵炎(壊死性膵炎)	胆石性膵炎	慢性膵炎の急性増悪	膵癌
臨床像	・頻度が高い ・1週間程度で改善することが多い	・全身状態不良 ・合併症や治療介入の頻度が高い ・感染の合併により死亡率が上昇	・黄疸,肝胆道系酵素上昇 ・ERCPの可能性	・慢性的な腹痛 ・膵酵素の上昇	・腹痛や黄疸,腰背部痛 ・60歳台がピーク
造影CT	・膵腫大 ・造影不良域(−)	動脈相/平衡相での造影不良域(+)	・総胆管の拡張や壁肥厚,肝の不均一な造影効果 ・胆石の感度は低い	・主膵管の不規則なびまん性拡張 ・辺縁が不規則な凹凸を示す膵の変形	・膵実質の漸増性の造影効果 ・膵管の閉塞による閉塞性膵炎 ・膵外浸潤による脂肪織濃度上昇
MRI所見	・脂肪抑制T1強調像における正常膵実質の信号低下 ・T2強調像での信号上昇	・造影MRIで造影効果が減弱 ・膵周囲の脂肪壊死は液貯留よりT1強調像で高信号,T2強調像で軽度低信号	・MRCPでの総胆管拡張や胆石を疑う無信号域 ・膵胆管合流異常など解剖学的異常も考慮	・脂肪抑制T1強調像での信号低下 ・MRCPにおける主膵管の不整な拡張,膵全体に不均一に分布する分枝膵管の不規則な拡張	線維性間質を反映した遷延性の造影パターン
その他	・アルコールや胆石,慢性膵炎の急性増悪,特発性,ERCP後,腫瘍閉塞,先天的な解剖学的異常など種々の成因 ・ERCPが必要な病態や,亜急性期〜慢性期のインターベンションが必要な病態の認識				超音波検査やCA19-9でのスクリーニング

	十二指腸穿孔	自己免疫性膵炎	CT hypoperfusion complex	groove膵炎	外傷性膵炎
臨床像	・急激な腹痛,吐・下血 ・ERCP後など	・IgG4関連疾患 ・胆管炎や後腹膜線維症の合併	・外傷性出血性ショック ・敗血症性ショック ・心停止後 ・代謝性アシドーシスなど	大酒家の比較的若年男性	・腹部外傷 ・持続的な腹痛
造影CT/MRI所見	・十二指腸粘膜の浮腫,壁の陥凹,欠損 ・肝円索,肝鎌状間膜,後腹膜腔のfree air(+)	・sausage-like appearance ・膵周囲の被膜様変化(capsule-like rim) ・脂肪抑制T1強調像での病変内部の点状高信号域 ・造影MRIでの均一な造影効果	・小腸壁の肥厚と粘膜濃染 ・下大静脈の虚脱 ・大動脈径の縮小 ・膵周囲の液貯留 ・両側副腎の濃染 ・肝実質や脾の濃染低下	膵頭部,十二指腸および総胆管に挟まれたgroove領域の膵炎	・膵体部が多い ・主膵管損傷,膵液瘻の所見
その他	CTでは肺野条件での読影	IgG4高値	必ずしも膵酵素の上昇を伴わない	groove領域に発生する膵癌を鑑別	NOMの適応拡大

文献

1) 急性膵炎診療ガイドライン2015改定出版委員会(編);急性膵炎診療ガイドライン2015,第4版.金原出版,p.12-200, 2015.
2) 武田和憲,松野正紀:重症膵炎の特殊療法－適応と方法－.重症急性膵炎に対する膵局所動注療法,重症急性膵炎－難病救命のための手引き.消化器病セミナー 84: 115-123, 2001.
3) 日本膵臓学会・厚生労働省難治性膵疾患に関する調査研究班:自己免疫性膵炎診療ガイドライン2013.膵臓 28: 715-784, 2013.
4) Ames JT, Federle MP: CT hypotension complex (shock bowel) is not always due to traumatic hypovolemic shock. AJR **192**: W230-W235, 2009.

3 大動脈周囲の脂肪織濃度上昇の鑑別

御須 学

 90歳台，男性．下腹部痛，黒色便を主訴に来院．

単純CT

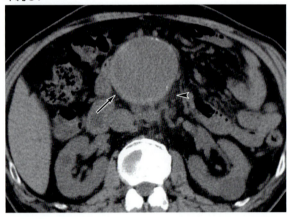

腹部大動脈瘤を認め，瘤壁は高吸収を示しており，いわゆるhyperattenuating crescent signを呈している（→）．大動脈瘤周囲の脂肪織濃度は上昇している（▻）．

診断 腹部大動脈瘤切迫破裂

 60歳台，男性．肝膿瘍ドレナージ後，経過観察目的にCTを撮影．

A 造影CT

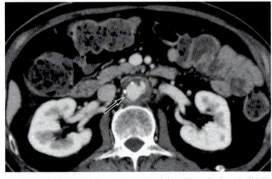

B 造影CT（前回，2週間前）

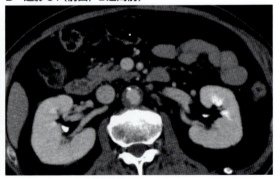

A：腹部大動脈に不整な形状の動脈瘤を認め（→），大動脈壁が強く造影され，周囲脂肪織濃度上昇を伴う．
B：今回の造影CT（A）でみられる所見はなく，急速な増大傾向が示唆される．

診断 感染性大動脈瘤

大動脈周囲の脂肪織濃度上昇の鑑別診断リスト

- 大動脈瘤切迫破裂
- 炎症性大動脈瘤
- 巨細胞性動脈炎
- 感染性大動脈瘤
- 高安動脈炎
- その他の大動脈炎

症例 3　60歳台, 男性. 腰痛を主訴に来院.

造影CT

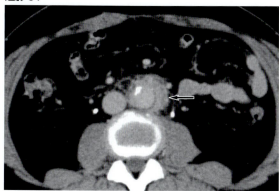

造影される厚い瘤壁, 造影効果の乏しい内膜もしくは壁在血栓, 造影される大動脈内腔の3層構造がみられ, いわゆるmantle signを呈している（→）.

診断　炎症性大動脈瘤

症例 4　10歳台, 女性. 胸背部痛, 腹痛, 発熱を主訴に来院.

A　造影CT 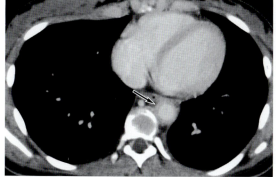　B　単純CT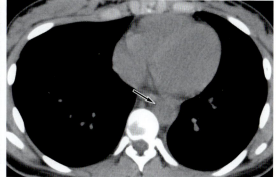

A：大動脈壁は肥厚し, 造影効果を有する外側の層, 造影効果の乏しい内側の層がみられ, いわゆるdouble ring signを呈しており, 周囲脂肪織濃度上昇を伴う（→）.
B：瘤壁が高吸収に描出されている（→）.

診断　高安動脈炎

診断のポイント

1）大動脈瘤切迫破裂　aortic aneurysm impending rupture　▶症例❶

　明らかな破裂には至っていないものの, 腹痛, 背部痛などの症状を呈し, 大動脈瘤の形状が急速に変化する状態で, 大動脈の破裂の危険が高いため迅速な処置が求められる.
　瘤壁もしくは壁在血栓内の新鮮血腫を反映して, 大動脈瘤の辺縁に三日月状の高吸収域がみられることがあり, "hyperattenuating crescent sign" と呼ばれる[1〜3]. 大動脈周囲の脂肪織濃度上昇（periaortic stranding）も, 切迫破裂を示唆することがある[1].
　実際に破裂に至った場合は後腹膜や縦隔, 胸腔内に血腫を生じる（図1）. 稀に心嚢, 肺, 消化管, 下大静脈などに穿破し, 大動脈との瘻孔（図2）を形成することがある[1]. 破裂部

が周囲の組織に被覆され，血行動態が保たれた状態で慢性的に経過する破裂の形式もあり，contained ruptureと呼ばれる．この場合，大動脈瘤は周囲の組織にもたれかかるような形状を示し，draped aorta signと呼ばれる．椎体のerosionを伴うこともある[1]．

2）感染性大動脈瘤 infectious aortic aneurysm ▶症例❷

感染性大動脈瘤は，その発生過程を基に，①感染性心内膜炎由来，②隣接する感染巣からの感染，③傷害された内膜への血中からの菌感染，④外傷由来，⑤既存の動脈瘤への感染に分類される[4]．発熱，炎症反応上昇，胸部痛，背部痛，腹痛などの症状を生じる．

原因として，サルモネラ菌，ブドウ球菌，結核菌，真菌，HIV（human immunodeficiency virus）などが報告されている[5][6]．瘤は不整形，嚢状の形態が多く，瘤壁は厚く浮腫状，周囲脂肪織の濃度上昇を示す．

造影CTでは，動脈瘤壁およびその周囲の不均一な造影効果，急速な瘤径の増大がみられる．また，瘤辺縁部の嚢胞様構造は膿瘍であることが多く，感染性大動脈瘤を示唆する所見である[6]．

3）炎症性大動脈瘤 inflammatory aortic aneurysm ▶症例❸

動脈硬化や既知の血管炎とは異なる原因をもつ大動脈瘤として，1972年にWalkerらによって報告された[7]．主に腎動脈分岐下の腹部大動脈瘤にみられ，腹部大動脈瘤のうち5〜10％を占めるといわれている．動脈硬化性の腹部大動脈瘤と比較し若年で発症し，腹痛，背部痛などの症状を伴いやすい．動脈壁の線維性肥厚が強く，高度のリンパ球や形質細胞浸潤を伴う強い炎症がみられ，外膜に強い線維化，大動脈腹側の後腹膜腔を中心に瘢痕形成がみられる．

原因は，大動脈壁に対する局所的な免疫反応と考えられている[7][8]．最近ではIgG4関連疾患が炎症性大動脈瘤の重要な病因と考えられており，炎症性大動脈瘤の半数ほどはIgG4関連の大動脈瘤との報告もある[9][10]．従来報告されてきた特発性後腹膜線維症と炎症性大動脈瘤は境界が明らかではなく，慢性動脈周囲炎（chronic periaortitis）という疾患概念に包括されている[11][12]．骨盤内に板状の線維化がみられる場合を狭義の後腹膜線維症（図3）と呼ぶ[13]．

造影CTでは，造影される内腔と造影されない血栓層，造影される動脈瘤壁が3層構造を呈するmantle signが特徴的な所見とされている[10]．

4）高安動脈炎 Takayasu's arteritis ▶症例❹

大動脈およびその主要分枝や肺動脈，冠動脈に炎症性壁肥厚を来し，結果として狭窄，閉塞または拡張病変を来す原因不明の大型血管炎で，アジア諸国に多く，若年女性に好発する．約10％に潰瘍性大腸炎との合併がみられる[14]．

急性期には炎症が全層にわたり，造影CTの後期相では大動脈の壁に均一な造影効果がみられる他，2層のリング状の造影効果がみられることがあり，"double ring sign"と呼ばれる．造影効果を有する外側の層は，外膜と中膜の血管新生を伴う炎症性変化を，造影効果の乏しい内側の層は内膜のムチン様，ゼラチン様浮腫をとらえたものと考えられている[15]．炎症の活動性や病変の広がりの評価にはFDG-PETが有用とされるが，わが国では保険適応外である[12]．症状は全身倦怠感，発熱，痛み，盗汗などを生じる．

慢性期には，大血管の狭窄，閉塞，時に大血管の拡張も生じる．通常は，5年以上経過した後に大動脈壁の石灰化がみられる．大動脈壁の石灰化は典型的には線状で，上行大動脈は保たれることが多い[12]．

早期に診断し，ステロイドを中心として内科的治療を開始することが重要である．

5）巨細胞性動脈炎 giant cell arteritis

大型，中型の動脈に高核巨細胞を伴う肉芽腫を形成する血管炎で，いずれも動脈も傷害されうるが，特に頸動脈の頭蓋外分枝と椎骨動脈で高度に障害される．HLA（human leukocyte antigen）-DR4（death receptor 4）やリウマチ性多発筋痛症との関連が示唆されている[16]．50歳以上の高齢者に好発し，女性にやや多い．欧米系白人に多く，アジア人に少ない[17]．約15％の患者で大動脈を侵す[12]．症状としては発熱，倦怠感，食欲低下，体重減少を認める他，罹患部位の炎症，血流低下により多彩な症状を認める[16]．

超音波検査では，動脈壁が肥厚し低エコーに描出されhalo signと呼ばれており，内膜浮腫や細胞浸潤を反映しているとされる．CT, MRIでは，動脈の内腔狭窄や肥厚した動脈壁に造影効果を認める[18]．脂肪抑制T2強調像では，肥厚した動脈壁が高信号を示す[19]．画像のみでは高安動脈炎としばしば鑑別困難であるが，高安動脈炎はより若年者で発症し，女性の比率が高い．また，高安動脈炎では肺動脈，腎動脈，大動脈の狭窄を高頻度に認め，側頭動脈の炎症を認めることは稀である．

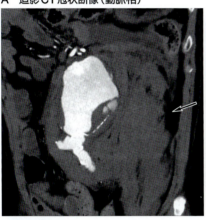
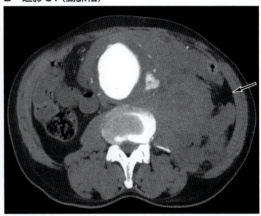

参考症例
図1 80歳台，男性　腹部大動脈瘤の破裂
A，B：大動脈瘤周囲の後腹膜腔に血腫を疑う淡い高吸収域が広がり（→），腹部大動脈瘤の破裂（frank rupture）が示唆される．

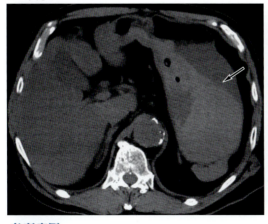
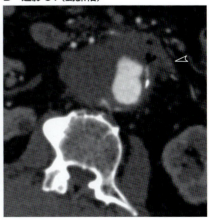

参考症例
図2 80歳台，男性　大動脈十二指腸瘻
A：胃内に高吸収域がみられ（→），血腫が疑われる．
B：腹部大動脈瘤が十二指腸を前方に圧排し，境界は不明瞭化している（▶）．大動脈に近接するガスがみられ，大動脈十二指腸瘻が示唆される．

A 造影CT	B 造影CT
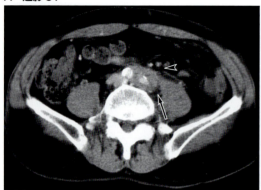	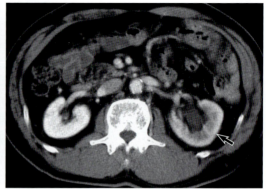

参考症例

図3 70歳台，男性　後腹膜線維症
A：左総腸骨動脈周囲に軟部影が取り巻いており（→），後腹膜線維症として矛盾しない．左尿管が巻き込まれている（▻）．
B：左水腎症を呈しており，左腎の造影効果は減弱している（→）．

10〜15％は失明に至るため，早期診断（表1）[20]，早期治療が重要である[16]．

6）その他の大動脈炎

リウマチ，SLE（systemic lupus erythematosus），強直性脊椎炎，Reiter症候群，多発血管炎性肉芽腫症，結節性多発動脈炎，Behçet病，Cogan病，再発性多発軟骨炎などの種々の膠原病，放射線治療でも大動脈炎を呈することが知られている[12]．

鑑別診断のstrategy

大動脈周囲の脂肪織濃度上昇の鑑別においては，まず基礎疾患や病歴の確認が必要である（表2）．

大動脈瘤周囲の脂肪織濃度上昇がみられる患者で，hyperattenuating crescent sign，腹痛を伴っている場合，大動脈瘤の切迫破裂を考える．

大動脈壁が厚く造影されmantle signを呈している場合，炎症性大動脈瘤を疑う．

大動脈瘤の形態が不整形な嚢状の場合や，急速な増大傾向，瘤辺縁の嚢胞様構造がある場合は，感染性動脈瘤を考える．

若年女性の動脈壁肥厚，周囲脂肪織濃度上昇がみられる場合は，高安動脈炎を考える．高安動脈炎の鑑別として，巨細胞性動脈炎や他の膠原病，放射線治療に伴う大動脈炎が考えられる．

表1 米国リウマチ学会による巨細胞性動脈炎の診断基準（1990年）

1）発症年齢50歳以上	臨床症状や検査所見の発現が50歳以上
2）新たに生じた頭痛	新たに発症，または新たなタイプの頭部に限局した疼痛
3）側頭動脈の異常	側頭動脈の拍動性圧痛，または拍動低下，頸動脈の動脈硬化に起因しない
4）赤沈の亢進	赤沈が50mm/時間以上（Westergren法による）
5）動脈生検組織の異常	単核球優位の浸潤，または多核巨細胞を伴う肉芽腫性炎症

上記5項目中3項目以上満たすと，診断の感度および特異度が90％超となる．
（文献20）より転載）

表2 大動脈周囲の脂肪織濃度上昇を呈する疾患の比較

	大動脈瘤切迫破裂	感染性大動脈瘤	炎症性大動脈瘤	高安動脈炎
一般的特徴	瘤内もしくは壁在血栓内に新鮮血腫	原因として，サルモネラ菌，ブドウ球菌，結核菌，真菌，HIVなど	●動脈壁の線維性の肥厚，高度のリンパ球，形質細胞浸潤 ●大動脈壁に対する局所的な免疫反応	●大血管を侵す血管炎 ●急性期：大動脈壁の全層性の炎症 ●慢性期：大血管の狭窄，閉塞，拡張
CT所見	●hyperattenuating crescent sign ●periaortic stranding	●不整形，嚢状の形態 ●瘤壁は厚く浮腫状 ●急速な瘤径の増大 ●瘤辺縁の嚢胞様構造	mantle sign	double ring sign
臨床的特徴	●明らかな破裂には至っていないものの，破裂の危険が高い状態で迅速な処置を要する ●腹痛，背部痛などの症状あり	●破裂の頻度が高く，早期診断，早期治療が重要 ●発熱，炎症反応上昇，胸部痛，背部痛，腹痛などの症状を生じる	●腹部大動脈瘤の手術適応に準じて治療 ●腹痛，背部痛などの症状を生じやすい	●早期に診断し，ステロイドを中心とした内科的治療開始が重要 ●症状は不明確で，全身倦怠感，発熱，痛み，盗汗などを生じる

HIV：human immunodeficiency virus

文献

1) Vu KN, Kaitoukov Y, Morin-Roy F, et al: Rupture signs on computed tomography, treatment, and outcome of abdominal aortic aneurysms. Insights Imaging **5**: 281-293, 2014.
2) Mehard WB, Heiken JP, Sicard GA: High-attenuating crescent in abdominal aortic aneurysm wall at CT: a sign of acute or impending rupture. Radiology **192**: 359-362, 1994.
3) Schwartz SA, Taljanovic MS, Smyth S, et al: CT findings of rupture, impending rupture, and contained rupture of abdominal aortic aneurysms. AJR **188**: W57-W62, 2007.
4) 福田幾夫, 谷口 哲: 感染性大動脈瘤. 循環器症候群 (第2版) III. 別冊 日本臨牀, p.298-301, 2008.
5) Restrepo CS, Ocazionez D, Suri R, et al: Aortitis: imaging spectrum of the infectious and inflammatory conditions of the aorta. RadioGraphics **31**: 435-451, 2011.
6) Macedo TA, Stanson AW, Oderich GS, et al: Infected aortic aneurysms: imaging findings. Radiology **231**: 250-257, 2004.
7) Walker DI, Bloor K, Williams G, et al: Inflammatory aneurysms of the abdominal aorta. Br J Surg **59**: 609-614, 1972.
8) 難病情報センター: 慢性動脈周囲炎 (available at http://www.nanbyou.or.jp/entry/620).
9) 日本循環器学会・IgG4関連疾患研究班合同ワーキンググループ: IgG4関連大動脈周囲炎/動脈周囲炎および後腹膜線維症の診断の指針. 日本循環器学会, 2018.
10) 川野充弘, 水島伊知郎, 能登原憲司: IgG4関連後腹膜線維症と大動脈周囲炎. Modern Physician **35**: 1347-1350, 2015.
11) Nagahama H, Nakamura K, Matsuyama M, et al: Inflammatory abdominal aortic aneurysm: report of seven cases. Ann Vasc Dis **6**: 756-758, 2013.
12) Kasashima S, Zen Y, Kawashima A, et al: A new clinicopathological entity of IgG4-related inflammatory abdominal aortic aneurysm. J Vasc Surg **49**: 1264-1271, 2009.
13) 松本 康, 笠島里美, 川島篤弘・他: IgG4関連動脈周囲炎；心血管領域における新しい疾患概念. 心臓 **42**: 458-469, 2010.
14) 厚生労働省: 指定難病一覧. 高安動脈炎, 概要, 診断基準等 (https://www.mhlw.go.jp/file/06-Seisakujouhou-10900000-Kenkoukyoku/0000089935.pdf).
15) Matsunaga N, Hayashi K, Sakamoto I, et al: Takayasu arteritis: protean radiologic manifestations and diagnosis. RadioGraphics **17**: 579-594, 1997.
16) Borchers AT, Gershwin ME: Giant cell arteritis: a review of classification, pathophysiology, geoepidemiology and treatment. Autoimmun Rev **11**: A544-A554, 2012.
17) Jennette JC, Falk RJ, Bacon PA, et al: 2012 revised International Chapel Hill Consensus Conference Nomenclature of Vasculitides. Arthritis Rheum **65**: 1-11, 2013.
18) Klink T, Geiger J, Both M, et al: Giant cell arteritis: diagnostic accuracy of MR imaging of superficial cranial arteries in initial diagnosis-results from a multicenter trial. Radiology **273**: 844-852, 2014.
19) Julia G, Thorsten B, Markus U, et al: Diagnosisc value of T2-weighted imaging for the detection of superficial cranial artery inflammation in giant cell arteritis. J Magn Reson Imaging **31**: 470-474, 2010.
20) Hunder GG, Bloch DA, Michel BA, et al: The American College of Rheumatology 1990 criteria for the classification of giant cell arteritis. Arthritis Rheum **33**: 1122-1128, 1990.

4 腎周囲の脂肪織濃度上昇の鑑別

村田慎一，今井勇伍，佐藤洋造，稲葉吉隆

> **症例 ** 50歳台，女性．子宮頸癌術後．化学療法中に発熱．

A 単純CT

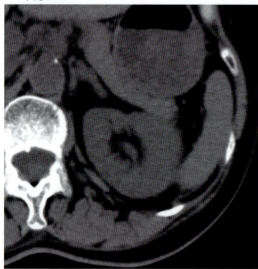

B 造影CT（早期相）

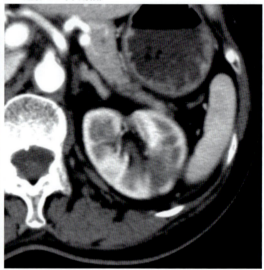

C 造影CT（後期相）

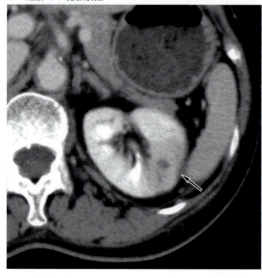

A，B：一見すると，感染巣の認識が困難である．
C：液化が疑われる部分（→）と周囲の造影効果低下部分を認め，腎膿瘍と急性巣状細菌性腎炎の合併している状態と診断した．

診断　腎膿瘍

> **症例 ②** 50歳台，女性．乳癌術前化学療法中．左側腹部痛．

A　造影CT

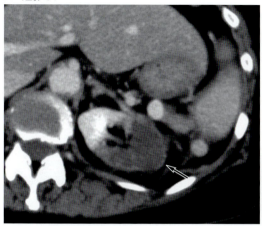

B　造影CT冠状断像

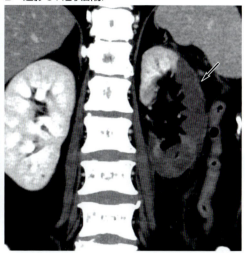

A，B：cortical rim signを認める（→）．

診断 腎梗塞

腎周囲の脂肪織濃度上昇の鑑別診断リスト

- 尿路感染症（腎盂腎炎，急性巣状細菌性腎炎，腎膿瘍など）
- 腎梗塞
- 腎結核
- 後腹膜への炎症波及（膵や腸からの炎症波及；膵炎など）
- 非特異的な腎周囲の脂肪織濃度上昇

診断のポイント

1）尿路感染症 urinary tract infection ▶症例❶

・腎盂腎炎：造影早期相に巣状の造影効果の低下を認めるが，後期相では周囲腎実質部と同様に造影される．

・急性巣状細菌性腎炎：造影効果の低下が遷延する．

・腎膿瘍：全く造影されない，液化された部分が存在する．

　逆行性に菌が侵入して，炎症がどこまで波及しているかを考える．腎盂・尿管の炎症のみの状態（腎盂腎炎）から，腎実質に楔状に障害が生じた状態（急性巣状細菌性腎炎），あるいは膿瘍化してしまった状態（腎膿瘍）である．腎盂腎炎→急性巣状細菌性腎炎→腎膿瘍と，病態が進行した状態と解釈される．

　ガス産生菌に伴う気腫性腎盂腎炎は糖尿病患者に多い．腎盂尿管の拡張や膿瘍化している部分など，ドレナージの適応となりうる病態を見誤らないようにしたい．

2）腎梗塞 renal infarction ▶症例❷

　急性巣状細菌性腎炎と同様に，腎の楔状・巣状造影不良域として描出される．cortical rim signが特徴的とされるが，感度は高くないとされている．

3）腎結核　nephrotuberculosis

結核の胸郭外病変で最も多いのが尿路病変とされており，血行性散布が原因とされている．末期の漆喰腎をはじめとした石灰化が特徴的であるが，活動期には腎周囲の脂肪織濃度上昇や腎腫大を認めることがある．肺の病変を伴わないことが多いため，留意する．

4）非特異的所見としての腎周囲の脂肪織濃度上昇

膵炎に代表されるように，後腹膜に炎症を来しうる疾患であれば，腎周囲の脂肪織濃度の上昇を来しうる（図1）．また，病的な状態でなくても，腎周囲の脂肪織濃度が高い症例を散見する．特に単純CTでは，コントラストの影響で脂肪織濃度が上昇してみえることがある（図2）．

A　造影CT

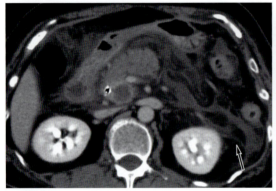

B　造影CT冠状断像

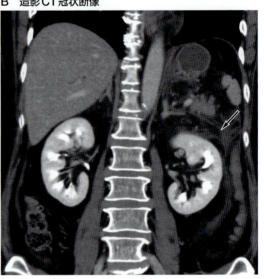

参考症例
図1 50歳台，女性　急性膵炎からの腎周囲への炎症波及
ERCP（endoscopic retrograde cholangiopancreatography）後．
A，B：膵周囲の液貯留および腎周囲の脂肪織濃度上昇を伴う（→）．

単純CT

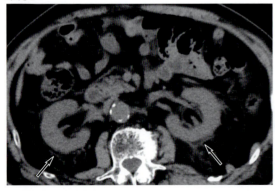

参考症例
図2 70歳台，男性　非特異的な腎周囲の脂肪織濃度上昇
症状なし．肺癌加療中のフォローアップCT．
腎周囲の脂肪織濃度はやや上昇している（→）．

鑑別診断のstrategy

　腎周囲の脂肪織濃度上昇は，浮腫や腎周囲のbridging septumの肥厚を反映していると考えられ，必ずしも感染や炎症を反映しているとは限らない[1]．腎周囲の脂肪織濃度や腎腫大・造影効果などの左右差は，腎の炎症の局在を示唆しているものであり，感染の局在診断の一助となる（表）．

　一般に尿路感染の診断に画像検査は必須ではなく，敗血症を呈した重症患者や，48〜72時間適切な治療を行っても症状の改善が得られない例，尿路の閉塞が疑われる例で，画像検査が推奨されている[2)3)]．

　腎周囲の脂肪織濃度上昇は，腎腫大の有無，左右差（図3），造影効果の変化，周囲臓器の炎症所見の有無などの画像所見に加えて，臨床症状や検尿所見などを踏まえて総合的に判断する．

　現実では，"熱源精査"と称される検査の中で，非特異的な腎周囲の脂肪織濃度上昇をとって腎盂腎炎と過剰診断される例や，重篤な感染を伴っているにもかかわらず無症候性の細菌尿と過小診断される例など，尿路感染の診断は実は簡単ではない．画像診断が尿路感染の診断の一助となるよう（過剰診断の一因とならないよう）に祈念する．

表　腎周囲の脂肪織濃度上昇を呈する疾患の診断のポイント

尿路感染症	腎盂腎炎：早期の造影効果低下 急性巣状細菌性腎炎：遷延性に造影効果低下 腎膿瘍：造影されない
腎梗塞	楔状の造影効果低下，cortical rim sign
炎症波及	膵や腸からの炎症波及
炎症でもない	腎周囲の浮腫

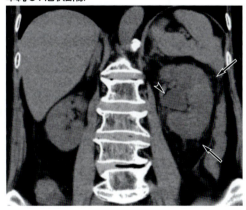

単純CT冠状断像

参考症例
図3　70歳台，女性　腎盂腎炎（複雑性）
血圧を伴う発熱．
腎周囲脂肪織濃度の上昇（→）と尿管拡張（▶）を認める．閉塞起点として尿管結石（非提示）を認める．

文献

1) Fukami H, Takeuchi Y, Kagaya S, et al: Perirenal fat stranding is not a powerful diagnostic tool for acute pyelonephritis. Int J Gen Med **10**: 137-144, 2017.
2) 高橋　哲，陣崎雅弘，吉廻　毅・他：CQ134 急性腎盂腎炎を疑われる患者で治療に対する反応が不良な場合，CTを推奨するか？　日本医学放射線学会（編）；画像診断ガイドライン2016年版．金原出版，p.452-453, 2016.
3) Craig WD, Wagner BJ, Travis MD: Pyelonephritis: radiologic-pathologic review. RadioGraphics **28**: 255-277; quiz 327-328, 2008.

第7章　腸管外ガス像

1 縦隔気腫の鑑別

八神俊明

症例 1 70歳台，男性．肺炎，心不全で入院．気管挿管，機械換気開始後，低酸素血症がさらに増悪．

A　胸部単純X線写真

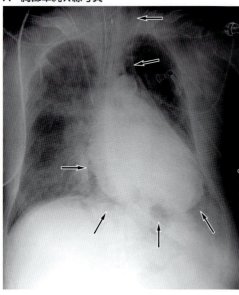

B　胸部単純CT

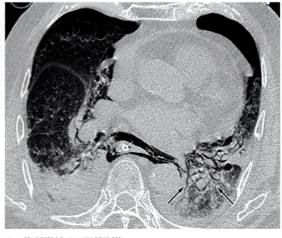

C　胸部単純CT冠状断像

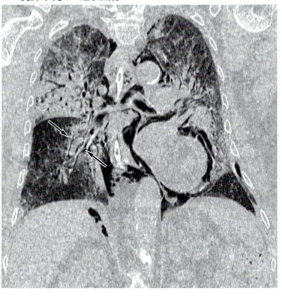

A：心辺縁を縁取るように透亮像（→）を認め，頸部にも気腫と考えられる透亮像（→）を認める．
B，C：縦隔内の気腫が明らかである．肺内血管周囲に気腫を認める．肺静脈を取り囲む気腫（→）を指摘しやすい．肺胞から漏出した空気が肺間質を経由し，縦隔に進展（Macklin効果）した可能性を疑う．気胸も合併している．

診断 症候性縦隔気腫，気道内圧上昇に伴う肺胞損傷（barotrauma）疑い

> **症例 ❷** 50歳台，男性．繰り返す嘔吐，心窩部痛，胸痛で救急搬送．

A　胸部単純CT（肺野条件）

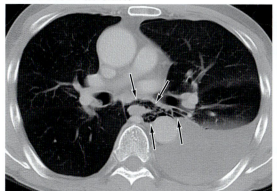

B　胸部単純CT（縦隔条件）

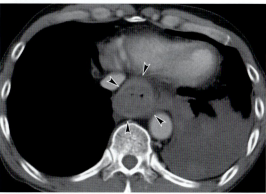

A：食道周囲に気腫を認める（→）．左胸水を認める．肺野の異常所見や肺間質の気腫は認めない．
B：胸部下部食道壁に著明な浮腫状壁肥厚を認める（▻）．
冠動脈カテーテル治療後に外科的修復，膿胸ドレナージを行い軽快した．

診断　特発性食道破裂に伴う縦隔気腫，縦隔炎（膿胸合併，急性冠症候群合併）

縦隔気腫の鑑別診断リスト

- **特発性（一次性）縦隔気腫**
  - 息こらえ，分娩，薬物吸入，ウエイトリフティング，管楽器演奏，潜函病，繰り返す嘔吐，激しいスポーツ，有毒ガス吸引など
- **症候性（続発性）縦隔気腫**
  ＜胸郭由来＞
  - 気道由来：間質性肺炎増悪・寛解時，気管支喘息発作，気道閉塞，気道異物，肺炎，機械換気
  - 食道由来：特発性食道破裂，糖尿病性ケトアシドーシス，神経性食思不振症，内視鏡治療
  - 縦隔術後：縦隔内手術後
  - 瘻孔形成：大動脈気管瘻，大動脈食道瘻，気管食道瘻など

  ＜胸郭外由来＞
  - 頭頸部由来：歯科治療や深頸部感染からの波及
  - 腹腔・後腹膜腔由来：結腸憩室穿孔など腸管や後腹膜からの波及
- **外傷性縦隔気腫**（鈍的，鋭的）

診断のポイント

1) 特発性縦隔気腫 spontaneous pneumomediastinum（mediastinal emphysema）

　若年者で，男性に多いといわれる．基礎疾患はなく，予後良好な一群である．様々な誘因が報告されている．一般に，息こらえなど気道内圧上昇を契機として縦隔気腫を来す．主に肺胞由来と考えられている．誘因は多種多様だが，画像診断としては気腫の存在を指摘するのみである．

2) 症候性（続発性）縦隔気腫 symptomatic (secondary) pneumomediastinum
▶症例❶

　背景に基礎疾患があり，縦隔気腫が合併したものである．気道および肺野病変が関与することが多い．気道内圧上昇時に肺胞領域から空気の漏出が起こる．頻度が高いのは，気

管支喘息発作時や間質性肺炎増悪・寛解時の肺胞損傷（barotrauma）である．
　発生機序として，Macklin効果が知られている．これは，肺胞内圧上昇により肺胞が破裂，その後漏出した空気が，圧勾配により末梢から肺間質を経由し，縦隔に進展する[1]．縦隔手術後の感染合併や，胸郭外由来として，頸部，腹部および後腹膜疾患から進展した気腫も含まれる．画像診断の際は，縦隔炎合併の有無に留意しつつ，縦隔外の異常所見を丹念に検索する必要がある．

3）外傷性縦隔気腫　traumatic pneumomediastinum

　外傷歴と気胸があれば見落とすことは少ない．気胸がない場合，縦隔気腫を見逃す可能性があり注意が必要である．鈍的外傷による縦隔気腫があっても，多量の空気漏出や食道からの漏出がなければ保存的治療となることが多い．稀であるが，緊張性縦隔気腫を疑う所見（心腔圧排）に留意する．

4）特発性食道破裂（Boerhaave症候群）　spontaneous esophageal rupture
▶症例❷

　激しい嘔吐に引き続き，胸痛を呈した場合に疑う．食道壁の穿孔は下部食道左側に起こることが多いといわれ，下部食道壁の所見と液体貯留に注意する．縦隔炎を合併すると予後不良となる．縦隔気腫の項目のひとつとして扱う場合は，特発性食道破裂という病態に伴う続発性の気腫と考え，症候性（続発性）縦隔気腫ととらえた方が理解しやすい．

5）縦隔臓器間での瘻孔形成

　外科的手術以外にも，内視鏡治療や大動脈ステントグラフト治療など，様々な治療法の発達に伴い，稀に二次的な瘻孔形成に遭遇することがある．気腫のみが診断のきっかけになることがあり，留意する．

6）縦隔炎の合併　complication of mediastinitis

　縦隔炎を合併すると予後が悪いため，合併の有無を判断することは重要である．液体貯留や造影効果の有無などが参考になる．しかし，画像のみの判断は困難である．縦隔気腫のみでは起こらないはずの白血球上昇を確認する必要がある．縦隔手術後の場合は，自然経過との鑑別が時として難しい．術後14日以降の縦隔気腫は，縦隔炎の可能性があるといわれる．最終的には，総合的な判断が必要である．

7）緊張性縦隔気腫　tension pneumomediastinum

　縦隔気腫は，炎症合併がなければ自然に吸収されるが，漏出した空気が多量の場合や，チェックバルブ機構が存在すると，閉塞性循環障害を来しうる．緊張性気胸同様に，画像所見よりも循環動態の把握が重要である．画像所見としては，気腫による心腔圧排所見を指摘することが診断の一助となる．

8）内側に存在する気胸との鑑別

　縦隔に沿って頭尾方向に縦隔気腫が存在すると，内側に存在する気胸との鑑別が難しいことがある．これは，気腔内の索状構造の有無で鑑別できる．気胸の場合，索状構造は原則存在しない．縦隔気腫は，空気が脂肪などの既存構造を浸潤するように広がる．そのため，何らかの索状構造が内部に残存する．胸膜に沿い側胸部方向まで進展した縦隔気腫は，気胸と間違える可能性がある．内部索状構造の有無を確認すると鑑別が可能となる．

9）心膜気腫との鑑別

　心膜気腫もまた，縦隔気腫との鑑別が問題となることがある．心膜嚢は，横隔膜心膜靱帯によって横隔膜に固定されている．縦隔気腫の場合，多くはこの横隔膜心膜靱帯が保たれるため，鑑別が可能となる．

鑑別診断のstrategy

縦隔気腫をみた場合，大きく外傷性，症候性，特発性に分け，由来臓器を推定することが求められる[2]．由来臓器は大きく分類すれば，肺胞，食道，気管，気管支，腹腔/後腹膜，頸部である．日常臨床でよく遭遇するのは，鈍的胸部外傷後や，気管支喘息や間質性肺炎に合併した縦隔気腫である．稀に，由来不明の特発性縦隔気腫や，縦隔炎を併発する食道破裂症例を経験する（表）．

画像診断の第一の役割は存在診断であるが，気腫の存在を指摘し原因を推測する過程は，腹腔内遊離ガスを指摘した際と同様である．縦隔上部よりに気腫が分布する場合は，頸部からの進展を考慮し，頸部の感染を示唆する所見を検索する．肺野に間質影や，びまん性肺胞障害を疑う所見，肺間質の気腫がある場合は肺胞由来を疑う．また，縦隔下部より腹腔にかけて気腫があり，食道壁の肥厚があれば食道破裂を疑う．

病歴もまた重要である．若年者で，気道内圧上昇を来す誘因がある場合，特発性縦隔気腫を疑う．嘔吐後に出現した胸痛であれば，食道破裂を疑う．縦隔気腫自体では治療適応がなく，予後良好な場合が多いものの，重症例には留意する．注意すべきは縦隔炎と緊張性縦隔気腫である．食道破裂や縦隔術後に生じた縦隔炎は致死的となりうる．食道の壁肥厚や液体貯留，辺縁の造影効果に留意する．縦隔の術後で14日以上経過しても存在する縦隔気腫や液体貯留は，縦隔炎を示唆する可能性が高い．

稀に，縦隔気腫が循環動態に影響を与えることがあり，緊張性縦隔気腫である．心腔の圧排所見があれば静脈灌流障害が存在する可能性を疑う．また，縦隔気腫の鑑別として，内側のみの気胸や心膜気腫がある．

表 縦隔気腫を呈する主な病変の比較[1)～3)]

	外傷性縦隔気腫	症候性縦隔気腫	特発性縦隔気腫
由来・誘因	● 鈍的外傷 交通外傷後：気胸や肺挫傷などに付随する 副鼻腔（骨折）や後腹膜からの進展もある ● 鋭的外傷 刺創などによる 頸部気管由来が多い 損傷経路に存在する臓器損傷を伴う	● 末梢気道由来：気道閉塞，気管支喘息，間質性肺炎増悪時．陽圧換気による肺胞損傷，気管支鏡手技など ● 縦隔領域の術後：14日以後の気泡，液体貯留は縦隔炎の可能性あり ● 食道由来：特発性食道破裂，手術操作，内視鏡治療，異物誤飲，腫瘍による穿孔，糖尿病性ケトアシドーシス，神経性食思不振症など ● 頭頸部由来：深頸部感染，歯科治療など ● 腹部由来：結腸憩室炎穿孔など ● 瘻孔形成：ステントグラフト後など	● 基礎疾患がない ● 多くは誘因を伴う（分娩，ウエイトリフティング，Heimlich手技，息こらえ，管楽器演奏，薬物吸入，潜函病，繰り返す嘔吐，激しいスポーツなど）
臨床症状	無症状もあるが，胸背部痛が多い．Hamman's sign（心拍動に一致する捻髪音）は特徴的であるが少ない．重度の場合は呼吸困難を生じる．由来臓器により，頸部痛，嚥下時痛，腹痛，腰痛などがある．		
一般的特徴	● 性別や年齢に無関係 ● 気道や食道からの空気漏出が多量ではない場合，保存的治療となる	● 器質疾患に伴って生じるもの ● 時に縦隔炎を伴い致死的	● 若年者，男性，やせ型に多い ● 予後良好

文献

1) Zylak CM, Standen JR, Barnes GR, et al: Pneumomediastinum revisited. RadioGraphics 20: 1043-1057, 2000.
2) 松迫正樹：気胸と縦隔気腫．画像診断 37: 1214-1221, 2017.
3) Walker CM, Chung JH (eds)：Muller's imaging of the chest, 2nd ed. Elsevier, p.1030-1038, 2019.

2 腹腔内遊離ガスの鑑別

小黒草太,樋口順也

症例 1 50歳台,男性.左上腹部痛.

A 造影CT

B 造影CT矢状断像

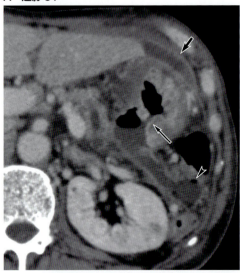
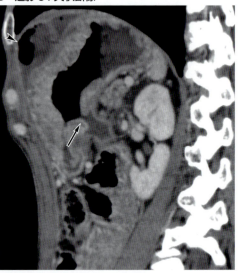

A, B：胃穹窿部後壁に浮腫性の肥厚を認め，粘膜の断裂（→）を伴う．空気および液体の吸収値が，胃内腔から壁外へ連続して観察され，胃潰瘍穿孔と判断される．腹腔内に遊離ガスおよび液体貯留（▶）を認め，液体貯留の辺縁には造影効果（A；→）がみられ，腹膜炎が示唆される．

診断 胃潰瘍穿孔と腹膜炎

腹腔内遊離ガスの鑑別診断リスト

1. common
- 消化管穿孔
  - 消化性潰瘍
  - 虫垂炎
  - 憩室
  - 悪性腫瘍
  - 腸管異物（魚骨，PTPなど）
  - 宿便性
  - 外傷
  - 術後縫合不全
- 腸管虚血・壊死
- 医原性（内視鏡後，PEG術後，誤穿刺）
- 炎症性腸疾患（Crohn病，潰瘍性大腸炎）
- 腸閉塞
- 術後
  - 開腹術後
  - 腹腔鏡術後
  - 腹腔穿刺後

2. rare
- 腸管嚢胞様気腫症
- 腹膜透析
- 経腟性
- 縦隔気腫
- 肺気腫

PEG：percutaneous endoscopic gastrostomy, PTP：press through package

症例 2 40歳台, 男性. 右上腹部痛.

A 造影CT

B 造影CT矢状断像

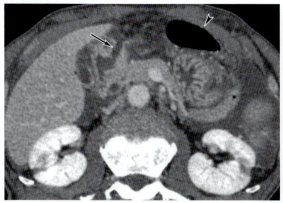
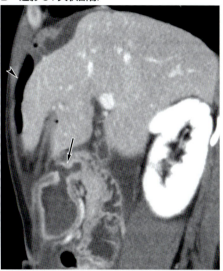

A, B：腹腔内遊離ガス（▻）を認め, 消化管穿孔を疑う. 十二指腸球部前壁に浮腫性の肥厚を認め, 壁の断裂（→）を伴う. 十二指腸潰瘍穿孔と判断される.

診断　十二指腸球部前壁穿孔

症例 3 90歳台, 女性. 下腹部痛.

A 造影CT

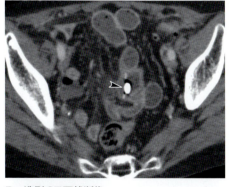

B 造影CT冠状断像

C 造影CT矢状断像

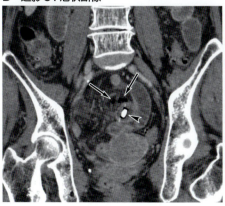
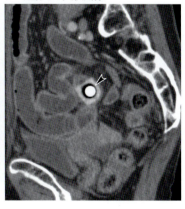

A〜C：回腸周囲に遊離ガスの集簇（B；→）を認め, 消化管穿孔を疑う. 回腸内部には, 正方形のシート状構造があり, 中央に円形の高吸収体と, これを取り巻くようなairを認める（▻）. 薬剤包装シートPTP（press through package）誤飲による小腸穿孔と考えられる.

診断　PTP誤飲による小腸穿孔

症例 4 90歳台，男性．発熱，腹痛．

A 造影CT　　　　　　　　　　　　　**B** 造影CT矢状断像

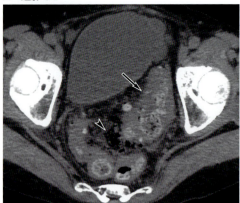
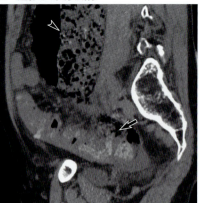

A，B：腹腔内に便塊貯留（▶）を認め，下部消化管穿孔を考える．S状結腸の壁肥厚（A；→）を認め，壁の断裂（B；➜）が疑われたため，S状結腸穿孔を疑った．

診断 下部消化管穿孔（S状結腸穿孔疑い）

診断のポイント

1）胃穿孔　gastric perforation ▶症例❶

　胃前壁や穹窿部が穿孔すると，遊離ガスは肝鎌状間膜の周囲や胃周囲に貯留し，胃結腸間膜および大網よりも頭側や腹側に分布することが多い．穿孔の原因は，消化性潰瘍，悪性腫瘍の頻度が高く，その他の原因として，外傷，異物，PEG（percutaneous endoscopic gastrostomy）術後や，内視鏡に関連した手技に伴う穿孔が挙がる．

　消化性潰瘍穿孔は，穿孔部周囲の浮腫性壁肥厚と壁の断裂（症例1）により診断可能である．胃癌による穿孔では，腹腔内遊離ガスに加えて造影効果を有する壁肥厚がみられることから，穿孔部位と推測することができる．また，悪性リンパ腫では化学療法中に穿孔することがある．

2）十二指腸穿孔　duodenal perforation ▶症例❷

　十二指腸球部は漿膜に覆われ，穿孔すると腹腔内遊離ガスを呈する．遊離ガスは肝鎌状間膜の周囲や胃周囲に貯留し，大網よりも頭側や腹側に分布することが多い．十二指腸の下行部，水平部，上行部は後腹膜に存在するため，穿通した場合は後腹膜ガスを呈する．

　十二指腸球部穿孔の原因は消化性潰瘍の頻度が高く，穿孔部周囲の浮腫性壁肥厚と壁の断裂（症例2）により診断可能である．

3）小腸穿孔　small bowel perforation ▶症例❸

　小腸の大部分は漿膜に覆われており，漿膜側に穿孔すると腹腔内遊離ガスを呈する．小腸が穿孔した時の腹腔内遊離ガスは少なく，穿孔部位の周囲に留まることが多い．穿孔の原因は，外傷性，絞扼性腸閉塞，Crohn病などを含む小腸潰瘍，魚骨，放射線治療後などが挙げられる．非閉塞性腸管虚血（non-occlusive mesenteric ischemia；NOMI）や上腸間膜動脈血栓塞栓症により腸管虚血・壊死に陥った場合にも，小腸穿孔を来しうる．

　小腸穿孔は通常，手術適応となるが，放射線治療後の穿孔は，高度な癒着により手術でさらに状況が悪化することもあるので，慎重な対応が必要である．

　稀に小腸に大きな憩室が存在し，憩室内の食物残渣が"腹腔内の便塊"のようにみえる

ことがあるので，注意が必要である（図1）．

4）虫垂穿孔　perforation of vermiform appendix

　虫垂は虫垂間膜を有しており，腹腔内に存在する．穿孔しても遊離ガスはないか，あっても少量である．虫垂穿孔の原因のほとんどは虫垂炎で，壊疽性虫垂炎ではしばしば穿孔を認める．稀に虫垂憩室炎において，憩室が壁の断裂像にみえてしまうことがあるが，冠状断像や矢状断像で観察することで，虫垂憩室炎の診断が可能となる（図2）．

5）下部消化管穿孔　▶症例❹

　盲腸，上行結腸前壁，横行結腸，下行結腸前壁，S状結腸，直腸S状部（Rs），上部直腸（Ra）前壁の穿孔で，腹腔内遊離ガスを呈しうる．穿孔の原因は憩室，悪性腫瘍，宿便性，医原性が多く，腸管虚血や壊死，炎症性腸疾患，外傷などもしばしば経験する．また，原因が特定されない特発性大腸穿孔は，大腸穿孔の12～27％を占める[1]．

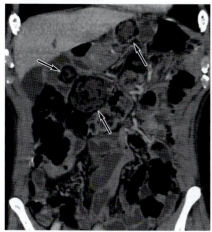
A　造影CT冠状断像

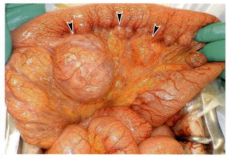
B　肉眼像

参考症例
図1 90歳台，男性　大きな小腸憩室
A：空腸の腸間膜側に突出する6cm大までの憩室を複数認める（→）．
B：胃癌の手術時に腸間膜内へ突出する大きな憩室が複数確認された（▶）．

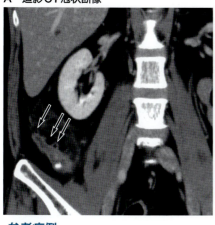
A　造影CT冠状断像

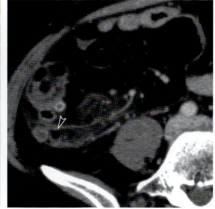
B　造影CT

参考症例
図2 40歳台，男性　虫垂憩室
右下腹部痛．
A：虫垂に複数の憩室（→）を認める．虫垂腫大と内部の液体貯留があり，糞石もみられる．
B：虫垂に接して小さな気泡を認めるが（▶），憩室内のガスであり，遊離ガスではない．
虫垂炎の診断で手術が施行された．病理標本にて，複数の虫垂憩室が確認された（非提示）．

盲腸穿孔は悪性腫瘍による腸閉塞や，中毒性巨大結腸症のような腸管内圧上昇が原因となる．

内視鏡に関連した手技に伴う穿孔はS状結腸や直腸に起こりやすく，しばしば多量の遊離ガスが生じる．一方で，憩室炎や悪性腫瘍に伴う穿孔では，少量の遊離ガスが穿孔部位周囲に集簇することが多い．

宿便性穿孔は，便が長時間腸管内に留まって水分が吸収され，排便に困難を伴う状態で起こる．S状結腸から直腸に好発し，硬くなった便塊が腸管壁を圧迫して壊死・潰瘍形成から穿孔を来す．穿孔部位の周囲に便汁貯留がみられるが，遊離ガスと便汁の量は症例によって様々である．

6）その他

a. 術後の腹腔内遊離ガス

術後の腹腔内ガスは2日以内に2/3が吸収され，5日以内に95%が吸収されるという報告がある[2]．術後ドレーンチューブから腸液や便汁の排液が続く場合や，腹腔内遊離ガスが遷延する場合には，吻合不全や新たな腸管穿孔を考慮する必要がある．

b. 腸管嚢胞様気腫症，腹膜透析，経腟性

稀に，腸管嚢胞様気腫症（図3），腹膜透析，経腟性（卵管通気法，子宮破裂，性交後）などの原因で，腹腔内に遊離ガスが観察されることがある．これらは症状がないことがほとんどであり，その場合は臨床的に腸管虚血や壊死の徴候に注意しつつ，経過観察を行う．

鑑別診断のstrategy

"穿孔"とは，消化管などの管腔臓器の壁に全層性の穴が開いた状態であり，穿孔部位が隣接する組織，臓器により被覆された状態は，"穿通"と呼んで区別される．穿孔の画像診断を行う際には，臨床情報も重要である．穿孔後6時間以内は穿孔による化学性腹膜炎で激痛を呈し，6～12時間は炎症による麻痺性イレウスを来し，腹痛が改善することもある．穿孔後12時間を超えると，穿孔部より流出した細菌の増殖が起こり，腹痛の増悪や発熱を来す．稀に，穿孔以外の理由（術後，腸管嚢胞様気腫症，腹膜透析後）でも腹腔内遊

A 単純CT（肺野条件） 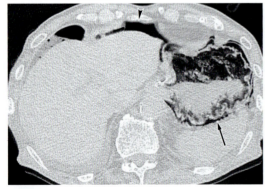 B 単純CT（肺野条件）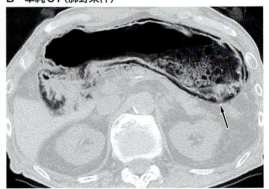

参考症例

図3 80歳台，男性　腸管嚢胞様気腫症

肺炎後の経過観察目的．症状なし．

A，B：胃壁内にガス濃度（→）がみられ，壁内気腫の所見である．肝外側区周囲に腹腔内遊離ガスを認める（A；▶）．症状なく，血液検査の異常もみられないことから，腸管嚢胞様気腫症を疑った．
1か月後の単純CT（非提示）で，壁内気腫および腹腔内遊離ガスは消失したことが確認された．

離ガスがみられるが，これらは症状に乏しい．

　消化管穿孔により腹腔内遊離ガスが出現するが，腹腔内の遊離ガスを検索する際に，ウインドウ幅（WW）が狭いと脂肪と遊離ガスのコントラストがつかず，小さい遊離ガスが検出しにくいので，ウインドウ幅を広め（少なくとも400以上）に設定して観察する．また，腸管壁内気腫は肺野条件で観察するとみつけやすい．

　治療方針を決定する上では，穿孔部位の同定や原因，合併症の有無などの診断も必要だが，造影CTを撮影することで，穿孔部位の同定や膿瘍形成や腹膜炎の判断がしやすくなる．壁の断裂所見はthin slice像でのみ指摘できることがしばしばあるので，必ずthin slice像で観察する．

　CTで消化管穿孔・穿通を示唆する直接所見は，腸管壁の断裂像（水，空気，便塊などの濃度が，腸管内から外まで連続する所見）である（症例1，2参照）．壁の断裂像は，上部消化管穿孔では90％以上で検出可能であるが，下部消化管穿孔では60％程度である[3]．穿孔を示唆する直接所見（壁の断裂像）が明らかな場合，その信頼度は高い．

　上記の直接所見が明らかでない場合には，以下に記載する間接所見から穿孔部位を推測する（表）．間接所見として，①腸管外の便汁または便塊，②腹腔内遊離ガスの分布，③腸管外ガスの集簇，④限局的な壁肥厚，⑤限局的な腸管周囲脂肪織濃度上昇，⑥腸管外の限局した膿瘍形成などがある[4]．まず，①腸管外に便汁や便塊がみられたら，下部消化管穿孔を疑うことができる．②穿孔部から出た遊離ガスは腹腔内で移動するので，ガスの分布のみから穿孔部位を推測することは，しばしばあてにならないが，③穿通により後腹膜腔や腸間膜内に出たガスは，自由に移動できないため腸管外ガスの集簇を呈し，集簇したガスの近傍に穿通部位の存在が疑われる．さらに，④限局的な壁肥厚がある場合には消化性潰瘍や癌の穿孔を疑うことができ，⑤限局的な腸管周囲脂肪織濃度上昇や，⑥腸管外の限局した膿瘍形成も近傍に穿孔部位の存在が疑われる．

表　穿孔部位による遊離ガス所見の比較

穿孔部位	主な原因	遊離ガスの量	分布	腹水の性状
胃～十二指腸球部	消化性潰瘍，悪性腫瘍，医原性	大量	・肝周囲や胃周囲 ・大網よりも頭側	水濃度
小腸	外傷，絞扼性腸閉塞，炎症性腸疾患，魚骨，放射線治療後，腸管虚血や壊死	少量	穿孔部周囲	様々
虫垂	虫垂炎	少量	穿孔部周囲	水濃度
盲腸	腸閉塞，中毒性巨大結腸症，悪性腫瘍	様々	骨盤内中心だが，広範囲のこともある	便汁様
上行結腸と下行結腸	憩室炎，悪性腫瘍，腸管虚血や壊死，外傷，特発性，医原性	様々	様々	便汁様
S状結腸～直腸S状部	憩室炎，悪性腫瘍，宿便性，医原性，腸管虚血や壊死，外傷，特発性	様々	骨盤内中心だが，広範囲のこともある	便汁様
上部直腸前壁	宿便性，悪性腫瘍，医原性（内視鏡や放射線治療），腸管虚血や壊死，特発性	様々	骨盤内中心だが，広範囲のこともある	便汁様

文献

1) 前田耕太郎，升森宏次，小出欣和・他：大腸穿孔．臨消内科 27: 948-953, 2012.
2) Nielsen KT, Lund L, Larsen LP, et al: Duration of postoperative pneumoperitoneum. Eur J Surg 163: 501-503, 1997.
3) Oguro S, Funabiki T, Hosoda K, et al: 64-Slice multidetector computed tomography evaluation of gastrointestinal tract perforation site: detectability of direct findings in upper and lower GI tract. Eur Radiol 20: 1396-1403, 2010.
4) 中島康也，山下康行：消化管穿孔．画像診断 32: 1360-1368, 2012.

3 腸管壁内気腫像の鑑別

小出 裕

> **症例** 60歳台，女性．強皮症のためステロイド内服中．嘔気・嘔吐，腹満．

A 単純CT（軟部条件）

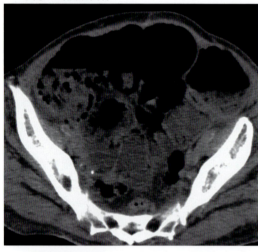

B 単純CT（肺野条件）

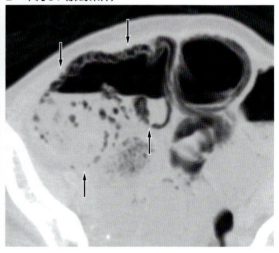

C 単純CT冠状断像

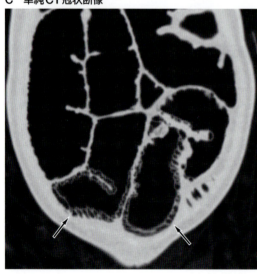

A：消化管は全体的に拡張し，残渣やガスの貯留がみられる．
B：小腸の壁内に，嚢胞状の気腫が多発していることがわかる（→）．
C：嚢胞状の腸管気腫の分布が，より把握しやすい（→）．
保存的治療で，腸管気腫の改善が確認された．

診断 強皮症およびステロイド治療による偽性腸閉塞症に続発した腸管気腫症

> **症例 2** 80歳台，女性．関節リウマチのためステロイド内服中．発熱．

A 単純CT（軟部条件）

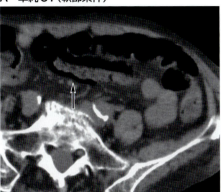

B 単純CT（肺野条件）

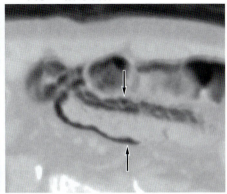

C 単純CT

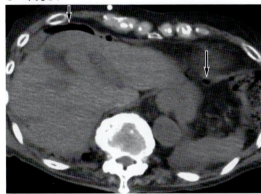

A，B：小腸の壁内に，線状および囊胞状の気腫像を認める（→）．
C：肝表などに腹腔内遊離ガスを認める（→）．
保存的治療で，自然軽快した．

診断 **ステロイド治療に続発する腸管気腫症（腹腔内遊離ガスを伴う）**

> **症例 3** 70歳台，男性．脳出血後．多量の嘔吐，発熱，意識障害．

A 単純CT

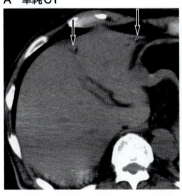

B 単純CT（肺野条件）

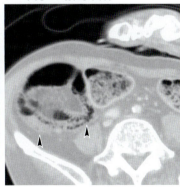

C 造影CT

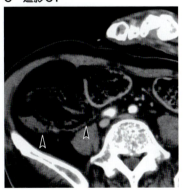

A：肝左葉の辺縁に分枝状の細かな気腫が認められ（→），門脈内ガスと考えられる．
B：小腸の壁内に，泡沫状の気腫が認められる（▸）．
C：壁内ガスを伴う腸管の造影効果は，隣接する正常腸管と比べて低下している（▹）．
開腹術で，回腸に壊死が確認された．

診断 **腸管壊死**

> **症例 4** 80歳台,男性.下肢閉塞性動脈硬化症で治療中.腹痛,ショック.

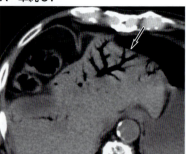

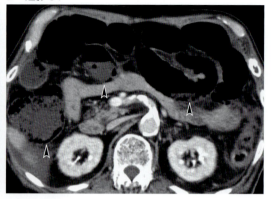

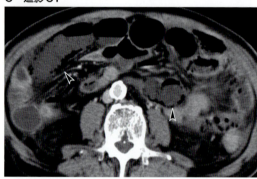

A:門脈内には多量のガスが認められ(→),門脈内ガスと考えられる.
B,C:小腸や上行結腸の壁内に気腫が認められる(▶).気腫を伴う腸管の造影効果は低下している.
開腹術で,小腸および上行結腸の壊死が確認された.

診断 腸管壊死

診断のポイント

1) 腸管気腫の概念

腸管気腫とは,腸管壁内にガスが存在する状態を指す.pneumatosis cystoides intestinalis, lymphopneumatosis, intramural gas, pseudolipomatosis, intestinal emphysema, bullous emphysema of the intestine, pneumatosis coliなど多数の表記があるが,近年では腸管気腫(pneumatosis intestinalis)と表記されることが多い.

腸管気腫は,一次性(特発性)と二次性(続発性)に大別され,多くは二次性である.その基礎疾患としては,鑑別診断リストにあるように腸管壊死や穿孔,腸閉塞,炎症性腸疾患,注腸検査,慢性閉塞性肺疾患,ステロイドや分子標的薬などの薬剤治療,外傷など,多彩な疾患・病態が挙げられる[1].腸管壊死による粘膜の破綻や腸管穿孔からの腸管気腫は,原則的に開腹術が必要な重篤な病態であるが,一方で,特発性や腸管壊死や穿孔以外の原因疾患による続発性の腸管気腫は,基本的に予後は良く,保存的治療のみで改善するため,いわゆる良性の腸管気腫といわれる.腹部膨満,腹痛,下痢,便秘などの消化器症状を呈することがあるが,無症状の場合もあり,腹部画像検査で偶然発見されることが多い.

腸管気腫の発生機序としては,①機械説:腸管粘膜の障害や内圧の上昇に伴い腸管壁内にガスが侵入する,②細菌説:*Clostridium*属などのガス産生菌が粘膜下へ侵入し,ガスを産生する,③呼吸器疾患由来説:慢性閉塞性肺疾患により肺胞が損傷し,漏れたガ

腸管壁内気腫像の鑑別診断リスト

1. 特発性
2. 続発性

● 重篤な消化器疾患
  ▶ 腸管壊死・腸管虚血
  ▶ 腸管穿孔
  ▶ 腸閉塞
  ▶ 壊死性腸炎

● 粘膜障害を伴う消化器疾患
  ▶ 消化管潰瘍
  ▶ Crohn病
  ▶ 潰瘍性大腸炎
  ▶ 腐食剤摂取
    （酸・アルカリ）

● 感染症
  ▶ 偽膜性腸炎
  ▶ 結核
  ▶ Whipple病
  ▶ AIDSに伴う消化器合併症
  ▶ クリプトスポルジウム症
  ▶ 非定型抗酸菌症
  ▶ サイトメガロウイルス腸炎

● 呼吸器疾患
  ▶ 慢性閉塞性肺疾患
  ▶ 気管支喘息
  ▶ 嚢胞性線維症
  ▶ 人工呼吸器管理

● その他の疾患
  ▶ 糖尿病

  ▶ 強皮症
  ▶ Hirschsprung病
  ▶ 腸管偽閉塞症
  ▶ 幽門狭窄症
  ▶ リンパ球増殖性疾患
  ▶ アミロイドーシス
  ▶ 血管炎

● 治療・薬剤に伴うもの
  ▶ 消化管内視鏡手技
  ▶ 腸瘻チューブ
  ▶ ステロイド治療
  ▶ 化学療法
  ▶ 分子標的薬
  ▶ 骨髄／臓器移植
  ▶ 移植片対宿主病

スが縦隔，後腹膜を経由して，腸間膜，腸管壁へ移動する，④化学説：トリクロロエチレン，ステロイド，免疫抑制薬，α-グルコシダーゼ阻害薬などの薬剤曝露により腸管の粘膜障害を来し，障害部位より腸管ガスが侵入する，など諸説報告されているが，いまだに結論は得られていない[1]．いずれにせよ，臨床的には良性の腸管気腫と，腸管壊死や穿孔を伴った腸管気腫を鑑別することが最も重要である．

2) 腸管気腫の画像診断

　腸管気腫の画像診断においては，腹部単純X線写真で腸管壁のガスが同定できることもあるが，多くの場合ではCTで同定される．CTでは，腸管壁に沿って嚢胞状，線状，円弧状にガス像を認めるのが特徴である．発生部位としては，胃以下の消化管のいずれの部位でも生じる可能性があり，粘膜内，粘膜下層，漿膜下層のいずれでも認められることがある[1)2)]．典型的な所見を呈する場合は診断に苦慮することはないが，特に気泡が細かい場合は，糞便内や腸管のヒダ間の気泡と腸管壁内の気腫との区別が難しいこともある．

　鑑別のポイントとして，腸管気腫は腸管内のガスとは異なり重力に依存せずに分布するため，腸管の背側にも広がることが特徴である．また，ウインドウレベルを上げて肺野条件にすることで，ガスと腸管壁や粘膜構造との区別が明瞭となり，さらに判別しやすくなる[1]（症例1，2）．

　また，上述のように，腸管気腫を認めた場合には，必ず腸管壊死（症例3，4）の有無を評価することが臨床上最も重要である．画像所見では，腸管壊死に続発する腸管気腫では壁内ガスの形状は線状，円弧状を呈し，良性では泡沫状〜嚢胞状を呈することが多い．良性の腸管気腫症の中で，腸管壁内に多数の嚢胞状ガスを生じ，内視鏡にて腸管内腔にポリポーシス様の多発性隆起性病変を認める疾患は，腸管嚢胞状気腫症（pneumatosis cystoides intestinalis；PCI）という独立した疾患として扱うこともあり，予後は良好である．しかし，腸管壊死例でも壁内ガスの形状が泡沫状／嚢胞状となることもあり，ガスの形状のみで壊死の有無を判断することはできない[1)2)]．また，良性の漿膜下嚢胞の破裂から腹腔内遊離ガス像を伴うこともあるため，腸管穿孔との鑑別を要する場合もある．

　腸管気腫以外の所見として，単純CTでは，門脈内ガス（2章-6；p.A42-A45参照），

SMV(superior mesenteric vein)径の狭小化(smaller SMV sign, p.A39参照)や動脈ないし静脈内の血栓を思わせる高吸収，腸管壁の菲薄化などが腸管虚血や壊死を疑う所見として挙げられ，これらの所見の有無とも併せて総合的に判断する必要がある．特に，門脈内ガスを伴う場合には腸管壊死が示唆されるが，腸管気腫に門脈内ガスを伴っていたとしても，約30％の症例で良性の経過をたどったとの報告もある[3]（図1）．

造影CTは，腸管壁の造影効果や動静脈の閉塞の有無などの評価が可能であり，単純CTで腸管壊死の判断が難しい場合や，腸管壊死の原因を同定するためにきわめて有用である．腸管壁の造影効果の低下がみられれば，腸管壊死が強く示唆されるが，腸管壁が菲薄化しており，造影効果の評価が困難な場合もある（図2）．

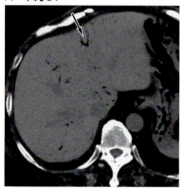 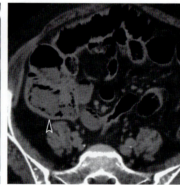 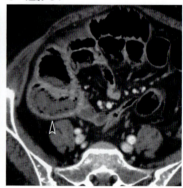

A 単純CT　　B 単純CT　　C 造影CT

参考症例
図1 50歳台，女性　ステロイド治療による腸管気腫症
多発性筋炎のためステロイド内服中．腹痛，嘔吐．
A：肝表近傍に分枝状の気腫を認め，門脈内ガスと考えられる（→）．
B：小腸に軽度の壁肥厚と壁内ガスを認める（▸）．
C：壁内ガスを伴う腸管の造影効果は保たれている（▸）．
門脈内ガスの存在から腸管壊死が疑われたが，腸管の造影効果は保たれ，保存的加療が選択され，自然軽快が得られた．

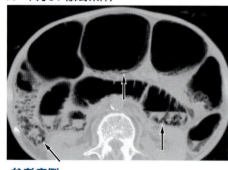 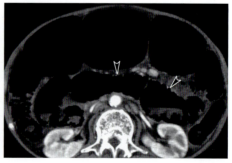

A 単純CT（肺野条件）　　B 造影CT

参考症例
図2 70歳台，男性　広範な腸管壊死
慢性偽性腸閉塞症で治療中．下痢，ショック．
A：全消化管は拡張し，壁内気腫（→）が認められる．
B：腸管壁の造影効果については拡張が強く評価が難しいが，小腸の大部分で造影効果に乏しい（▸）．
乳酸値は14mmol/lと著増しており，画像所見も併せて広範な腸管壊死が疑われた．開腹術が検討されたが，全身状態は非常に悪く施行できなかった．CT撮影の数時間後に永眠された．

鑑別診断のstrategy

　腸管気腫は，かつては成人では腸管壊死を示す所見と考えられてきた．しかし近年，腸管壊死以外の多様な疾患でも（いわゆる良性の）腸管気腫が生じることが報告され，腸管気腫の臨床的意義が不明確となっているきらいがある．しかし，腸管壊死の診断の遅れは予後の悪化につながるため，腸管気腫を認めた場合には，必ず腸管壊死の有無を評価する必要がある．

　画像所見は前述した通りであるが，それのみで虚血・壊死の評価を行うには限界があるため，実際には画像所見に加えて，病歴や身体所見，血液検査を併せて総合的に評価して腸管壊死の有無を判断する（図3）．腸管気腫に加えて，腹膜刺激症状，代謝性アシドーシス（動脈血ガス pH＜7.3，HCO_3＜20mmol/l），乳酸＞2.0mmol/l，門脈内ガスのいずれかひとつでも認められれば，積極的に腸管壊死を疑い，開腹での腸管の観察や腸管切除を検討する[2)4)5)]．腸管穿孔が疑われる場合も同様である．

　これらの項目に合致する項目がひとつもなければ，抗菌薬治療などの保存的治療を行いながら慎重に経過観察を行うこととなるが，腹部症状がとりにくいなどの理由で腸管壊死が否定しきれない場合は，極力造影CTによる評価が望ましい．経過観察が選択された場合でも12〜24時間後に再評価を行い，その後も症状の改善や気腫の消失が確認されるまで，経過観察を行う．

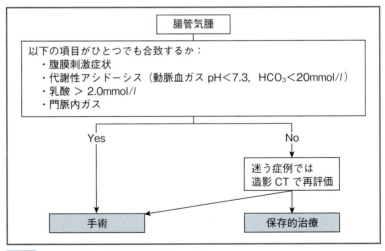

図3 腸管気腫に対するアプローチ

文献

1) Francesco L, Tullio V, Gaetano R, et al: Imaging assessment and clinical significance of pneumatosis in adult patients. Radiol Med **120**: 96-104, 2015.
2) Lisa MH, Erik KP, William MT, et al: Pneumatosis intestinalis in the adult: benign to life-threatening causes. AJR **188**: 1604-1613, 2007.
3) Wayne E, Ough M, Wu A, et al: Management algorithm for pneumatosis intestinalis and portal venous gas: treatment and outcome of 88 consecutive cases. J Gastrointest Surg **14**: 437-448, 2010.
4) Knechtle SJ, Davidoff AM, Rice RP: Pneumatosis intestinalis. Surgical management and clinical outcome. Ann Surg **212**: 160-165, 1990.
5) Schröpfer E, Meyer T: Surgical aspects of pneumatosis cystoides intestinalis: two case reports. Cases J **12**: 6452, 2009.

第7章 腸管外ガス像

4 腸間膜気腫像の鑑別

池田慎平，一ノ瀬嘉明

症例 1 70歳台，男性．SMA（superior mesenteric artery）塞栓症にて血栓溶解術後翌日．

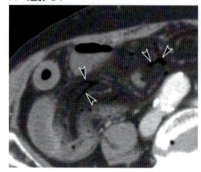
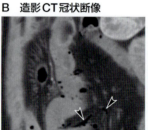
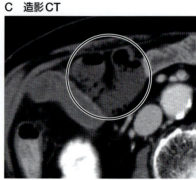

A 造影CT　　B 造影CT冠状断像　　C 造影CT

A，B：腸間膜内に空気が散在しており，その分布は腸間膜内血管に沿っている．一部は線状・分枝状を呈している（▶）．
C：付近の回腸では壁の造影効果が不良で，腸管壊死が示唆される（○印）．
SMA塞栓症による小腸壊死の診断で，壊死部腸管の切除術が行われた．

診断 小腸壊死に伴う腸間膜血管内気腫

症例 2 70歳台，女性．突然の左下腹部痛と嘔吐を主訴に救急要請．

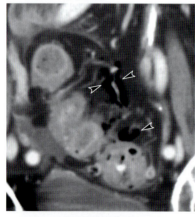
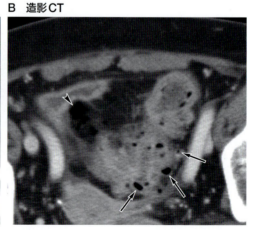

A 造影CT冠状断像　　B 造影CT

A，B：S状結腸間膜脂肪織内および腹腔内に空気を認める（▶）．近傍のS状結腸には，憩室の多発（B；→）と壁肥厚を認める．
S状結腸憩室穿孔の診断で，Hartmann手術が行われた．

診断 S状結腸憩室穿孔

腸間膜気腫像の鑑別診断リスト			
	緊急	準緊急	非緊急
common	● 消化管壊死	● 消化管穿通（または穿孔） ● 腹部膿瘍	● 内視鏡処置後 ● 腹部手術直後
rare	● 感染性大動脈瘤や大動脈周囲の炎症・膿瘍波及	● 減圧症 ● 気腫性胃炎	● 腸管気腫症

診断のポイント

救急外来には非常に多くの患者が訪れ，一人ひとりの患者に割ける時間は決して十分ではない．その中から，迅速な介入が必要な患者を速やかにみつけ出し，遅滞なく治療につなげることが救急医療の役割である．そのため救急画像診断では，頻度とともに緊急性を念頭に置き，緊急性の高い病態・疾患から確認・除外すべきである．

本項でも，腸間膜気腫像を認めた場合に，"まず検索すべき病態"から解説する．

1）まず検索すべき病態

a. 消化管虚血・壊死 digestive tract ischemia, necrosis ▶症例❶

消化管粘膜が壊死・破綻すると，同部を経由して消化管内腔の空気が壁中・壁外へ移動することがある．これにより，壁内気腫（p.A134-A139参照）や腸間膜静脈・門脈気腫（p.A42-A45参照）が生じる．腸間膜血管内の空気は線状や分枝状の形状を示したり（症例1-A, B），血管走行に沿った分布を示すのが特徴である．

絞扼性腸閉塞，上腸間膜動脈（superior mesenteric artery；SMA）塞栓症，NOMI（non-occlusive mesenteric ischemia），壊死型虚血性腸炎，血管炎などが原因となる．

b. 感染性大動脈瘤 infectious aortic aneurysm，大動脈周囲の炎症・膿瘍の波及

感染性大動脈瘤[1]や大動脈周囲の感染による炎症や膿瘍形成が波及し，腸間膜内に膿瘍や空気の貯留を生じることがある（図1）．6章-3；p.A114-A119も参照されたい．

c. 消化管穿通（または穿孔）gastrointestinal perforation ▶症例❷

消化管壁に全層性の穴が空くことを"穿孔"といい，この穴が腸間膜脂肪組織や大網など，近傍の組織によって被覆されている状態を"穿通"という．腸間膜内に穿通した場合，空気の漏出により腸間膜気腫を呈する[2]．

下部消化管穿孔は，上部消化管穿孔に比して予後不良である（図2）．大腸穿孔は左側結

参考症例

図1 70歳台，男性　感染性大動脈瘤に対し人工血管置換術後

A，B：小腸間膜内に空気を伴う膿瘍を認める（→）．尾側に追っていくと，人工血管周囲の膿瘍に連なっている．
抗菌薬投与にて縮小した．

A　造影CT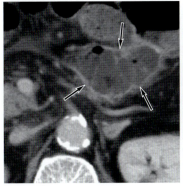

B　造影CT冠状断像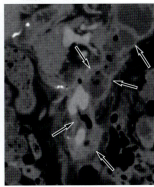

腸に多く，右側と左側で死亡率に有意差はみられないとされている．

　大腸穿孔・穿通の原因は，憩室（症例2）や腫瘍の頻度が高いが，消化管虚血，異物による壁の損傷（豆知識参照），内圧負荷（高度便秘で強くいきんだ際など）によっても生じる．その他，内視鏡などの医原性，外傷，放射線治療後，炎症性腸疾患，薬剤［ベバシズマブ（アバスチン®）など］，Ehlers-Danlos症候群（血管型での報告あり）なども原因となる．

| A 造影CT | B 造影CT冠状断像 | B 造影CT |

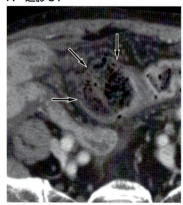
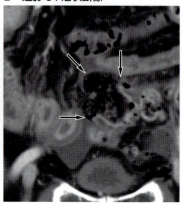
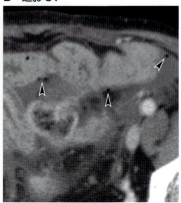

参考症例
図2 70歳台，男性　便塊漏出を主体としたS状結腸穿孔
A，B：一見すると腸管内容物のようにみえるが，注意深くみると腸管壁に囲まれていない部分があり（→），穿孔部より漏出した便塊であるとわかる．炎症を反映した周囲脂肪織濃度上昇や腹膜肥厚，腹水貯留を伴う．
C：本例のように便塊を主体として漏出し，空気の漏出は少量で目立たない場合もあるので（▶），注意が必要である．手術が施行された．

PTP（press through package）のCT像について

　消化管穿通・穿孔は，異物誤飲によって生じることがあり，魚骨，義歯，PTPの他，爪楊枝や眉ハサミなどの報告もある．患者本人に異物誤飲の自覚がなく，家族も把握していない場合，CT所見で初めて判明することもある．特にPTPは，材質や状態によってCTでのみえ方が異なるため，注意が必要である．

　PTPが誤飲される場合，一錠分ずつ切り分けられた状態であることが多く，シート部分とこれに包まれる錠剤，その周囲の空気で構成される．錠剤がシート内に残っていない場合もあるが，残っている場合には高吸収を呈する錠剤を同定できる．包装が潰れていなければ，錠剤周囲の空気は「カニの爪」や「三日月」様の特徴的な形状を示す．

　特に注意したいのはシート部分である．シートそのものは高吸収を呈するが，材質によりX線吸収値が異なり，周囲組織によってはほぼ等吸収を呈するために同定困難となる症例がある．シート材質として最も多く使用されているポリ塩化ビニル（polyvinyl chloride；PVC）はX線吸収値が高く，認識しやすい．一方で，PVCに次いで多く使用されているポリプロピレン（polypropylene；PP）はPVCに比べてX線吸収値が低く，特に周囲組織が水濃度の場合は認識困難となる（図3）．

　これら2種類を基材とし，主に防湿性を高める目的で，三フッ化塩化エチレン樹脂（polychlorotrifluoro ethylene；PCTFE），ポリ塩化ビニリデン（polyvinylidene chloride；PVDC），シクロオレフィンポリマー（cycloolefin polymer；COC）などのフィルムが挟み込まれた製品もある．各製剤のPTPの材質は，インタビューフォームやPTPのアルミ箔面に記載されているので確認いただきたい．

d. 腹部膿瘍　abdominal abscess

消化管穿孔，憩室炎，虫垂炎，菌血症，消化管手術後の縫合不全など多様な原因があり，ガス産生菌や腸管瘻・腟瘻により空気の貯留を認める場合がある．膿瘍が腸間膜内に形成されたり，腹腔内膿瘍が腸間膜に囲まれることで，腸間膜気腫にみえることがある（図4）.

2）その他の病態

a. 減圧症　decompression sickness

潜水や潜函などの高圧環境下で，いったんは血液や組織内に吸収された空気（主に窒素）が，元の気圧に戻ることで血管内や組織中に気体として現れる．CT上，この空気が腸間膜や血管内で確認できる場合がある（図5）[3]．

治療は一般的に，高濃度酸素投与や高圧酸素療法が行われる．中枢神経症状，脊髄症状，内耳症状，心肺症状がある場合は，2型減圧症として緊急再加圧を行う．

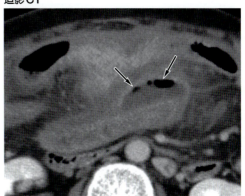

造影CT

参考症例

図4 40歳台，男性　腸間膜内膿瘍
Crohn病の既往がある．
小腸間膜内に被包化液体貯留を認め，少量の空気も貯留している（→）．
開腹洗浄・小腸部分切除術が施行された．

図3 PTPシートのファントムCT像

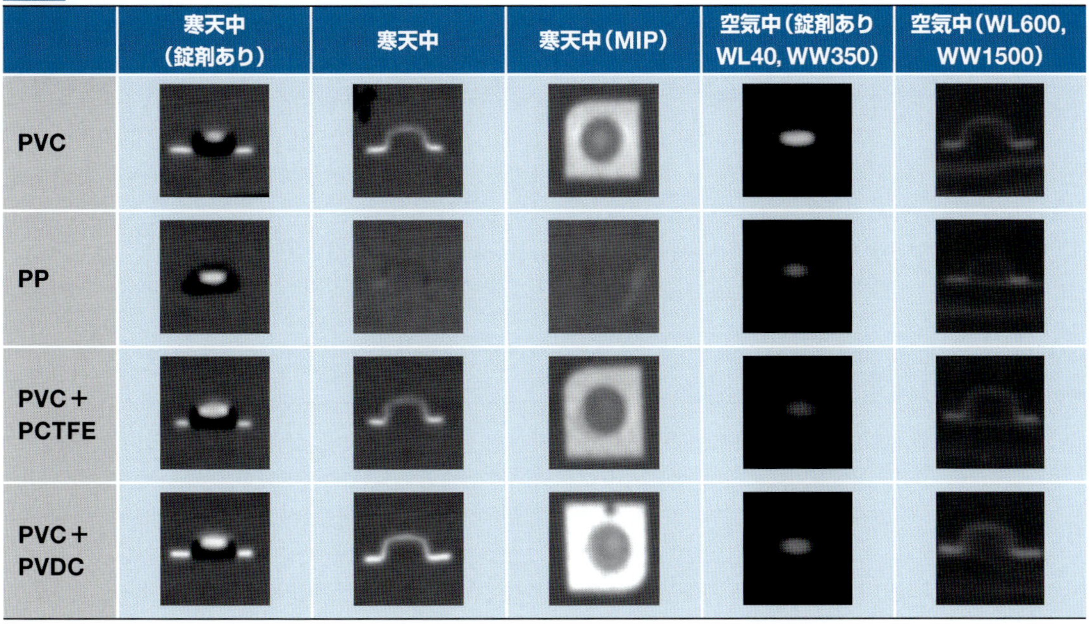

	寒天中（錠剤あり）	寒天中	寒天中（MIP）	空気中（錠剤あり WL40, WW350）	空気中（WL600, WW1500）
PVC					
PP					
PVC＋PCTFE					
PVC＋PVDC					

寒天および空気中でPVC，PP，PVC＋PCTFE，PVC＋PVDC製のPTPをCT撮影した（記載のないものは錠剤なし）．空気中では，いずれのPTPもウインドウ幅を広げることで認識できたが，寒天中（CT値は概ね水と同様）ではPP製のシートがほぼ認識不可能であった．

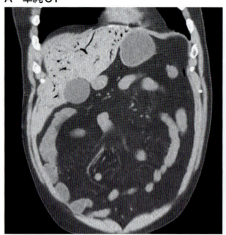
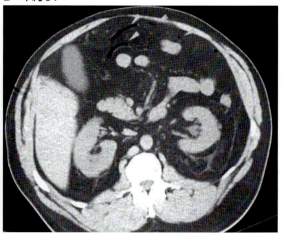

A　単純CT　　　B　単純CT

参考症例

図5 50歳台，男性　減圧症

A，B：大網の静脈内に空気が貯留している．
高圧酸素療法が行われ，良好な経過をたどった．
（文献3）より改変して転載）

b. 気腫性胃炎　emphysematous gastritis

胃蜂窩織炎のうちガス産生菌によるものと定義され，抗菌薬または手術による治療が行われる．非感染性で自然改善する胃壁内気腫症との鑑別が問題となり，画像のみでは区別困難な場合が多い．炎症反応，消化管壊死を疑う血液所見（AST，CK，LDH上昇など），内視鏡でのフォローなど，他の鑑別手段も用いて総合的に判断し，特に気腫性胃炎に対する外科的介入のタイミングを逃さないことが重要である．

c. 内視鏡処置後

消化管壁への薬剤注入や腫瘍性病変の生検・切除，超音波内視鏡ガイド下の穿刺手技などに伴って，壁・腸間膜に微量の空気が貯留する場合がある．

d. 腹部手術直後

腹部手術により貯留した空気は，100〜500mlまでなら1週間前後で消退するといわれている．少なくとも，これ以降に出現・増加する消化管外の空気は異常所見と考え，原因検索を行うべきである．

e. 腸管気腫症　pneumatosis cystoides intestinalis；PCI

腸管ガスの壁内への漏出と定義される（詳細は7章-3；p.A134-A139参照）．

鑑別診断のstrategy

まずは，異常な空気の存在を見落としなく認識することが正しい診断への第一歩となる．腹部において，消化管内や腔以外に貯留する空気はすべて異常である（表）．
空気を検索する際にウインドウ設定が狭いと，腸間膜気腫のような脂肪組織中の空気に気づきにくくなる．脂肪の中の少量の空気を見落とさないためには，胃内腔などの空気と皮下の脂肪を見比べながらウインドウ幅を広げていき，「脂肪組織が（空気より）うっすら白く」，「空気のみが黒く」みえるように調整するとよい．ただし，肺野条件ほどに広げると，腸管壁が認識しづらくなり，空気の局在が消化管の内か外か判別しづらくなるため，広げすぎにも気をつける．

表 腸間膜気腫像を呈する疾患の比較

	消化管虚血・壊死	消化管穿通・穿孔	腹部膿瘍
病歴・自覚症状	原因疾患により様々（SMA塞栓症，絞扼性腸閉塞，NOMIなど）	・突発性の腹痛 ・下部穿孔は高齢者に比較的多い	発熱・腹痛など（特異的な病歴はない）
腹部理学所見	穿孔が併発しなければ，腹膜刺激徴候は陰性であることが多い	腹膜刺激徴候（穿通の場合は限局性の腹痛に留まる）	病態により様々
血液検査所見	・炎症反応上昇 ・AST，CK，LDH上昇（絞扼性腸閉塞など上昇しない場合もあり）	炎症反応上昇	炎症反応上昇
CT所見	・腸管壁の浮腫性壁肥厚，造影不良 ・腸間膜静脈や門脈に沿った気腫像 ・その他，原因疾患によってSMA塞栓症，絞扼性腸閉塞の所見など	・腸間膜脂肪組織や腹腔内の気腫像 ・穿孔部位の粘膜破綻や，空気・腸管内容物の漏出像	・被膜形成を伴う被包化液体貯留（空気が混在する場合もある） ・周囲脂肪織濃度上昇

	減圧症	気腫性胃炎	腸管気腫症（一次性）
病歴・自覚症状	・高圧環境下での作業歴の確認が重要 ・頭痛，嘔気，呼吸困難，倦怠感などは，浮上後24時間以内に出現することが多い	上腹部痛，嘔吐など	腹痛，腹部膨満など
腹部理学所見	特記すべき所見なし	穿孔や腹膜炎に至らなければ，腹膜刺激徴候は認めない	・腹部膨満など ・異常を認めないこともある
血液検査所見	凝固障害を呈しうる（気泡への血小板凝集や血管内皮障害による）	・炎症反応上昇 ・AST，CK，LDH上昇（胃壊死を伴う場合）	特記すべき所見なし
CT所見	血管内外に空気が貯留する（報告例では，門脈や静脈など血管内に空気貯留を呈したものが多い）	胃壁肥厚を伴う嚢胞状・斑状の胃壁内気腫像	・腸管壁に沿った類円形・線形の気腫像 ・free airや門脈気腫を伴うこともあるが，自然消退する

異常な空気を同定したら，その分布の把握と原因検索を行う．腸間膜内に気腫を認めた場合，まず検索すべき病態は消化管虚血・壊死である．消化管壊死に伴って腸間膜内に出現する空気は，主に血管走行に沿って広がる．そのため，MPR（multi-planar reconstruction；特に冠状断像）やthin slice dataを活用して，空気の形状（線状，分枝状）や血管走行に沿った分布であるかを確認する．

また稀ではあるが，感染性大動脈瘤[1]や大動脈周囲の感染に伴う炎症や膿瘍が波及し，腸間膜内に膿瘍や空気の貯留を認めることがある．したがって，腸間膜内の空気や膿瘍の原因検索においては，大動脈にも注意を払う必要がある（図1）．

続いて，消化管穿通・穿孔を検索する．空気が腸間膜内のみに広がっていれば，その腸間膜を有する消化管（例えばS状結腸間膜ならS状結腸）に，壁の破綻や空気・消化管内容物の漏出像がないかを確認する（腹腔や後腹膜にも広がっていれば，7章-2；p.A128-A133参照）．便塊など消化管内容物が主体となって漏出している場合には，空気がわずかで目立たない場合もあるので注意する（図2）．さらに，穿孔部やその肛門側に，腫瘍の合併を示唆するような不整な壁肥厚やリンパ節腫大がないかを確認する．

文献
1) Nishiyama K, Fukunaga N, Koyama T, et al: Mesenteric massive gas caused by an infected abdominal aortic aneurysm. Circulation **131**: 2021-2022, 2015.
2) Kim SH, Shin SS, Jeong YY, et al: Gastrointestinal tract perforation: MDCT findings according to the perforation sites. Korean J Radiol **10**: 63-70, 2009.
3) Schwartz T, Gough-Fibkins S, Santini R, et al: Abdominal CT scan findings of decompression sickness: a case report. J Radiol Case Rep **12**: 17-23, 2018.

第8章 体腔内の液体貯留

1 心嚢内液貯留の鑑別

齊藤英正，上田達夫，林 宏光，汲田伸一郎

症例 1　90歳台，女性．弁膜症のため定期受診していたが，呼吸困難および浮腫を主訴に救急外来を受診．

A　単純CT（縦隔条件）
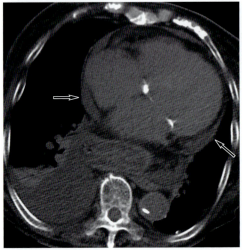

B　単純CT（肺野条件）
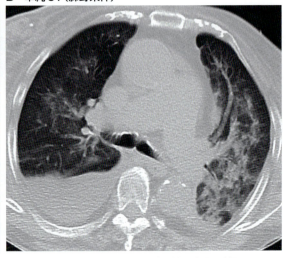

A：心拡大および胸水貯留，心嚢液貯留（→）が認められる．吸収値は5HU程度であり，漿液性心嚢液と考えられる．
B：両肺野に浸潤影およびすりガラス影が認められる．肺門側優位の分布を示し，肺水腫が疑われる．
漿液性の心嚢液貯留であり，既往やその他の検査所見から，心不全に伴う漏出性心嚢液貯留と診断された．

診断　**心不全に伴う心嚢液**

症例 2　60歳台，女性．来院1週間前に感冒および腸炎のため，近医を受診．症状の改善を認めず，胸痛および呼吸困難が出現したため，救急外来を受診．

A　単純CT
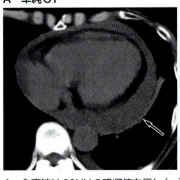

B　GRE cine像
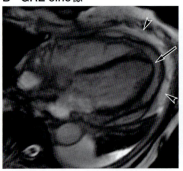

C　造影T1強調像
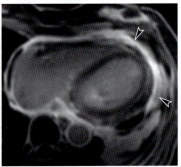

A：心嚢液は20HUの吸収値を示し（→），漿液性心嚢液貯留が示唆される．
B：高信号を呈し（→），漿液性心嚢液貯留が示唆される．また，肥厚した心膜が認められる（▶）．
C：肥厚した心膜には造影効果を認める（▶）．

診断　**急性心膜炎**

60歳台，女性．腰背部痛および嘔気，嘔吐のため救急外来を受診．受診時に血圧低下を認め，心エコーにて心囊液貯留を認めた．

A 単純CT　　B 単純CT　　C 造影CT（動脈相）

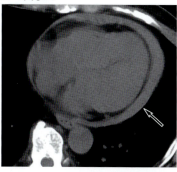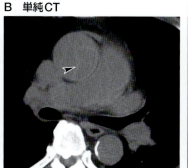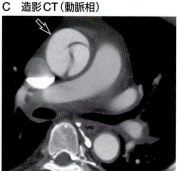

A，B：高吸収値を示す心囊液貯留（A；→）を認め，上行大動脈には，解離した内膜と考えられる線状の高吸収域を認める（B；▶）．心囊液の吸収値は60HU程度であり，血性心囊液が示唆される．
C：上行大動脈に限局する造影効果を伴う偽腔を認め（→），偽腔開存型大動脈解離と考えられる．
Stanford A型，De Bakey II型の急性大動脈解離と診断され，緊急で上行大動脈置換術が施行された．

診断 急性大動脈解離に伴う血性心囊液

 20歳台，女性．発熱および呼吸困難を主訴に，救急外来を受診．

A 単純CT　　B 造影CT　　C 造影CT

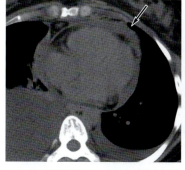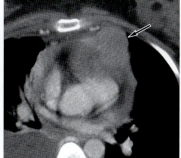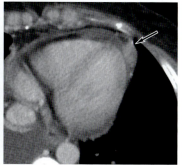

A：吸収値35HUと，軽度高吸収値を示す心囊液貯留が認められる（→）．右側優位に両側胸水貯留も認められる．
B，C：心膜に接して淡い造影効果を示す腫瘤が認められる（→）．

診断 悪性リンパ腫

心囊内液貯留の鑑別診断リスト

1. 低吸収（0〜25HU）を示す心囊液貯留
- 漏出性心囊液（心不全，腎不全，肝不全など）
- 心膜炎（感染，心筋梗塞後症候群，尿毒症，腫瘍，自己免疫性，薬剤，放射線治療後など）

2. 高吸収（25HU以上）を示す心囊液貯留
- 血性心囊液（心破裂，大動脈瘤破裂，大動脈解離，医原性損傷など）
- 心膜炎（化膿性，結核性心膜炎）
- 腫瘍性心囊液（原発性心腫瘍，転移性腫瘍，悪性リンパ腫など）
- 甲状腺機能低下症

診断のポイント

1) 漏出性心嚢液 leaky pericardial effusion ▶症例❶
　炎症によらない心嚢液貯留で，主に心不全，腎不全，肝不全などによるうっ血や体液過剰，膠質浸透圧の低下により，心膜腔に液体貯留を生じる．
　心嚢液は漏出性のため漿液性であり，CTでの吸収値は0～25HU程度で，水に近い吸収値を示す．MRIでは，T1強調像で低信号，T2強調像およびgradient echo (GRE) cine像で高信号を示し，水と同程度の信号を呈する．

2) 心膜炎 pericarditis ▶症例❷
　原因の多くはウイルス性（コクサッキーB型が最多）であり，先行感染を伴うことがある．その他にも，細菌や結核，心筋梗塞後症候群（Dressler's syndrome），尿毒症，腫瘍性，放射線治療後，自己免疫性，薬剤性，特発性など様々な要因で生じる．
　CTやMRIでは，心嚢液貯留と心膜の肥厚が観察されることが多く，一般的には心嚢液は水に近い吸収値（0～25HU）および信号を呈する．しかし，CTで高吸収値を呈する場合（25HU以上）や，MRIで水と異なる信号を呈する場合には，化膿性や結核性が考慮される．急性心膜炎では心筋炎を合併する場合があり，診断にはMRIが有用である．

3) 血性心嚢液 hemorrhagic pericadial effusion：
　　心破裂，大動脈瘤破裂，大動脈解離，医原性損傷 ▶症例❸
　心破裂や大動脈瘤破裂，大動脈解離，医原性損傷により，心膜腔へ血液が流入することにより生じる．
　出血の時期や血液量によりCTでの吸収値は変化するが，血腫は明瞭な高吸収値（25HU以上）を示すことが多い．造影CTでは，心膜腔への造影剤の漏出像（extravasation）が観察されることもある．血性心嚢液貯留は，心タンポナーデなどの致死的な病態を引き起こすため，正確な診断や速やかな対応が必要となる．また，造影CTは大動脈の評価も可能であり，診断に有用である．

4) 腫瘍性心嚢液 neoplastic pericardial effusion：
　　原発性心腫瘍，転移性腫瘍，悪性リンパ腫 ▶症例❹
　多くの場合は悪性腫瘍であり，心臓の悪性腫瘍の中では転移性腫瘍が最多である．近接臓器からの転移の頻度が高く，原発巣として肺癌が最多で，乳癌がそれに次ぐ[1]．
　転移性心腫瘍は様々な画像所見を呈するが，軽度高吸収値（25HU以上）を示す心嚢液貯留と，不整に肥厚した心膜が認められることが多い．CTは原発巣の精査も併せて可能であり，有用である．心臓原発の悪性腫瘍は，血管肉腫や横紋筋肉腫，悪性リンパ腫などが知られており，中でも血管肉腫の頻度が高い[1]．

5) 甲状腺機能低下症 hypothyroidism
　甲状腺ホルモンの低下により全身にムコ多糖類の沈着を認め，non-pitting edemaを生じる．ムコ多糖類を豊富に含んだ心嚢液貯留を認め，心嚢液は高吸収値を示す．

鑑別診断のstrategy

　心嚢液貯留の初期診断には，経胸壁心エコーが用いられることが多い．経胸壁心エコーは感度および特異度が高く，病因や血行動態の評価にも有用であるが，縦隔や肺，大動脈の評価は困難であり，これらの評価を行う場合にはCTが有用である[2) 3)]．CTでは，原因疾患の検索に加え，心嚢液の吸収値の評価を行うことが重要である．心嚢液の吸収値を測定する際には，造影CTでは吸収値の上昇が認識しづらくなるため，単純CTで評価することが重要である．吸収値は心嚢液の性状を反映しており，低吸収値（0～25HU）を示す

心嚢液は漿液性が示唆され，高吸収値（25HU以上）を示す心嚢液は非漿液性が示唆される（表）．

非漿液性心嚢液貯留は，悪性腫瘍や血性心嚢液，化膿性滲出液などが考えられる．特に，血性心嚢液は明瞭な高吸収を示すことが多く，大動脈解離や大動脈瘤破裂などの重篤な疾患が原因である可能性が高い．MRIも心嚢液の診断に有用であり，T1強調像で低信号を示し，T2強調像やGRE cine像で高信号を示せば，漿液性心嚢液と考えられる．逆に，T1強調像で高信号を示し，T2強調像やGRE cine像で低信号を示せば，非漿液性心嚢液と考えられる．

血性心嚢液貯留に伴う致死的な病態として心タンポナーデがあり，正確かつ迅速な診断や対応が望まれる．急性心膜炎や大動脈解離，腫瘍，心筋梗塞，外傷などが原因となり，CTはその原因を診断することが重要である．急速に心嚢液が貯留した場合は，少量の心嚢液（100〜200ml）でも心タンポナーデは生じるが，慢性的な心嚢液貯留では心膜が徐々に伸展されるため，多量の心嚢液（1000〜1500ml）が貯留するまで心タンポナーデは生じないと考えられている．ただし，線維化などにより心膜の肥厚がある時には，前述よりも少ない量で心タンポナーデを生じることがある[4]．

心タンポナーデの間接的なCT所見として，下大静脈の拡張や造影剤の下大静脈や奇静脈への逆流，門脈周囲の低吸収域（periportal collar）が認められることもある．また，心臓前壁が扁平化・陥凹し，心臓の前後径が短縮することもある[4]．これらの所見は心タンポナーデに特異的な所見ではないが，多量の心嚢液が貯留している症例でこれらの所見が認められた時には，診断の一助になると考えられる．

表 心嚢液貯留を呈する疾患の比較

	漏出性心嚢液	心膜炎	血性心嚢液	腫瘍性心嚢液	甲状腺機能低下症
CTの吸収値	0〜25HU	0〜25HUまたは25HU以上	25HU以上	25HU以上	25HU以上
臨床像	うっ血や体液過剰，膠質浸透圧低下に伴う漏出液	・炎症や感染に伴う滲出液 ・ウイルス感染が最多で，先行感染を伴うことがある	心臓や大動脈からの心膜腔への出血	悪性腫瘍による滲出液	甲状腺ホルモンの低下によるムコ多糖類の沈着
原因疾患	・心不全 ・腎不全 ・肝不全	・ウイルス ・細菌 ・結核 ・尿毒症 ・心筋梗塞後症候群 ・放射線治療 ・薬剤	・医原性 ・心破裂 ・大動脈瘤破裂 ・大動脈解離	・原発性心腫瘍 ・転移性腫瘍 ・悪性リンパ腫	―
その他	―	・心膜の肥厚が観察されることがある ・吸収値が高い場合には，化膿性や結核性が考慮される	―	・不整に肥厚した心膜や腫瘤を認める ・転移が最多で，近接臓器からの転移が多い（肺癌や乳癌）	―

文献

1) Kassop D, Donovan MS, Cheezum MK, et al: Cardiac masses on cardiac CT: a review. Curr Cardiovasc Imaging Rep **7**: 9281, 2014.
2) Wang ZJ, Reddy GP, Gotway MB, et al: CT and MR imaging of pericardial disease. RadioGraphics **23**: S167-S180, 2003.
3) Yared K, Baggish AL, Picard MH, et al: Multimodality imaging of pericardial diseases. JACC Cardiovasc Imaging **3**: 650-660, 2010.
4) Restrepo CS, Lemos DF, Lemos JA, et al: Imaging findings in cardiac tamponade with emphasis on CT. RadioGraphics **27**: 1595-1610, 2007.

2 胸腔内液貯留の鑑別

曽我茂義

症例 1 80歳台，男性．転倒し，胸部打撲後に呼吸苦を訴え，救急搬送．

A 単純CT
B 造影CT
C 右第7肋間動脈造影

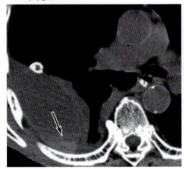
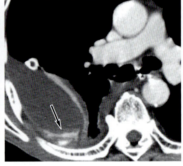
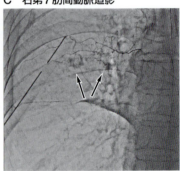

A：右胸腔に液貯留がみられ，背側は淡い高吸収を呈している（→）．
B：単純CT（A）の淡い高吸収部に一致して，造影剤の血管外漏出がみられる（→）．
C：右第7肋間動脈からextravasation（→）がみられる．
この後，NBCA（n-butyl-2-cyanoacrylate）で塞栓し，止血した．

診断 肋間動脈損傷に伴う右血胸

症例 2 60歳台，男性．突然の胸背部痛にて救急搬送．

A 単純CT
B 造影CT
C 造影CT冠状断像

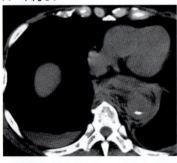
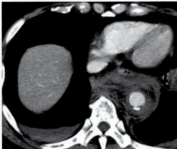
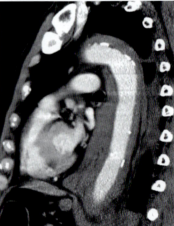

A：胸部下行大動脈壁から縦隔，両側胸腔に，血腫と考えられる淡い高吸収の軟部影と胸水がみられる．
B，C：大動脈には，偽腔が閉塞した偽腔閉塞型大動脈解離の所見がみられる．

診断 大動脈解離に伴う縦隔血腫と血胸

> **症例 3** 60歳台，女性．Alzhiemer型認知症の患者で，発熱が持続し，呼吸不全となったために入院．

A 造影CT（縦隔条件）

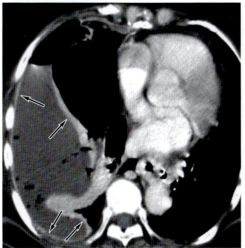

B 造影CT（肺野条件）

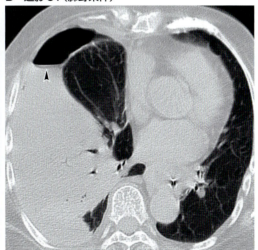

A：右胸腔に多量の液貯留がみられ，内部にガスを伴っている．肥厚し造影効果を呈する臓側胸膜と壁側胸膜が分離してみられ（→），split pleura signを呈している．
B：右肺下葉は広く含気を失い，肺炎と考えられた．右胸腔の腹側にはガスが貯留し，niveauを形成している（▶）．

診断 膿胸

胸腔内液貯留の鑑別診断リスト

- **胸水**
  - 心不全
  - 肝性胸水
  - 低アルブミン血症
- 肺炎
- 悪性腫瘍
- 胸膜炎 など
- **血胸**
- **膿胸**
- **肺膿瘍**
- **乳び胸**

診断のポイント

1）血胸 hemothorax ▶症例❶ ▶症例❷

　血胸は文字どおり胸腔内の血液貯留で，外傷や医療行為による種々の胸部損傷（肺，胸壁，心臓，大血管など）や腹部損傷（肝や脾，横隔膜など）が主な原因となる．その他にも，腫瘍や抗凝固薬の内服など多彩な疾患で生じる．稀だが，著明な胸腔内出血により片側性の肺の圧排と縦隔の偏位を来し，血圧低下や呼吸困難を生じる緊張性血胸は緊急の処置を要する．

　血胸は，胸部単純X線写真で通常の胸水と類似の所見を呈するが，CTでは吸収値から液貯留の性状の推定が可能である．典型的には，血胸ではCT値が35〜70HUで水に比して淡い高吸収となるので，胸腔の液貯留，特に外傷の場合はCT値の測定を行うことが肝要である．

　しかし，血胸に限らず血液や血腫のCT値は，高度の貧血の存在下では，活動性出血があっても血腫が水濃度に近い吸収値をとることがあり，CT値からは血性か否かの診断が難しい場合も珍しくないため，注意を要する（図1）．また，救急のCTでは息止め不良や，

上肢が挙上されずに撮影されたことにより，しばしばアーチファクトを生じ，正確なCT値の測定が不能となる．ゆえに，CT値で液体の性状を推定する際には，アーチファクトの影響の有無も含め判断することも肝要である．

また，血胸の出血源となりうる血管は肋間動脈だけでも多数あり，その他にも外側胸動脈，内胸動脈など数が多いため，動脈塞栓術の際に血管造影で出血点を検索する作業は時に非効率で，手技時間の延長や，止血に難渋する原因となりうる．事前のCTで正確な出血点が同定できる症例は多いため，活動性出血を疑う症例では，CTの際に動脈相も撮影しIVR（interventional radiology）に臨むことで，迅速な止血や合併症低減に寄与すると考えられる．

2）膿胸 empyema ▶症例❸

膿胸は胸腔に膿の貯留した状態で，細菌性肺炎に続発することが最も多いが，その他にも，肺切除後や外傷，横隔膜下膿瘍や食道穿孔などの合併症として生じる．

画像診断では胸水や肺膿瘍（図2）が鑑別となるが，典型例な膿胸は胸部単純X線写真やCTにて被包化され，肺に向かい凸に膨隆する形状や分葉状の形態を呈し，時にガスを伴う．CTでみられる胸膜肥厚や造影効果，ガス像は感染を強く疑わせる所見で，胸水との鑑別のポイントとなる．

また，胸水は三日月状の形態を呈しやすいが，膿胸ではレンズ状の形態を呈することが多い．肺野の浸潤影や近接する感染巣の存在なども，膿胸を疑う所見となる．膿胸により肥厚し，造影効果の増強した臓側胸膜と壁側胸膜が分離されるCT所見は，感度，特異度の高いsplit pleura sign（症例3）といわれる所見で[1]，胸膜下の肺膿瘍との鑑別にも有用である．また，膿胸では壁がスムースなことが多いが，肺膿瘍では壁が厚く不整なこと

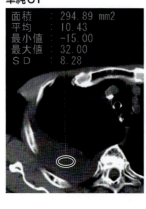

参考症例
図1 80歳台，男性　右血胸
右胸水のCT値は平均10HU程度と（○印），CT値から血性とはいいがたいが，出血性ショックを呈しており，胸腔ドレーンから大量の血性胸水が吸引された．血中ヘモグロビンは6mg/dlと高度の貧血が確認された．

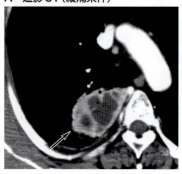
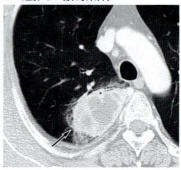

参考症例
図2 50歳台，男性　肺膿瘍
A，B：右肺上葉S^2に，胸壁と接する内部低吸収な腫瘤影がみられる（→）．胸壁とは鋭角に接しており，壁は厚く不整であり，肺膿瘍の典型的所見を呈している．

が多い（図2）．これらの所見により，膿胸と肺膿瘍を100%（70例中70例）鑑別できたという報告がある[2]．

3）乳び胸 chylothorax

乳び胸は，胸管の閉塞や破綻などに伴い胸腔に乳びが貯留した状態で，食道癌術後など医原性の他，悪性リンパ腫，特発性，リンパ管拡張症などの要因が知られている．通常，胸部単純X線写真やCTで単純な胸水としてみられ，水に近い濃度/吸収値を呈する．

診断には胸腔穿刺が必要で，胸水中の中性脂肪≧110mg/dl，かつ胸水中のコレステロール/血清中のコレステロール＜1，もしくは胸水中の中性脂肪が50〜110mg/dlで，胸水のリポ蛋白分析にてカイロミクロンが証明されれば，乳び胸と診断できる．

1日量が1000ml未満のlow output例では，低脂肪食などの保存療法が試みられるが，high output例では，近年IVRによる胸管塞栓術が主体となってきており，良好な成績が報告されている．

鑑別診断のstrategy

胸部単純X線写真は，胸水の存在確認のために行われる最初の検査で，立位像では，75mlの胸水で後部肋骨横隔膜角が鈍化する[3]とされるが，少量では検出しづらいことも多い．胸部CTでは，10ml未満でも検出可能とされる．

胸腔内液貯留の鑑別は，CTなどの画像のみで行うわけではなく，外傷歴や感染徴候の有無などを含めた症状や経過，身体所見，採血結果と併せた評価が重要であることは論を待たない（表）．また，血胸，膿胸，乳び胸のいずれの診断においても，胸腔穿刺が最も重要で診断確定に必要であるので，画像での鑑別診断に固執する必要はないと考えられるが，前述のように各疾患の典型的な画像所見を理解しておくことは，迅速な診断，治療のために有用と考えられる．

表 胸腔内液貯留を呈する主な疾患の比較

	胸水	血胸	膿胸	乳び胸
臨床像	・胸腔に液体が貯留 ・心不全や悪性腫瘍など多彩な要因で生じる	・胸腔に血液が貯留 ・外傷や医療行為が主たる原因	・胸腔に膿が貯留 ・肺炎，肺切除後や外傷などが原因	・胸腔に乳びが貯留 ・食道癌術後や悪性リンパ腫などが原因
単純X線写真	立位では，75ml程度の胸水貯留で後部肋骨横隔膜角が鈍化	通常の胸水貯留と類似する	・胸水に似るが片側性が多い ・胸壁には鈍角を形成し，接することが多い	胸水貯留と同様の所見で，片側性が多い
CT	・少量で検出可能 ・胸腔に水濃度の液貯留 ・両側性が多い	胸腔内に淡い高吸収の液貯留がみられ，典型的には35〜70HU	・胸腔内の液貯留 ・しばしばガスを伴う ・split pleura signが診断に有用	胸水と同様に水濃度の液貯留
その他	三日月状の形態が多く，膿胸（レンズ状が多い）との鑑別点のひとつとなる	高度の貧血では，水濃度に近いCT値を呈することがある	膿胸の壁はスムースなことが多く，肺膿瘍との鑑別点のひとつとなる	high output例では，IVRによる胸管塞栓術が考慮される

文献

1) Kraus GJ: The split pleura sign. Radiology 243: 297-298, 2007.
2) Stark DD, Federle MP, Goodman PC, et al: Differentiating lung abscess and empyema: radiography and computed tomography. AJR 141: 163-167, 1983.
3) Rooper LM, Ali SZ, Olson MT: A minimum fluid volume of 75mL is needed to ensure adequacy in a pleural effusion: a retrospective analysis of 2540 cases. Cancer Cytopathol 122: 657-665, 2014.

3 低濃度の腹腔内液体貯留の鑑別

細田幸司

> **症例 1** 60歳台，男性．アルコール性肝障害あり．胃癌術後2年．2か月前から徐々に倦怠感・食思不振あり，1週間前から増悪．

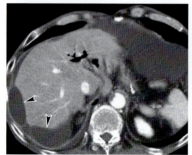
A 造影CT（平衡相）

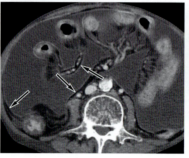
B 造影CT（平衡相）

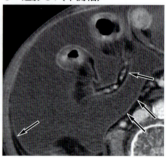
C 造影CT（平衡相）

A：多量の腹水あり，肝右葉辺縁には一部被包化された腹水を認める（▶）．
B，C：腹膜の均一な肥厚がみられる（→）．
腹水穿刺所見は多核球500/μl以上と増加しており，細胞診では悪性所見なし．特発性細菌性腹膜炎と診断され，抗菌薬投与にて改善した．

診断 特発性細菌性腹膜炎

> **症例 2** 10歳台，女性．ボールが左背部に当たった後，左前胸部の疼痛持続．

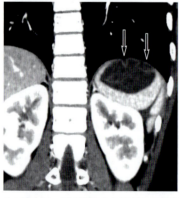
A 造影CT冠状断像（平衡相）

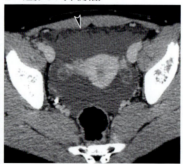
B 造影CT（平衡相）

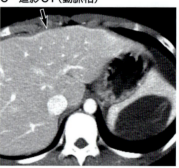
C 造影CT（動脈相）

A：脾内に，壁が折りたたまれたような形態の嚢胞性病変を認める（→）．
B：骨盤内に多量の腹水を認める（▶）．
C：肝被膜に早期濃染を認める（→）．
単房性であり結節はみられず，良性病変と判断した．手術も考慮されたが保存的治療後，経過観察中である．2年経過したが嚢胞の増大はない．

診断 脾嚢胞破裂，肝周囲炎

> **症例 3** 60歳台，女性．腹部膨満，便秘で受診．

A 造影CT（平衡相）　　B 造影CT冠状断像（平衡相）　　C 造影CT（平衡相）

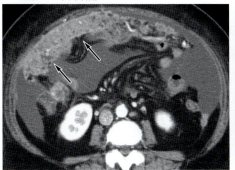 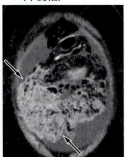 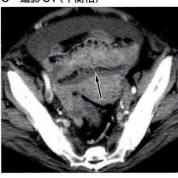

A，B：多量の腹水あり，大網に著明な肥厚を認める（→）．
C：S状結腸に全周性壁肥厚を認める（→）．
S状結腸癌の腹膜播種・癌性腹膜炎と診断された．大網に腫瘤が形成しており，いわゆるomental cakeの所見を呈している．下部消化管内視鏡にて，S状結腸癌が確認された（非提示）．

診断　S状結腸癌，腹膜播種，癌性腹膜炎

> **症例 4** 60歳台，男性．食思不振，倦怠感にて受診．体温37.9℃，WBC 14600/μl，好中球81%，CRP 12.8mg/dl．腹痛なし．HbA1c 13.7%．

A 造影CT冠状断像（平衡相）　　B 造影CT（平衡相）　　C 造影CT冠状断像（平衡相）

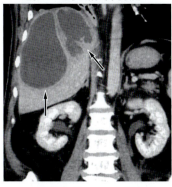 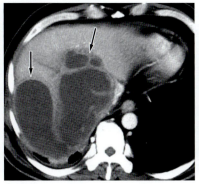 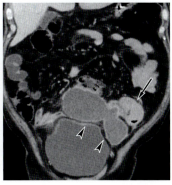

A，B：肝右葉の辺縁に，壁の厚い多房性液体貯留を認める（→）．
C：骨盤内にも被包化液体貯留を認める（▶）．周囲の脂肪織に毛羽立ちはみられない．近傍のS状結腸に腫瘤を認める（→）．
S状結腸癌穿孔による腹腔内膿瘍・肝膿瘍と診断された．肝の膿瘍は bare areaにも存在しており，腹膜腔内だけでなく肝被膜下もしくは肝内にも存在するものと考えられる．液体のCT値は30HUと，やや高値であった．受診時は腹痛は乏しく，画像上も脂肪の毛羽立ちなど炎症所見が乏しい．腸管穿孔後しばらく時間が経過した膿瘍を考える．高度の糖尿病のため，症状が乏しかったと考えられる．

診断　S状結腸癌穿孔，腹腔内膿瘍・肝膿瘍

低濃度の腹腔内液体貯留の鑑別診断リスト

- 漏出性腹水
- 滲出性腹水
  - 癌性腹膜炎
  - 結核性腹膜炎
  - 続発性腹膜炎
  - 特発性細菌性腹膜炎
- 好酸球性腹膜炎
- 乳び腹水
- 腹膜貯留嚢胞
- 嚢胞性病変
- 被囊性腹膜硬化症
- 腹膜偽粘液腫
- 嚢胞破裂，膀胱破裂
- 膿瘍
- 胆汁漏
- 膵炎，膵液漏　など

診断のポイント

1) 漏出性腹水　transudative ascites

　非炎症性に貯留する蛋白質の少ない腹水で，心不全，肝硬変，腎不全，ネフローゼ症候群などが原因となる．CTでは，水の吸収値（0〜15HU）として描出されることが多い．腹膜肥厚は伴わない．腹水蛋白濃度が2.5g/dl以下ならば漏出液，4.0g/dl以上ならば滲出液とされてきたが，SAAG（serum-ascites albumin gradient；血清アルブミン－腹水アルブミン）が1.1g/dl以上であれば漏出，それ未満であれば滲出液とする基準が信頼性が高いとされている．SAAG≧1.1g/dlは，97%で門脈圧亢進を示唆する[1]．

2) 滲出性腹水　exudative ascites

　炎症や癌によって生じる蛋白質の多い腹水で，画像で腹膜肥厚がある場合，腹水は滲出性と考える．また，CT値が15HU以上であれば滲出性腹水の可能性を考慮する．原因には下記a〜dのようなものがあるが，腹膜肥厚の形態が鑑別の参考になる．すなわち，均一な腹膜肥厚は細菌感染のことが多く，不整な腹膜肥厚は悪性や結核のことが多い[2]．

a. 癌性腹膜炎　peritoneal carcinomatosis　▶症例❸

　腹膜に癌が播種した病態で，腹水および腹膜の不整な肥厚がみられることが多い．多量の腹水と腹膜結節や大網腫瘤がみられる場合に，まず考慮すべき疾患である．原発巣（胃，大腸，卵巣，子宮，胆道系，膵などの癌）をCTで確認できることも多い．肺癌など，腹膜に接していない部位の癌が転移し，腹膜播種としてみられることもあるが，通常は腹膜に接する癌が原因である．悪性腫瘍による腹膜炎としては，他に悪性リンパ腫性腹膜炎，腹膜中皮腫，肉腫/間葉系腫瘍の播種がある．

b. 結核性腹膜炎　peritoneal tuberculosis

　癌に比べると腹膜結節は大きくならないが，CTのみでは癌性腹膜炎との鑑別は難しいことが多い．不整な腹膜肥厚があり，原発巣が不明の場合は，結核性腹膜炎も考慮すべきである（ただし，そのような場合に最も頻度が高いのは，卵巣癌の腹膜播種である）．回盲部に壊死性リンパ節があれば結核性腹膜炎を強く疑う．また肺病変や，肺門/縦隔リンパ節石灰化などがある場合も，鑑別の一助となる．腹水中のADA（adenosine deaminase）値やPCR（polymerase chain reaction）などから診断する．

c. 続発性腹膜炎　secondary peritonitis

　腸管感染や腸管穿孔，胆嚢炎，胆管炎，膵炎などから生じた腹膜炎である．外科的治療が必要なこともある．均一な腹膜肥厚を呈する．

d. 特発性細菌性腹膜炎　spontaneous bacterial peritonitis；SBP　▶症例❶

　消化管穿孔のような明らかな感染の原因がないにもかかわらず，細菌性腹膜炎が生じる

ものであり,腹水を有する非代償性肝硬変例のうち約10〜20%に認められる.発熱や腹痛が最も多い症状であるが,症状がはっきりしない場合も多く,腹水を伴う肝硬変患者では,不定愁訴のような症状でもSBPを疑う必要がある.腹水穿刺での細胞数増加（≧250）,培養陽性などから診断される.CTでは,他の細菌性腹膜炎と同様に均一な腹膜肥厚がみられるが,腹膜肥厚を示さないこともある.

3) 好酸球性腹膜炎　eosinophilic peritonitis

腸管壁と腹膜に好酸球浸潤がみられる腹膜炎で,腸炎所見,腹水,均一な腹膜肥厚を呈する.末梢血好酸球増多がみられることが多い.原因不明だが,アレルギーとの関与が推測されている.持続腹膜透析（continuous ambulatory peritoneal dialysis；CAPD）導入早期に発症することもある.

4) 乳び腹水　chylous ascites

脂肪の豊富なリンパ液の漏出による腹水で,乳白色を呈する.手術,外傷,悪性腫瘍,肝硬変などでみられることがある.腹水が乳白色,感染がない,腹水中のトリグリセリド高値（≧200mg/dl）などで診断する.低脂肪食やオクトレオチド投与などが治療に有効である.なお,腹腔内ではなく後腹膜への漏出ではリンパ嚢腫（lymphocele）となり,被包化液体貯留として描出される.

リンパ管造影では,漏出部位が描出されるだけでなく,リピオドール自体に治療効果もあることが知られている.近年は,鼠径リンパ節を超音波ガイドで穿刺することでリンパ管造影が行われることが多く（transnodal lymphangiography）,腰リンパ管や乳び槽からのリンパ漏に有用である.ただし,肝など腸リンパ管系統からのリンパ漏は,この方法では描出できず,その場合は経皮経肝リンパ管造影が有用との報告がある[3].なお,肝由来のリンパ液は乳びではなく,黄色透明な液体である.

5) 腹膜偽粘液腫　pseudomyxoma peritonei

腹腔内に粘液塊が複数形成される病態であり,粘液性腫瘍が腹膜播種することで発症する.大部分は虫垂の粘液性腫瘍が原因であるが,卵巣,膵や腹膜原発の粘液性腫瘍が原因となることもある.臓器が粘液に圧排される像がみられることがあり,腹膜偽粘液腫に特徴的である.

6) 囊胞破裂,膀胱破裂など　cyst rupture, bladder rupture ▶症例❷

肝,腎,膵,脾,卵巣,腹膜などの囊胞性病変が破裂することがあり,腹水貯留および腹膜炎を生じる.多囊胞性疾患（多発性囊胞腎・多発性囊胞肝）では,たびたび腎囊胞・肝囊胞破裂がみられる.虚脱した形態の囊胞があれば（特に外傷部）,囊胞破裂を疑う.水腎症や外傷による尿管損傷などで尿漏が生じることがあり,通常は後腹膜に液体が貯留するが,稀に腹腔内に貯留する.また,外傷や医原性,遅発性放射線障害,S状結腸－膀胱瘻などで膀胱損傷し,腹腔内に尿が漏出することもある.下腹部外傷後に低吸収の腹水が多量にみられる場合は,膀胱損傷も考慮する.

7) 腹腔内膿瘍　intraabdominal abscess ▶症例❹

腹腔内に炎症が生じた後,膿瘍を形成することがある.外科手術後の他,虫垂炎穿孔,憩室炎穿孔,腫瘍,Crohn病,骨盤内感染などが原因となる.通常は炎症反応高値や圧痛がある.CTでは,被包化された液体貯留として描出される.

8) 胆汁漏　bile leak, biloma

肝胆道系術後,PTCD（percutaneous transhepatic cholangiodrainage）事故抜去後などで胆汁漏が生じ,胆汁性腹膜炎を来すことがある.

9）膵炎，膵液漏 pancreatitis, pancreatic fistula

急性膵炎後に被包化液体貯留が生じた場合は，仮性膵囊胞や被包化壊死を考える．膵手術後に膵液漏が生じることがある．仮性動脈瘤を形成し出血することがあり，注意する．

10）その他の医原性液体貯留

脳室腹腔シャント（V-P shunt），腰椎腹腔シャント（L-P shunt），腹膜透析患者などでは，少量の腹水がみられる．

鑑別診断のstrategy

1）腹水

排卵のある女性では骨盤に少量の腹水がみられることが多いが，排卵のない女性や男性で腹水がみられた場合，基本的には異常所見と考える．腹水の診断には腹水穿刺所見が重要であるが，画像で原因が判明・推定できることも多い（表）．腹水を認めた場合は，腹膜肥厚の有無や腹水のCT値を確認する．腹膜肥厚は単純CTで認識できることもあるが，造影CTの方がよい．

腹膜肥厚があれば通常は滲出性腹水であり，悪性や感染の可能性が高い．腹膜肥厚の形態で鑑別を絞ることができる（後述）[2]．CT値がやや高い場合（15HU以上）も，滲出性腹水の可能性を考慮する．腹膜肥厚がなく腹水のCT値が低い場合は，漏出性腹水の可能性が高い．Douglas窩の腹水に沈殿がないかどうかも確認し，沈殿があれば血性や膿性を疑う．ただし，骨盤骨によるビームハードニングアーチファクトや，腸管蠕動のアーチファクトで腹水が不均一にみえることがあり，沈殿と誤認しないよう注意が必要である．

また，ヨード造影剤の静脈内投与後，腹水が造影されることがある[4]．他検査で造影剤が事前（3日以内）に投与されており腹水のCT値が均一に高い場合，造影剤の可能性も考慮し，腹水穿刺やCTの経過など含め判断する．

全身の水分貯留のバランスを考慮して読影することも重要である．例えば，腹水だけでなく胸水，心囊液，皮下浮腫が多い場合は，心不全，腎不全，低栄養など全身性浮腫による漏出性腹水の要素が大きいと判断できる．一方，胸水や皮下浮腫に比して腹水が多い場合

表 腹水を呈する主な疾患の鑑別

	漏出性腹水	癌性腹膜炎	結核性腹膜炎	特発性細菌性腹膜炎（SBP）	続発性腹膜炎
腹水所見	・SAAG＜1.1g/d*l* ・腹水/血清LDH＞0.6，TP＞0.5	・腹水細胞診陽性	・腹水ADA高値 ・結核PCR陽性	・細胞数増加（≧250） ・培養陽性	・細胞数増加 ・培養陽性など
CT所見	・腹膜肥厚なし ・CT値は均一で低い	・腹膜の結節，不整な肥厚 ・大網腫瘤（omental cake） ・原発巣の描出	・腹膜結節（5mm未満），不整な肥厚 ・壊死性リンパ節 ・原発巣などの悪性所見の欠如 ・胸部病変	・均一な腹膜肥厚 ・肝硬変	・均一な腹膜肥厚 ・急性虫垂炎などの炎症性変化や，free airなど腸管穿孔所見
その他	肝硬変，心不全，腎不全，低栄養などの基礎疾患	・消化管内視鏡 ・腫瘍マーカー（CEA，CA19-9，CA125など）	半数は肺病変を有しない	腹水を伴う肝硬変患者	・腹痛高度 ・炎症反応高値 ・術後 ・外傷後

TP：total protein

は，腹腔内に原因が存在する可能性が高く，門脈圧亢進による漏出性腹水や滲出性腹水を考慮する．門脈圧亢進があるかどうかは，肝硬変，門脈側副血行路発達，脾腫などが参考になる．全身浮腫（特に右心不全）では下大静脈拡大，胆囊浮腫などがみられることがある．

a. 腹膜肥厚の形態

①均一な腹膜肥厚

均一な腹膜肥厚がみられる場合，細菌性感染のことが多い．free airがみられる場合は消化管穿孔を考慮し，CTで穿孔部を検索する．骨盤内感染症（pelvic inflammatory disease；PID）やSBPなどでも，均一な腹膜肥厚を呈する．感染以外では，好酸球性腹膜炎や胆汁漏出性腹膜炎，急性膵炎も均一な壁肥厚を呈する．腹水が被包化されている場合は膿瘍を疑い，虫垂炎穿孔，憩室炎穿孔，Crohn病，腫瘍など原因を検索する．

②不整な腹膜肥厚

腹膜肥厚が不整な場合や結節状の場合，癌性腹膜炎や結核性腹膜炎などを考慮する[2]．特に大網に粗大な腫瘤がある場合，癌の播種を疑う．

b. 腸管との関係

①腸管拡張

腹水と腸管拡張がある場合，閉塞機転があれば機械性腸閉塞と診断し，それによる腹水を疑う．腸管壊死があると腹水のCT値が上昇するため，CT値にも注意する．閉塞機転がなく，全体的に腸管拡張がみられる場合は麻痺性イレウスが疑われるが，通常の麻痺性イレウスでは，腹水はみられないことが多い．麻痺性イレウスで腹水がみられる場合は，腹膜炎や悪性腫瘍の播種などを考慮する．

②腸管壁肥厚

腹水と腸管壁肥厚が同時にみられる場合，腸炎を疑う（感染性，虚血性，薬剤性，アレルギー性など）．ただし，肝硬変やうっ血性心不全，高度低栄養などでも腸管浮腫と腹水が同時にみられるため，注意が必要である．腸管浮腫が広範で全身浮腫も高度な場合は，全身性浮腫に伴う腸管壁肥厚を疑う．ただし，全身浮腫に伴う腸管浮腫が比較的限局してみられることもあり，その場合は腸炎と鑑別が難しい．

また，限局性の腸管壁肥厚と腹水を呈する疾患もある．小腸／大腸アニサキス症は比較的限局した浮腫性壁肥厚を呈し，通過障害と腹水を伴いやすい．大腸の限局性壁肥厚と腹水は，大腸癌の播種を考慮する（特に，大腸の壁肥厚が浮腫性でない場合）．

2) 腹水以外の腹腔内液体貯留

膿瘍，尿漏，胆汁漏，膵液漏・仮性膵囊胞や，種々の囊胞性病変などがある．解剖学的に，どの腔に貯留しているのかを考えて診断を絞る．肝被膜下，後腹膜，Retzius腔，腸間膜内などの液体貯留を腹水と誤認しないように注意する．日頃から，腹膜の構造を意識しながら読影しておくことが肝要である．

文献

1) Runyon BA, Montano AA, Akriviadis EA, et al : The serum-ascites albumin gradient is superior to the exudate-transudate concept in the differential diagnosis of ascites. Ann Intern Med **117**: 215-220, 1992.
2) Filippone A, Cianci R, Delli Pizzi A, et al: CT findings in acute peritonitis: a pattern-based approach. Diagn Interv Radiol **21**: 435-440, 2015.
3) 保坂優斗, 蔵原 弘, 川崎洋太・他：膵頭部癌術後の難治性リンパ漏に対して経皮経肝リピオドールリンパ管造影が奏効した1例. 日消外会誌 **50**: 721-727, 2017.
4) Benedetti N, Aslam R, Wang ZJ, et al: Delayed enhancement of ascites after i.v. contrast material administration at CT: time course and clinical correlation. AJR **193**: 732-737, 2009.

4 高濃度の腹腔内液体貯留の鑑別

ウッドハムス玲子

**症例 ** 70歳台,男性.腹痛にて受診.

A 造影CT

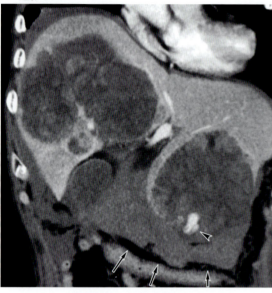

B 肝動脈A3からの血管造影

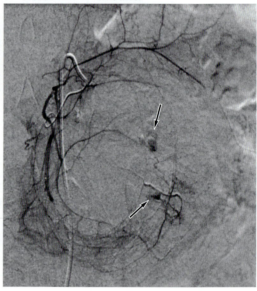

A:肝両葉に多発する腫瘤と高濃度の腹水が認められ,HCC(hepatocellular carcinoma)破裂と診断された.肝左葉から突出する腫瘤周囲に,より高濃度の腹水が認められ,sentinel clot signと考えられる(→).腫瘍内出血は認められるが(▶),明らかな腹腔内への造影剤漏出は認められない.
B:肝左葉のHCCに,造影剤の血管外漏出像が認められる(→).

診断 左葉肝細胞癌の破裂

> **症例 2** 50歳台，男性．関節リウマチにてステロイド，メトトレキサート（MTX）内服中．前日からの腹痛にて受診．

A 造影CT

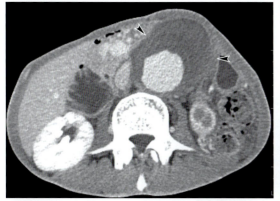

B 単純CT

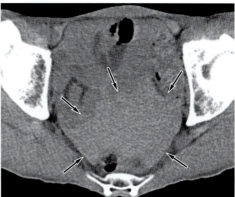

C 単純CT

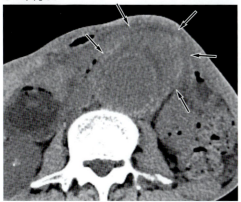

A：腹部大動脈瘤（長径約73mm）が認められる（▶）．4か月前のCT（非提示）上は45mmであり，急速に増大している．
B：腹部大動脈瘤周囲には血腫は認められないが，Douglas窩には高濃度の腹水貯留（CT値56HU）が認められる（→）．
C：大動脈瘤の壁在血栓は不均一高濃度であり，外膜に沿って，さらに高濃度の血腫を疑う所見（hyperattenuating crescent sign，→）が認められる．微細な破裂後，一時的に止血されている状態である．
同日，緊急で人工血管置換術が施行された．

診断　腹部大動脈瘤破裂

> **症例 3** 60歳台，男性．腹痛，嘔吐．弁置換後にてワーファリン内服中．PT-INR（prothrombin time-international normalized ratio）3.8．

A 単純CT

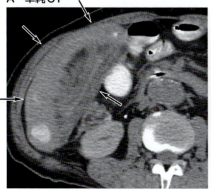

B 造影CT

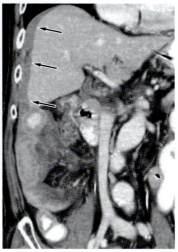

A：回腸に限局性の壁肥厚，腸間膜の浮腫性変化が認められる（→）．
B：小腸壁内のCT値は40〜50HU，腹水の濃度も50HU前後と高い（→）．
限局性の小腸壁と腸間膜のうっ血，壁内血腫，壁の造影不良，血性腹水より，内ヘルニアによるうっ血性虚血を疑い，開腹手術となった．開腹すると，大量の血性腹水，回腸腸間膜，壁内血腫，回腸のうっ血性壊死が認められた．

診断　非外傷性小腸壁内血腫

症例 **4** 20歳台，女性．生理周期30日目．性交渉10分後より下腹部痛出現．

A 単純CT
B 造影CT
C 造影CT冠状断像

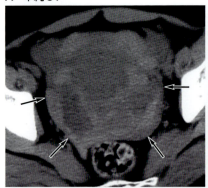
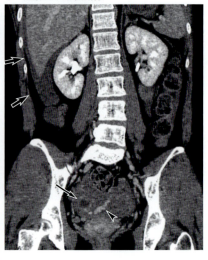

A〜C：骨盤内の卵巣周囲にCT値60HU前後の高濃度領域（A；→），また，肝周囲にもCT値30HU前後の液体貯留が認められ（C；➡），骨盤内sentinel clot sign, hematocrit effect陽性の腹腔内出血の所見である．造影CT上，右卵巣に辺縁がリング状に強く造影される囊胞（B, C；→），および同部からの造影剤の血管外漏出像が認められる（B, C；▶）．

診断 黄体囊胞破裂による腹腔内出血

 症例 **5** 30歳台，女性．10月に妊娠反応陽性となったが，胎囊ははっきりせず．11月下旬に出血持続，尿中hCGが低下し，流産と診断されたが，腹痛増悪，貧血が認められた．

A 造影CT
B 造影CT

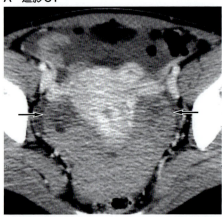
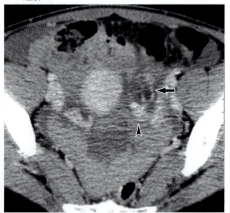

A, B：骨盤内にsentinel clot sign, hematocrit effectを伴う高濃度の腹水貯留が認められる．両側卵巣は同定可能で（A；→），左頭側に卵巣とは別に，辺縁が強く造影される囊胞と（B；➡），造影剤の血管外漏出像（B；▶）が認められる．

診断 左卵管峡部妊娠

高濃度の腹腔内液体貯留の鑑別診断リスト

1. **腹腔内出血**
- 外傷性臓器損傷（肝，脾，腸管，腸間膜）
- 術後出血
- 肝腫瘍破裂
- 腹膜播種，腹腔内転移
- 内臓動脈瘤破裂
- 腸管虚血壊死
- 非外傷性腸管壁内血腫
- 産婦人科疾患
  ▶ 黄体嚢胞破裂
  ▶ 排卵
  ▶ 卵巣腫瘍捻転
  ▶ 卵巣腫瘍破裂
  ▶ 子宮筋腫出血
  ▶ 異所性妊娠
  ▶ 子宮破裂
  ▶ 穿通胎盤出血

2. **後腹膜腔出血**
- 骨盤骨折
- 医原性動脈損傷
- 腹部大動脈瘤・腸骨動脈瘤破裂
- 急性膵炎
- 膵アーケードの動脈瘤破裂（術後仮性動脈瘤，SAM）
- 腎血管筋脂肪腫破裂
- 腎生検後出血
- 産道出血
- 子宮破裂

3. **下部消化管穿孔**
4. **腹腔内膿瘍**
5. **造影剤静注後**

SAM：segmental arterial mediolysis

診断のポイント

1）肝細胞癌破裂　rupture of hepatocellular carcinoma（HCC）　▶症例❶

腫瘍径10cm以上，Child-Pugh class B，C，肝外側区域とS^{6}がリスクファクターとされている．破裂の機序は，腫瘍の静脈浸潤による腫瘍内圧上昇や腫瘍の壊死，凝固障害などの複合的因子であると考えられている．CT撮影時には，自然止血されていることが多い．多発HCCや巨大HCCの場合も多く，動脈塞栓術を行う際は，出血点の推測が，肝機能を温存しつつ効率的に止血を行うために重要である．

2）腹部大動脈瘤破裂　rupture of abdominal aortic aneurysm　▶症例❷

腹部大動脈瘤の破裂（frank rupture）で最も高頻度に認められる所見は後腹膜腔の血腫であり，診断は容易である．腹部大動脈瘤のサイズによる1年以内の破裂リスクは，5.5〜5.9cmで9.4％，6.0〜6.9cmで10.2％，7.0cm以上で32.5％，8.0cm以上では6か月以内に25.7％とされており[1]，大きな大動脈瘤をみた場合は，微細な破裂の所見を見落とさないように注意する．

壁在血腫や大動脈壁内に血液が流入することにより，大動脈瘤の壁在血栓内に腸腰筋より高濃度の陰影が認められる．hyperattenuating crescent signは，切迫破裂（impending rupture）あるいは破裂において最も早期に認められる所見であり，破裂の感度は77％，特異度93％と報告されている[2]．壁在血栓内に流入した血液がfrank ruptureを惹起するとされている．また，contained ruptureのサインは，大動脈瘤後壁が椎体周囲に沿って広がり，椎体周囲の脂肪織濃度が消失するdraping signや，大動脈壁石灰化の部分的途絶がある．

3）非外傷性小腸壁内血腫
non-traumatic intramural hematoma of the small intestine　▶症例❸

抗凝固療法中の患者の2500人に1人の頻度で発生すると報告されており，稀な病態である．原因としてワーファリンが最も多く，その他，ヘパリン，抗血小板薬，血友病，血管炎，

悪性腫瘍が原因となりうる．空腸，回腸，十二指腸の順の頻度で認められる[3]．

通常は保存的に軽快するが，稀に腸管閉塞を来し，外科的治療が行われている．症例3のように，うっ血性の虚血に陥る例は稀である．

4）黄体嚢胞破裂 rupture of corpus luteum cyst ▶症例❹

妊娠反応がないこと，生理周期15〜28日（表1），性交渉後の発症といった臨床情報が，診断の鍵となる．画像上は，辺縁が強く造影される嚢胞と，骨盤内の血性腹水が認められる．通常，自然止血するが，凝固障害があると致死的になりうる．

5）異所性妊娠破裂 ruptured ectopic pregnancy ▶症例❺

急激な下腹部痛と血圧低下，貧血を呈する．異所性妊娠（表1）の95％以上は，卵管妊娠（膨大部，峡部，卵管采部，間質部）が占め，その頻度は卵管膨大部が最も高く，間質部が最も少ない．妊娠反応があるにもかかわらず胎嚢が子宮内に確認できないことと，血中hCG（human chorionic gonadotropin）の上昇より，臨床的に診断が可能である．

女性の下腹部痛精査の画像診断モダリティは超音波検査が第一選択であるべきだが，急性腹症ということで造影CTが撮影されることもある．造影CT上は，骨盤内の高濃度で不均一な腹水と，辺縁が厚く強く造影される嚢胞が認められる．画像所見は黄体嚢胞破裂と類似するが，臨床情報と卵巣が別に同定されることで，鑑別可能である．

鑑別診断のstrategy

感染などのない正常な胆汁，腹水，髄液，尿，腸液のCT値は，多少の幅はあるものの，通常0〜15HUである．腹水の濃度は蛋白濃度や血液成分，感染の有無により変化する．腹腔内の様々な液体のCT値の目安を表2に示す[4]．高濃度の腹腔内体液貯留の原因を鑑別診断リストに示す．

CT上，高濃度腹水と認識するためには，肉眼的に胆汁や膀胱内の尿と濃度を比較するのが簡便であるが，胆汁や尿の濃度も感染の有無や結石などにより変化するため，より正確にはCT値を計測する．

高濃度の腹腔内液体貯留を来す疾患を鑑別診断リストに示す．注意しなければならないのは，造影剤静注の既往である．造影剤静注後10分後から，腹水のCT値はおおよそ10〜25HU上昇するが，造影剤使用後3日以降は腹水のCT値上昇は認められない．また，被包化腹水や血中クレアチニン値が高いほど，造影剤投与による腹水の濃度は上昇しやすい（図1）[5,6]．

高濃度腹水が認められた場合，まず考えるのは血性腹水である．血性腹水といっても，新鮮な血腫から陳旧性血腫，血中ヘモグロビン値などによって様々な濃度を示す．凝血し

表1 生理周期と腹腔内出血の関係

1〜5日	子宮内膜症
5〜13日	卵胞嚢胞破裂
13〜15日	排卵痛，排卵出血
15〜28日	黄体嚢胞破裂
28日以降	異所性妊娠，流産

表2 腹腔内液体のCT値（非造影時）

胆汁	0〜45HU
尿　感染性	0〜32HU
非感染性	11〜18HU
胃十二指腸穿孔による腹水	5〜21HU
小腸穿孔による腹水	10〜30HU
大腸穿孔による腹水	14〜46HU
膿性腹水	0〜45HU
血腫	30〜70HU

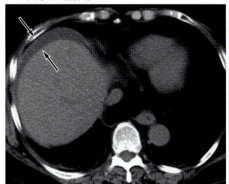
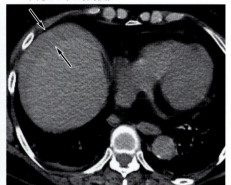
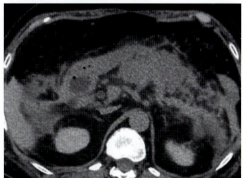

参考症例

図1 60歳台，女性　急性重症膵炎

SLE（systemic lupus erythematosus）にて治療中．急性重症膵炎にて他院より搬送．2時間前に他院で単純CT（A）および造影CTが施行され，再度当院でもCT（B，C）を撮影．

A〜C：他院単純CT上，腹水のCT値は16HUであったのに対し（A；→），2時間後の当院での腹水のCT値は，60HUと著明な上昇が認められ（B；→），造影剤の滲出による変化と考えられる．2時間後の膵周囲の単純CT（C）では，周囲にも高濃度，不規則な軟部陰影が認められる．こちらも血腫ではなく，造影剤の滲出による濃度上昇と考えられる．

ていない血液は33〜45HU，凝血した血腫は45〜70HU，出血から48時間未満の血腫のCT値は30HU以上と報告されている．また，貧血の場合は血性腹水のCT値も低くなり，30HUを下回ると報告されている[7]．

　血性腹水が疑われた場合，次に出血源の同定が必要となる．造影剤の血管外漏出が認められる場合や，動脈瘤など明らかに出血源となりうる病変が同定可能な場合は一目瞭然であるが，単純CTや造影剤漏出が認められない場合，多発外傷や多発HCCなど出血源となりうる病巣が多発している場合の出血源の同定においては，血腫の局在と濃度分布が診断に有用である．少量の血腫が限局性に認められる場合は，近傍の臓器が出血源である可能性が高い．

　しかし，出血量が多くなると血腫は低い部分に移動する．例えば，上腹部由来の血腫は，まずMorrison窩，右結腸傍溝に移動する（図2）．右が左より優位なのは，結腸傍溝が左と比較して深く広いこと，そして，左側の横隔結腸ヒダや腸間膜，結腸間膜といった解剖学的障壁が原因である[8]．さらに大量出血になると，出血源の近傍よりも，体幹部で最も低く深い位置にあるDouglas窩に優位に貯留する．しかし，少量の出血の場合は，Douglas窩のみに血腫が認められる場合もあり，各臓器，血管の注意深い観察が出血源同定に必要である．

　出血源の近傍に最も高濃度の血腫を認めることが多く，"sentinel clot sign"と呼ぶ．また単純CT上，血腫が高〜低濃度の混在する層状の所見を呈する所見は，"hematocrit effect"と呼ばれる．背側に細胞成分や血球成分が沈殿する所見であり，比較的新鮮な血腫を示唆する[8]．そして，高濃度血腫の内部の低濃度な部分は，出血点と一致することが多い．単純CTでhematocrit effectが認められる場合は，活動性出血が継続している可

能性が高いと判断し，造影CTあるいは血管造影といった治療の介入を積極的に考慮する．

　絞扼性腸閉塞に伴う腸管虚血壊死において血性腹水を認めることがあるが，頻度としてはそれほど高くなく，感度29％，特異度79％と報告されている[9]．またCT上，腹水の量が少ないことが多く，血性と断定しづらい．一方，癒着性腸閉塞の患者において，10HU以上の高濃度腹水を認めた患者は，優位に早期に開腹術が施行され，しかも腸管切除が必要であったとの報告があり[10]，腸管虚血診断の一助となる可能性がある．また，稀ではあるが，腸管壁内血腫は94％の患者に血性腹水が認められたと報告されている[11]．

　大腸穿孔に伴う腹水は，胃や小腸の穿孔と比較してCT値が高いと報告されている[12]．18HUをカットオフ値と定めると，大腸穿孔に対する感度は87.5％，特異度は70.4％で，穿孔部位の特定に有用な可能性が示唆されている[13]．腸管の性状やfree airの分布と併せて，診断に寄与すると考える．また，腹水のCT値20HUが，感染性腹水と非感染性腹水との鑑別の目安になるとされている．

　当院では，出血性疾患を含む急性腹症のプロトコールは，上腹部から骨盤までの単純CT，後期動脈相（ボーラストラッキングで約40秒後），後期相（90秒）の3相ダイナミックCT施行を基本とする．ただし，大血管や内臓動脈瘤からの出血が強く疑われる場合は，CT angiographyのプロトコールで撮影する．

A　造影CT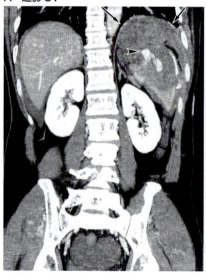

B　造影CT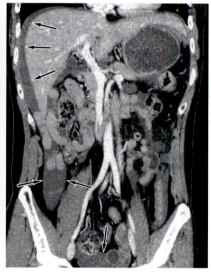

参考症例
図2　40歳台，男性　脾損傷による活動性出血
A：脾損傷部に造影剤の血管外漏出像（▶），脾周囲にsentinel clot sign陽性の血腫が認められる（→）．
B：左側と比較して，肝周囲や右結腸傍溝に優位に，血腫が分布している（→）．

文献

1) Lederle FA, Johnson GR, Wilson SE, et al: Rupture rate of large abdominal aortic aneurysms in patients refusing or unfit for elective repair. JAMA **287**: 2968-2972, 2002.
2) Mehard WB, Heiken JP, Sicard GA: High-attenuating crescent in abdominal aortic aneurysm wall at CT: a sign of acute or impending rupture. Radiology **192**: 359-362, 1994.
3) Abbas MA, Collins JM, Olden KW: Spontaneous intramural small-bowel hematoma: imaging findings and outcome. AJR **179**: 1389-1394, 2002.
4) Bydder GM, Kreel L: Attenuation values of fluid collections within the abdomen. J Comput Assist Tomogr **4**: 145-150, 1980.
5) Cooper C, Silverman PM, Davros WJ, et al: Delayed contrast enhancement of ascitic fluid on CT: frequency and significance. AJR **161**: 787-790, 1993.
6) Wise SW, DeMeo JH, Austin RF: Enhancing ascites: an aid to CT diagnosis. Abdom Imaging **21**: 67-68, 1996.
7) Lubner M, Menias C, Rucker C, et al: Blood in the belly: CT findings of hemoperitoneum. RadioGraphics **27**: 109-125, 2007.
8) Federle MP, Jeffrey RB Jr: Hemoperitoneum studied by computed tomography. Radiology **148**: 187-192, 1983.
9) Ha HK, Kim JS, Lee MS, et al: Differentiation of simple and strangulated small-bowel obstructions: usefulness of known CT criteria. Radiology **204**: 507-512, 1997.
10) Matsushima K, Inaba K, Dollbaum R, et al: High-density free fluid on computed tomography: a predictor of surgical intervention in patients with adhesive small bowel obstruction. J Gastrointest Surg **20**: 1861-1866, 2016.
11) Macari M, Chandarana H, Balthazar E, et al: Intestinal ischemia versus intramural hemorrhage: CT evaluation. AJR **180**: 177-184, 2003.
12) 清島 亮, 長谷川博俊, 石井良幸・他: 大腸穿孔の治療方針 消化管穿孔における術前腹水CT値・来院時間係数を用いた予後, 合併症リスク予測の検討. 日腹部救急医会誌 **33**: 979-982, 2013.
13) Seishima R, Okabayashi K, Hasegawa H, et al: Computed tomography attenuation values of ascites are helpful to predict perforation site. World J Gastroenterol **21**: 1573-1579, 2015.

第8章 体腔内の液体貯留

5 液面形成を呈する液体貯留の鑑別

中間楽平

> 症例 30歳台，男性．Crohn病で横行結腸に人工肛門造設術後．腹痛・頻回の嘔吐で，救急外来を受診．

A 造影CT（平衡相）　　B 造影CT冠状断像（平衡相）

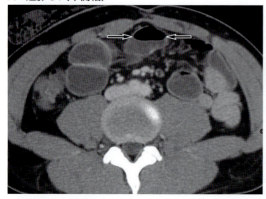

C 造影CT（平衡相）

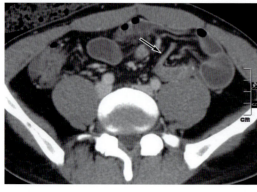

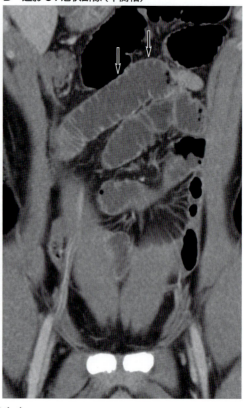

A：薄い壁に囲まれるair-fluid levelを呈する構造を認める（→）．
B：冠状断像で同構造をみると，拡張腸管の一部であることがわかる（→）．
C：同部位より肛門側では，急峻な口径変化を認める（→）．腫瘍や狭窄病変などは指摘できない．

診断 癒着性腸閉塞

液面形成を呈する液体貯留の鑑別診断リスト

- 小腸閉塞
- 腹腔内膿瘍
- 内膜症性嚢胞
- 成熟嚢胞性奇形腫
- 卵管留膿腫・留血腫
- 胆嚢（結石・胆泥・血腫など）
- 気腫性膀胱炎

| 症例 | **2** | 60歳台，男性．腹痛および発熱で外科外来を受診． |

A　造影CT（平衡相）

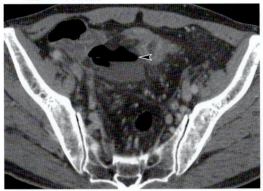

B　造影CT冠状断像（平衡相）

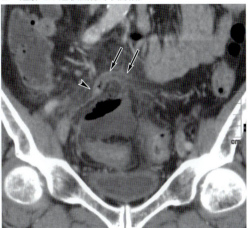

A：air-fluid levelを呈する構造があるが（▸），壁ははっきりしない．
B：上記構造の付近に壁の破綻した虫垂が同定でき（→），根部には糞石が認められる（▸）．

診断　急性壊疽性虫垂炎穿孔・膿瘍形成

| 症例 | **3** | 20歳台，女性．突発発症の左下腹部痛で，救急外来を独歩受診． |

A　造影CT（平衡相）

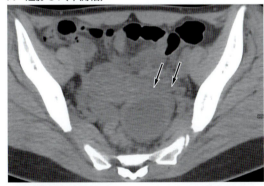

B　T2強調像

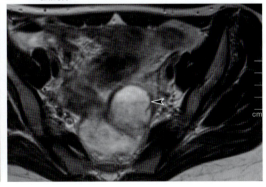

C　脂肪抑制T1強調像

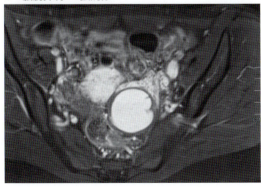

A：卵巣と考えられる構造が子宮左側に認められ（→），内部は背側に血腫様の高吸収域があり，fluid-fluid levelを呈している．
B：同構造は高信号域と低信号域が混在し，液面を形成している（▸）．
C：脂肪抑制像では低信号域は認められず，脂肪成分の混在がないことを示唆する．

診断　内膜症性囊胞（切迫破裂の可能性）

症例 4 40歳台，女性．腹部単純X線写真（非提示）で石灰化病変を指摘され，精査目的で内科外来を受診．

A 造影CT（平衡相）

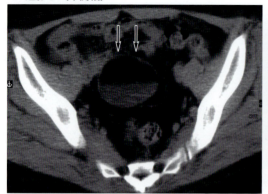

B T1強調像

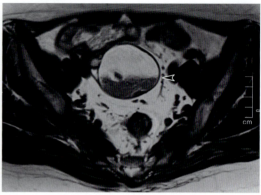

C 脂肪抑制T1強調像

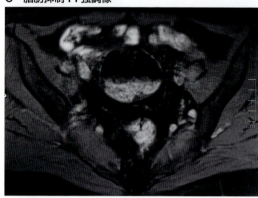

A：腹腔内に，脂肪と考えられる内容物（CT値−100HU程度）と，fat-fluid levelを呈する囊胞様構造を認める（→）．
B：腫瘤は高信号と低信号が混在し，液面を形成している（▷）．
C：腹側の高信号は抑制され，脂肪であることがわかる．

診断　成熟囊胞性奇形腫

診断のポイント

1）小腸閉塞　small bowel obstruction ▶症例❶

内部に液面形成を呈し，連続する拡張した構造がある場合，まずは本症を疑う．拡張した腸管が肛門側で急峻な口径変化を来す場合（caliber change），閉塞機転と考えられる．閉塞の原因は，術後の癒着や炎症，腫瘍など様々である．2か所で口径変化がある場合は，closed loopになっていないかを確認する必要がある．closed loopは絞扼性腸閉塞に至る可能性があるため，間接的所見として腸間膜の限局性の浮腫や腹水，腸管の造影効果不良などの所見に注意する．

2）腹腔内膿瘍　intraabdominal abscess ▶症例❷

消化管穿孔や炎症性の病態に続発し，膿性の滲出液が限局して貯留した状態である．時間が経過すると，被膜により被包化される．時間によっては，被膜の状態により腸管との鑑別を要することがあり，thin sliceでの観察や横断面以外の断面像の活用が有効である（鑑別診断のstrategy参照）．

3）内膜症性囊胞　endometrial cyst ▶症例❸

内膜症性囊胞は，卵巣表層または卵巣実質内の異所性内膜からの反復性の出血に炎症などが加わり，形成される偽囊胞である[1]．新旧の血液成分が混在するため，CTでは吸収値が異なった液体がfluid-fluid levelを形成することがある．MRIでは出血を反映し，液

体であるにもかかわらず，T2強調像で淡い低信号域を呈することがあり，shadingという所見で知られている．成熟嚢胞性奇形腫との鑑別には，脂肪抑制T1強調像が有用である．

4）成熟嚢胞性奇形腫 mature cystic teratoma ▶症例❹

内膜症性嚢胞と並び，若年女性ではcommonな病変である．脂肪の存在が特徴であり，嚢胞内に脂肪が認められれば成熟嚢胞性奇形腫である可能性が高い．CTでは脂肪とそれ以外の液体を反映し，fat-fluid levelを呈することがある．MRIでは，脂肪抑制像での信号抑制が特徴的である．

5）卵管留膿腫・留血腫 pyosalpinx, hemosalpinx

卵管は通常，CTでは同定が困難であるが，液体が貯留すると明確な構造として描出される．卵管留膿腫・留血腫は，貯留した液体が稀に液面形成をすることがある．腫瘤様にみえたり，壁の薄い腸管のようにみえる可能性もあり，誤認しないよう注意が必要である．

6）胆嚢（結石・胆泥・血腫など） gallbladder（calculus, biliary sludge, hematoma, etc.）

基本，胆嚢は肝床部に接しているため鑑別に難渋することはないが，痩せ型で脂肪が少なかったり，遊走胆嚢のように肝床付着部が小さい場合[2]などでは，横断像では一見すると腸管と見紛う場合があるので，注意が必要である．内部に胆砂・胆泥や血液が貯留していると，正常な胆汁との液面形成を呈することがある．

7）気腫性膀胱炎 emphysematous cystitis

糖尿病や尿路に異常がある患者にみられる比較的稀な疾患で，細菌がガスを生成し，膀胱を粘膜下や内腔に貯留する[3]．一見すると壁内気腫を伴った腸管のようにみえるが，正常な膀胱が観察されないことから，鑑別することができる（p.A62参照）．

鑑別診断のstrategy

液面を形成する液体貯留を示す構造で重要なことは，正常腸管と連続性のある病変（すなわち腸管自体の異常）と，膿瘍や腫瘍性病変などの独立した構造物を鑑別することである．同定した構造が腸管かどうかで鑑別疾患が大きく変わるため，腸管との連続性を慎重に読影する必要がある．特に，膿瘍の壁は一見すると腸管と見紛うものもあり，部分容積効果により誤った判断をしてしまうことがある．迷った際には，横断面のthin sliceだけでなく，冠状断像や矢状断像など多断面での確認が有用である．

腸管外の構造は膿瘍や腫瘤だけでなく，腹腔内の状態によっては胆嚢や膀胱などの既存の構造が，あたかも腸管やその他の新規病変のようにみえてしまうことがある．液面形成を呈した病変のようにみえた場合でも，正常な構造があるかないかを確認することで，誤認を避けることができる．

その他に液面形成を形成する疾患として，女性の場合は付属器由来の病変を鑑別に挙げる必要がある．特に，内膜症性嚢胞や成熟嚢胞性奇形腫は頻度が比較的高く，脂肪や血液などによる液面形成を来す腫瘍としては押さえておく必要がある．また，これらの疾患は出血や破裂，腫瘍自体の捻転により急性腹症を呈し，救急外来を受診することがあり，状況により造影CTを撮影される機会が多いと考えられる．上記疾患を念頭に置いた上で，婦人科の医師に適切なタイミングでコンサルテーションを行う必要がある．

文献
1) 田中優美子：卵巣内膜症性嚢胞．産婦人科の画像診断．金原出版, p.568-571, 2014.
2) Morales AM, Tyroch AH: Wandering gallbladder. Am J Surg **196**: 240-241, 2008.
3) Amano M, Shimizu T: Emphysematous cystitis: a review of the literature. Intern Med **53**: 79-82, 2014.

第9章 後腹膜軟部組織の異常陰影

1 腸腰筋腫大の鑑別

山本敬洋, 森田 賢

> **症例 ** 30歳台, 男性. 発熱と背部痛を認め救急搬送.

A 単純CT

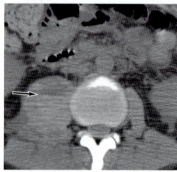

B 造影CT（平衡相）

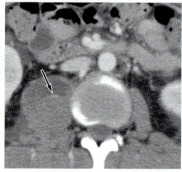

C T1強調像

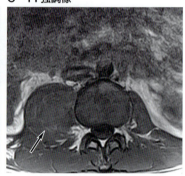

D T2強調像

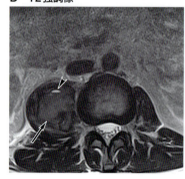

E 拡散強調像（b＝1000s/mm²）

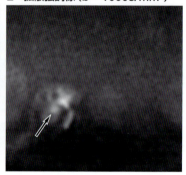

A：右大腰筋は腫大し, 内部に高吸収と低吸収の液面形成（→）を認める.
B：小さな造影剤の血管外漏出像（→）を伴う.
C～E：同部はT1強調像で筋と等～やや高信号（C；→）, T2強調像で筋よりやや高信号（D；→）で一部液体様の高信号域（D；▶）を伴い, 拡散強調像で不均一な淡い高信号（E；→）を呈する. 腸腰筋血腫の診断で保存的治療され, 3か月後のMRIで消失した（非提示）.

診断 腸腰筋血腫

腸腰筋腫大の鑑別診断リスト

- 腸腰筋血腫
- 腸腰筋腫瘍
- その他（炎症, 壊死性筋膜炎, 後腹膜線維症など）
- 腸腰筋膿瘍
- 腸恥滑液包炎

診断のポイント

1）腸腰筋血腫 iliopsoas hematoma ▶症例❶

　腸腰筋血腫は後腹膜出血として扱われることが多いが, 腸腰筋自体は後腹膜腔の外であるため, 腸腰筋内に血腫が限局する場合は厳密には異なる. 後腹膜出血の原因は, 外傷性と非外傷性に分類され種々の要因があるが, 腸腰筋内に限局する血腫の多くは特発性と考えられる. 腸腰筋内の出血が後腹膜腔に漏出したり, 出血が多発して後腹膜腔に及ぶこ

> **症例 2** 80歳台，女性．発熱と体動困難を認め，ショック状態で救急搬送．

A 単純CT B 造影CT（平衡相） C 造影CT（平衡相）

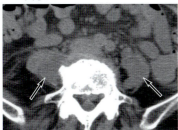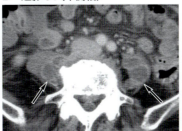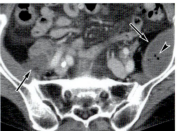

D STIR冠状断像 E 拡散強調像（b＝1000s/mm²） F 造影T1強調像

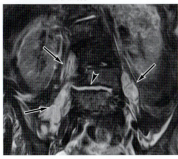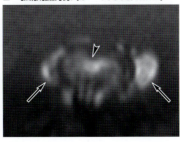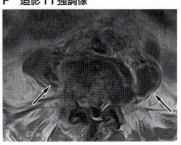

A〜C：両側大腰筋と左腸骨筋の腫大を認め，単純CTで内部は低吸収（A；→），造影CTで辺縁のみ造影される（B，C；→）．一部air bubbles（C；▻）を伴う．

D〜F：STIR冠状断像で両側大腰筋内に液体様の高信号（D；→）が広がり，高信号化した椎間板（D；▻）と連続している．拡散強調像で同液体（E；→）と椎間板（E；▻）は高信号を呈し，造影T1強調像で辺縁のみ造影される（F；→）．椎体椎間板炎からの腸腰筋膿瘍と診断され，抗菌薬とCT下ドレナージ（3本）により，2か月後に消失した．

診断 腸腰筋膿瘍

とがある．腸腰筋内に限局していれば，タンポナーデ効果による止血が期待できるが，後腹膜腔は高齢者ではloose spaceのためタンポナーデ効果が弱く，塞栓術が必要になることが多い．よって，出血が腸腰筋内に限局するか後腹膜腔にも及ぶかが，臨床的に重要である．

画像所見は，出血を反映するため時期により異なる（表）[1]．急性期は腸腰筋は腫大し，単純CTでやや高吸収を呈するが，筋と同等の高吸収となれば検出困難になるため注意を要する（症例1-A）．液面形成や造影CTで，内部に造影剤の血管外漏出像を認めることもある（症例1-A, B）[1) 2)]．その際は，凝固系異常を背景に凝固しない血液が，血清と血球

表 腸腰筋腫大を呈する主な疾患の比較

	腸腰筋血腫			腸腰筋膿瘍	腸腰筋腫瘍
	急性期	亜急性期	慢性期		
単純CT	● 高吸収 ● 液面形成	● 高〜低吸収 ● 液面形成	等〜低吸収	● 低〜等吸収，ガス ● 石灰化（慢性期）	等吸収
T1強調像	等信号	軽度低信号	高〜低信号	低信号（辺縁は高信号）	低〜等信号
T2強調像	等信号	低信号	高〜低信号	高信号（辺縁は低信号）	淡い高信号
拡散強調像	高信号	高信号	低信号	高信号（ADC低下）	高信号
造影効果	造影剤漏出像	なし	なし	被膜の遅延濃染	あり

成分に分離して液面を形成し，比重の関係で漏出した造影剤がその間の層に溜まって，花火を打ち上げたような特徴的な像（signal flare phenomenon）を呈する（症例1-B）[3]．MRIでは時期により様々な信号を呈するが，特に急性期は，T1強調像，T2強調像ともに筋と同程度の信号を呈することがあるため注意を要する（症例1-C, D）[2]．

2）腸腰筋膿瘍 iliopsoas abscess

腸腰筋膿瘍の症状は，発熱，腰痛，psoas position（股関節屈曲）が有名だが，非特異的なことも多く，不明熱患者に対する全身CTで初めて検出されることが多い．ただし，腸腰筋自体が感染の原発巣であることは少なく，隣接臓器（主に椎体・椎間板，その他，尿路や腸管など）からの波及によることが多い[2]．逆に，周囲臓器に炎症を認めない場合は，血行性やリンパ行性に生じていないか，他臓器を検索する必要がある．

起炎菌は，以前は結核性脊椎炎からの結核菌が最多であったが，近年は黄色ブドウ球菌［血行性や化膿性脊椎炎（豆知識参照）からの波及など］，好気性や嫌気性Gram陰性桿菌などを含む腸内細菌の混在（腹腔内感染からの波及など）が多い．高齢者や易感染宿主がリスクファクターになる．治療は抗菌薬が第一選択だが，膿瘍が大きい場合や抗菌薬の効果が乏しい場合は，ドレナージが必要となる．

腸腰筋膿瘍の画像所見は時期により異なる（表）．腸腰筋は腫大し，内部は基本的には液体を反映して，単純CTで低吸収，T1強調像で低信号，T2強調像で高信号（症例2-D）を呈する[1]．造影では，辺縁の被膜が遅延性に造影される（症例2-B, F）が，急性期には認めないこともあり（症例2-C），また，単純CTで液体と筋肉のコントラストが不良（症例2-A）なこともあるため，注意深い観察が必要である[1]〜[3][5]．蛋白濃度が高いことや，壊死物質や血腫を反映して，単純CTで等〜高吸収，T1強調像で高信号，T2強調像で低信号を呈したり，ガスを伴うこともある[1]．拡散強調像では膿を反映して高信号を呈する（症例2-E）ため，鑑別や病変の広がり診断に有益である．

3）腸腰筋腫瘍 iliopsoas tumor

腸腰筋に原発する腫瘍として肉腫（脂肪肉腫，線維肉腫，平滑筋肉腫など）があるが稀であり[1][2]，周囲からの直接浸潤（後腹膜由来の肉腫，悪性リンパ腫，神経原性腫瘍，骨腫瘍，尿路癌，子宮癌，卵巣癌，大腸癌など）の方が多い[1]．血行性に転移することもある（乳癌，肺癌，腎癌，悪性黒色腫など）．鑑別診断は腫瘍の性質により様々だが，基本的な考え方として，内部の性状評価，原発巣との類似性，周囲臓器との関係などが鍵となる[2]．

4）腸恥滑液包炎 iliopsoas bursitis

腸恥滑液包は，股関節の腹側で腸腰筋腱と関節包の間に存在する最大の滑液包である．

豆知識

化膿性脊椎炎

化膿性脊椎炎は脊椎の細菌感染（黄色ブドウ球菌が最多）で，原因は血行性（感染性心内膜炎など）が多く，その他，周囲感染巣からの波及，脊椎手術時の汚染などがある．好発部位は腰椎で，急性または亜急性に腰痛，発熱が生じる．

画像所見は，MRIのT2強調像と拡散強調像で，椎間板が高信号を呈する（症例2-D, E）．隣接する上下2椎体は，骨髄の浮腫を反映してSTIR像で高信号，T1強調像で低信号を呈する．慢性期には椎間腔は狭小化し，骨破壊により終板の不明瞭化や皮質の断裂を来す．椎体周囲に炎症を来し，傍椎体や腸腰筋内，硬膜外に辺縁がリング状に造影される膿瘍を形成する[4]．

よって，腸腰筋に膿瘍を認める場合は，隣接椎間板や椎体に炎症がないかを検索する必要がある．一方，病変が3椎体以上に及ぶ，前・後縦靱帯下に進展，椎間腔は比較的保たれるなどの場合は，結核性脊椎炎を考慮する必要がある[4]．

腸腰筋腱による慢性の摩擦刺激，人工股関節置換術などが腸恥滑液包炎の原因となり，股関節痛や鼠径部痛，腫瘤触知，可動域制限などの症状を呈する．

画像所見は，鼠径部の腸腰筋腱背側に囊胞状の液貯留として描出され，特徴的な部位から診断は難しくはない．腸腰筋自体の腫大ではないが，骨盤内まで進展することもあり，腸腰筋の腫瘍などと誤認しないように注意が必要である．

5) その他

その他に，炎症，壊死性筋膜炎，後腹膜線維症，筋挫傷，片側性の廃用性萎縮（麻痺などによる），石灰化（外傷，横紋筋融解などによる）などが鑑別に挙がるが，いずれも臨床的に鑑別可能であることが多い．

鑑別診断のstrategy

腸腰筋は，腰椎と大腿骨を結ぶ筋群の総称であり，腸骨筋，大腰筋，小腰筋（約半数で欠損）よりなる[1]．CTやMRIでは腸骨筋と大腰筋は特定可能なため，レポートを書く際は個別の筋名を用いるべきだが，病変が両者に広がる場合などは腸腰筋として扱われることもある．腸腰筋が腫大する疾患として血腫，膿瘍の頻度が高く，稀に腫瘍なども生じる．

鑑別診断は臨床所見では判然としないことが多いため，CTやMRIによる画像診断が鍵となる．血腫と膿瘍は時期によって所見が変化するため，発症時期を念頭に置いて鑑別診断を進める必要がある（表）[1,2]．特に重要な所見として，血腫は，単純CTで淡い高吸収を呈することが挙げられる（症例1-A）[1,2]．高吸収のため腸腰筋とのコントラストが不良となり，見逃されることもあり注意が必要である．腸腰筋内に限局した出血であれば，タンポナーデ効果により止血が得られやすく，造影しても活動性出血による造影剤漏出像を認めないことも多い．その際は腫瘍と誤認されかねないが，血腫自体に造影効果がないことが鑑別点となる．腫瘍としては肉腫，転移，悪性リンパ腫などが生じるが，それぞれの腫瘍の特性に応じた所見をとらえて鑑別診断を進める．

腸腰筋は，CT下針生検やドレナージが比較的アプローチしやすい臓器のため，確定診断する際の有用な手法となる．膿瘍は内部の液体周囲の被膜様構造が造影されることで診断可能だが，急性期は認めないこともあるため，内部が血腫を示唆する高吸収でない点が鑑別の一助となる（症例2）．

膿瘍の場合は，腸腰筋のみの観察で終わらずに，隣接臓器からの波及がないか，もしくは遠隔臓器に感染巣がないかを丹念に読影すべきである．特に，化膿性脊椎炎（豆知識参照）からの波及が多いため，隣接する椎間板の変化（T2強調像・拡散強調像で高信号）や周囲の変化（脂肪織混濁，浮腫，軟部組織増生，液貯留，上下椎体の骨破壊像など）を観察する（症例2）．また，腸腰筋に炎症や液貯留等が生じれば，筋や筋膜を介して容易に頭尾側方向に進展するため，冠状断像も含めた広範囲な観察が必要である（症例2-D）．

文献

1) Muttarak M, Peh WC: CT of unusual iliopsoas compartment lesions. RadioGraphics Spec No: S53-S66, 2000.
2) Torres GM, Cernigliano JG, Abbitt PL, et al: Iliopsoas compartment: normal anatomy and pathologic processes. RadioGraphics 15: 1285-1297, 1995.
3) Ibukuro K, Oishi A, Tanaka R, et al: Signal flare phenomenon as active bleeding in retroperitoneal hematoma with hematocrit effect on dynamic CT scan: three clinical cases and experimental study based on a specific gravity theory. J Comput Assist Tomogr 30: 787-790, 2006.
4) Galhotra RD, Jain T, Sandhu P, et al: Utility of magnetic resonance imaging in the differential diagnosis of tubercular and pyogenic spondylodiscitis. J Nat Sci Biol Med 6: 388-393, 2015.
5) Takada T, Terada K, Kajiwara H, et al: Limitations of using imaging diagnosis for psoas abscess in its early stage. Intern Med 54: 2589-2593, 2015.

2 腸腰筋周囲の脂肪織濃度上昇の鑑別

湯川友貴, 森本公平

症例 1 70歳台, 男性. 直腸癌術後で当院外科外来通院中. 経過観察のCTで, 左腸腰筋周囲の脂肪織濃度上昇, 軟部影と左水腎症を認めた.

A 造影CT　　B 造影CT　　C 造影CT

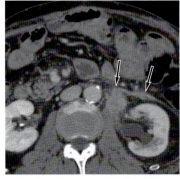
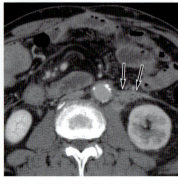
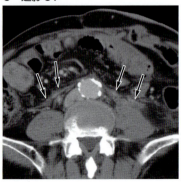

A, B：左腸腰筋周囲に脂肪織濃度上昇や軟部影を認める(→). 軟部影は左尿管を取り巻いており, 上流尿管や腎盂の拡張を伴う.
C：軟部影や脂肪織濃度上昇は骨盤内にまで及んでおり, 右側にも同様の陰影がみられる(→).
本症例では, 血清IgG4値は273mg/d*l* (基準値135mg/d*l* 以下)と上昇していた.

診断　IgG4関連後腹膜線維症

症例 2 50歳台, 男性. 腎下部腹部大動脈瘤で, 年1回の定期フォローアップ中. CTで, 瘤周囲に軟部影が出現.

A 単純CT　　B 造影CT(早期相)　　C 造影CT(平衡相)

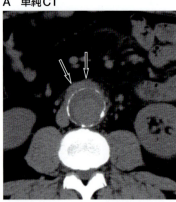
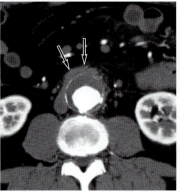
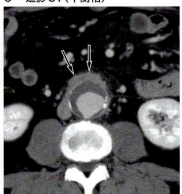

A〜C：腎下部腹部大動脈瘤を認める. 瘤周囲に, 瘤の後壁側をspareするように軟部影が取り巻いており, 軟部影は遷延性濃染を示す(mantle sign；→).
本症例では, 発熱や炎症反応の上昇はみられなかった. 血清IgG4値は正常範囲内であり, その他, 抗核抗体なども陰性であった. 炎症性腹部大動脈瘤と診断し, 無治療で経過観察したが, 軟部影はその後消退した.

診断　炎症性腹部大動脈瘤

> **腸腰筋周囲の脂肪織濃度上昇の鑑別診断リスト**
> - 後腹膜線維症
> - 炎症性腹部大動脈瘤
> - 悪性リンパ腫
> - 悪性腫瘍の後腹膜浸潤

診断のポイント

1) 後腹膜線維症　retroperitoneal fibrosis ▶症例❶

　後腹膜に線維組織の慢性炎症性増殖を生じ，次第に周囲臓器への圧迫症状を来す疾患である．中高年の男性に多く発症し，特発性と二次性（薬剤，放射線治療，外傷，手術，感染，腫瘍など）に大別される．近年では，自己免疫の関与が示唆され，一部はIgG4関連疾患として診断される[1]．

　後腹膜に形成された線維組織により尿管や腸骨動静脈などが圧排され，水腎症（56〜100%）や深部静脈血栓症（6%）を来すことがある[2]．背部痛や腹痛を訴えて受診することがある他，腎機能低下や下腿浮腫，間欠性跛行を主訴に受診することもある．一方，全くの無症状でCTやMRIにおいて偶然に発見される場合もあり，症状や身体所見は疾患の程度によらず様々である．

　CTでは，腸腰筋周囲の後腹膜の軟部影の増生や脂肪織濃度上昇として認識され，造影では炎症の活動期に強い造影効果を示す．MRIではT1強調像で低信号，T2強調像では炎症の活動性に応じた信号強度を示し，活動期にはやや高信号，慢性期にはやや低信号を呈するとされる[2]．

　しかし，後述する悪性疾患との鑑別においては，確実な特異的所見はなく，鑑別に苦慮する場合もしばしば経験される．そのため，IgG4値や各種腫瘍マーカー，他臓器の所見，経過を含めて総合的に診断する必要がある．

2) 炎症性腹部大動脈瘤　inflammatory abdominal aortic aneurysm ▶症例❷

　病理では後腹膜線維症と類似する組織像を示すことが知られ，一連の疾患として併せて慢性大動脈周囲炎とされることもある．通常の大動脈瘤よりも5〜10歳若い男性に多い．後腹膜線維症と同様に，一部はIgG4関連動脈周囲炎／後腹膜線維症と診断される．

　感染性動脈瘤との鑑別が必要となるが，形態が紡錘状であり増大傾向が緩やかであること，CTで瘤の後壁側をspareするような周囲の厚い軟部影（mantle sign；症例2）が特徴的である[3]．

参考症例

図1 60歳台，男性　悪性リンパ腫

A，B：傍腹部大動脈領域〜腸腰筋周辺には，境界不明瞭な軟部影がみられ（→），左水腎症を伴う．左腎実質は菲薄化している．
腫大していた頸部リンパ節生検にて，濾胞性リンパ腫と診断された．可溶性IL-2レセプターは4470U/mlと高値であった．化学療法とともに，上記の軟部影は縮小した．

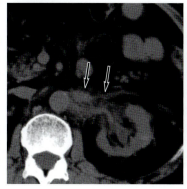

A　単純CT

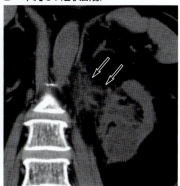

B　単純CT冠状断像

3）悪性リンパ腫

後腹膜に原発する悪性リンパ腫は，腫瘤状や塊状を示し，後腹膜線維症と類似した像を呈することがある．一般に，悪性リンパ腫の病変は変性に乏しく均一な腫瘤であり，造影効果も均一であることが多い．

前述の後腹膜線維症との画像上の鑑別点として，後腹膜線維症では，軟部影の増生や拡大があっても大動脈の後方は保たれることが多いが，悪性リンパ腫では軟部影が大動脈後方にも及び（図1），結果として大動脈と椎体が離開するfloating aorta signを認めることが多いとされる[2]．ただし，特異的な所見とはいいがたく，他部位の腫大リンパ節や肝脾腫の有無などに加え，可溶性IL（interleukin）-2レセプターなどの血液マーカーも確認するべきである．

4）悪性腫瘍の後腹膜浸潤

胃癌（図2），大腸癌，膵癌などが後腹膜浸潤を来し，後腹膜に軟部腫瘤を形成することがある．担癌患者で閉塞機転が不明瞭な水腎症をみた場合には，後腹膜浸潤を念頭に置き，腸腰筋周囲の脂肪織濃度上昇や軟部影がないか，注意深く観察する必要がある．

鑑別診断のstrategy

腸腰筋周囲や腹部大動脈～腸骨動脈周囲の後腹膜に，脂肪織濃度上昇や軟部影の増生を来す疾患の鑑別は多岐にわたる（表）．鑑別診断リストでは，遭遇頻度の高い比較的commonな疾患を鑑別として挙げた．

後腹膜線維症は，自己免疫との関連が示唆されており，近年では，IgG4関連動脈周囲炎/後腹膜線維症の診断基準も示された[4]．病変の局在から組織学的診断は通常容易ではないことが多く，IgG4値や他臓器の所見を併せて診断できる基準となっている．CTで，腸腰筋周囲，後腹膜の軟部影や脂肪織濃度上昇を認める場合には，他臓器（涙腺/眼，唾液腺，膵，胆管，腎，肺など）にIgG4関連疾患を疑う所見がないか，確認することも忘れてはならない．炎症性腹部大動脈瘤は，外膜側主体の線維性肥厚やリンパ球浸潤を特徴とする．瘤周囲のmantle signの他，外膜側の造影効果が特徴である．後腹膜線維症と同様に一部はIgG4関連疾患とされており，他臓器にも目を配る必要がある．

上記の炎症性疾患の他，悪性疾患でも同様の陰影を示すことがあり，常に悪性リンパ腫

A　造影CT　　　　B　造影CT　　　　C　造影CT

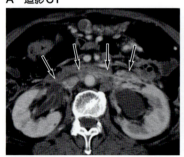 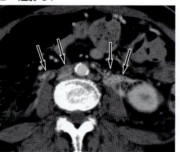 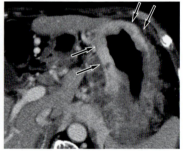

参考症例
図2　60歳台，女性　胃癌（低分化型腺癌）の後腹膜浸潤
A，B：傍部大動脈，腸腰筋周辺の後腹膜には，不整な軟部影の増生が広範囲に認められ（→），両側の水腎症を生じている．
C：胃体下部から前庭部にかけて，強い造影効果と不整な壁肥厚を認める（→）．
内視鏡検査で生検され低分化型腺癌の診断となり，胃癌の後腹膜浸潤として化学療法が施行された．

表 腸腰筋周囲脂肪織濃度の上昇を呈する主な疾患の比較

	後腹膜線維症	炎症性大動脈瘤	悪性リンパ腫	悪性腫瘍の後腹膜浸潤
一般的特徴	・中高年男性に多い ・自己免疫との関連が示唆，一部はIgG4関連疾患	・通常の大動脈瘤よりやや若年に好発する ・一部はIgG4関連疾患	後腹膜に軟部腫瘤を形成することがある	・担癌患者で後腹膜に軟部影の増生がみられる ・水腎症を伴うことが多い
CT	・腸腰筋周囲の後腹膜の軟部影の増生，脂肪織濃度上昇 ・活動期には強い造影効果	・mantle sign ・大動脈後壁をspareすることが多い ・強い造影効果	・内部均一な腫瘤 ・floating aorta sign ・他部位のリンパ節腫大や肝脾腫	境界不明瞭，びまん浸潤性の軟部影
MRI	・T1強調像で低信号 ・T2強調像で活動期には高信号，慢性期には低信号 ・活動期にはCT同様に強い造影効果	・T1強調像で低信号 ・T2強調像で高信号 ・造影で強い造影効果	T2強調像/拡散強調像で高信号	―
その他	・水腎症を呈することが多い ・IgG4値が上昇することもある	IgG4値が上昇することもある	・可溶性IL-2レセプター値上昇 ・FDG-PETも参照	・胃癌，大腸癌など腹部悪性腫瘍が多い ・各種腫瘍マーカーやFDG-PETも参照

や悪性腫瘍の後腹膜浸潤を念頭に置く必要がある．大動脈や下大静脈の後方側にも軟部影が及び，脈管が腹側に持ち上げられるような所見や，より結節状の形態を示すことが悪性疾患に特徴的とされるが，いずれの所見も特異的ではない．MRIやFDG-PETが診断の一助となることもあるが，断定的な画像所見は報告されていない．画像だけで診断に至ることが難しい場合も多く，臨床経過や他臓器所見に注意を払いつつ，血液マーカーである可溶性IL-2レセプターやその他腫瘍マーカーの値，組織生検（画像下生検が困難な場合には開腹下生検も考慮）も検討すべきであろう．

また，鑑別診断リストには挙げなかったが，同様の所見を示しうる疾患として稀ではあるが，浸潤傾向の強い尿管癌や，尿管・後腹膜アミロイドーシス，Erdheim-Chester病，Castleman病，後腹膜肉腫などが挙げられる．Erdheim-Chester病は非Langerhans細胞性の組織球症であり，コレステロールを含む組織球（泡沫細胞）が，骨・腎・心臓・頭頸部・脳神経など様々な部位に浸潤し，障害を起こす．大動脈や腸骨動脈周囲，腎に病変が分布する場合に，後腹膜線維症と似た画像所見を呈することがある．特に，大腿骨や脛骨近位に骨病変を伴うことが特徴である[5]．尿管癌や尿管アミロイドーシスは，稀に後腹膜線維症と鑑別が必要となるが，尿管壁肥厚像がみられ，尿細胞診や経尿道的生検で診断がなされることがある．Castleman病はリンパ増殖性疾患のひとつであり，尿管や腎門部に病変がみられることがある．IgG4値の上昇を認めることもあるため，IgG4関連疾患との詳細な鑑別は，組織学的な検討が必要とされる．

文献

1) Urban ML, Palmisano A, Nicastro M, et al : Idiopathic and secondary forms of retroperitoneal fibrosis: a diagnostic approach. Rev Med Interne **36**: 15-21, 2015.
2) Caiafa RO, Vinuesa AS, Izquierdo RS, et al: Retroperitoneal fibrosis: role of imaging in diagnosis and follow-up. RadioGraphics **33**: 535-552, 2013.
3) Ishizaka N, Sohmiya K, Miyamura M, et al: Infected aortic aneurysm and inflammatory aortic aneurysm: in search of an optimal differential diagnosis. J Cardiol **59**: 123-131, 2012.
4) 水島伊知郎, 笠島里美, 藤永康成・他: IgG4関連動脈周囲炎/後腹膜線維症の臨床像の解析と本疾患に対する特異的診断基準．脈管学 **58**: 117-129, 2018.
5) Diamond EL, Dagna L, Hyman DM, et al: Consensus guidelines for the diagnosis and clinical management of Erdheim-Chester disease. Blood **124**: 483-492, 2014.

3 膵周囲の血腫の鑑別

宮良哲博

症例 1 50歳台．男性．来院4時間前に心窩部痛出現，その後，めまいと立ちくらみを訴え救急車で搬送．来院時Hb 12.1g/dl．

A 単純CT B 造影CT（動脈相）

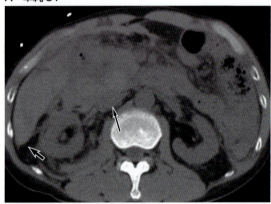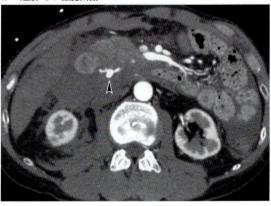

C 造影CT volume rendering 像（3D）

D 上腸間膜動脈造影

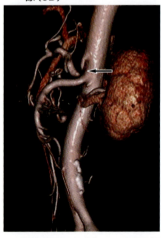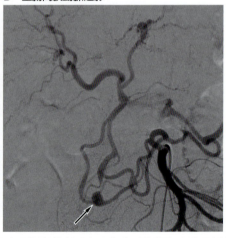

A：膵頭部周囲を中心に，血腫を疑う高吸収域が認められる（→）．肝周囲にも高吸収域の腹腔内出血が認められる（➡）．
B：膵頭部周囲の高吸収域は造影されず，血腫と考えられる．内部に7mmの膵十二指腸動脈瘤を認める（▶）．
C：腹腔動脈起始部に高度狭窄を認める（→）．頭側からの圧排で，正中弓状靱帯による圧排と考えられる．
D：膵十二指腸アーケードの発達を認め，CT（B）で認めた動脈瘤が描出される（→）．脾動脈は発達した横行膵動脈経由にて描出され，腹腔動脈は逆行性に描出される．

診断 正中弓状靱帯症候群による腹腔動脈起始部狭窄に起因した膵十二指腸動脈瘤破裂

症例 2　60歳台．女性．突然の心窩部痛で受診．その後，意識レベル低下，ショックとなる．既往に肝硬変あり．来院時Hb 8.9g/dl．

A　単純CT

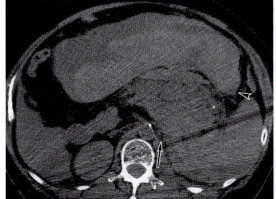

B　造影CT（動脈相）

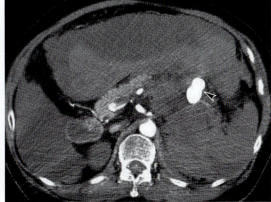

C　造影CT（後期相）

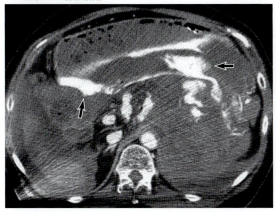

D　血管造影

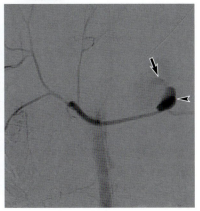

A：膵体尾部周囲を中心に，血腫を疑う高吸収域が認められる（→）．膵前面の網嚢内を中心に，大量の腹腔内出血も認められる（▻）．
B：脾動脈本幹に約3cmの二瘤状動脈瘤を認める（▻）．
C：動脈瘤から網嚢内に広がる，造影剤の血管外漏出（extravasation，→）が認められる．
D：脾動脈遠位部に二瘤状動脈瘤を認め（▻），頭側の動脈瘤から血管外漏出（extravasation，→）が認められる．

診断　脾動脈瘤破裂

膵周囲の血腫の鑑別診断リスト

- 正中弓状靱帯症候群（MALS）に伴う膵十二指腸動脈瘤破裂
- 真性内臓動脈瘤破裂
- 仮性動脈瘤破裂
- 腫瘍破裂

診断のポイント

膵周囲に血腫を認める病態としては，膵周囲の動脈瘤破裂が主体である．瘤の原因としては，術後や感染，膵炎後の仮性動脈瘤が多いと思われるが，正中弓状靱帯症候群（median arcuate ligament syndrome；MALS）に伴う膵十二指腸動脈瘤破裂も，重要な鑑別診断に挙がる．その他の内臓動脈瘤としては脾動脈瘤が多い．動脈瘤以外の原因としては肝細胞癌や腎血管筋脂肪腫の破裂が挙がるが，肝周囲腹腔内や腎周囲から膵周囲に及ぶ広がりがほとんどで，膵周囲を主体とする分布は通常呈しにくい．膵腫瘍の破裂は稀である．

1）正中弓状靱帯症候群に伴う膵十二指腸動脈瘤破裂
ruptured pancreaticoduodenal artery aneurysm associated with median arcuate ligament syndrome（MALS） ▶症例❶

正中弓状靱帯は，左右の横隔膜脚をつなぐ靱帯で腹腔動脈の頭側で交差するが，腹腔動脈起始部が高位に位置したり正中弓状靱帯が低位であったりといった位置関係によって，腹腔動脈起始部を圧排し狭窄を来すことがある．これに腹腔神経節圧排も加わり，腹痛，体重減少などの症状を呈する病態を，正中弓状靱帯症候群という．腹腔動脈が狭窄・閉塞することにより膵十二指腸動脈瘤を生じることがあり，発生原因として腹腔動脈の血流低下を代償するため膵十二指腸アーケードの血流が増加し，血行力学的な負荷が生じるためと考えられている．

膵十二指腸動脈瘤は腹部内臓動脈瘤の約2%と稀であるが，破裂のリスクは50〜80%と高く，破裂した場合，腹腔内出血や後腹膜出血で死亡するリスクもある緊急度の高い疾患である．破裂するまでは無症状のことが多く，破裂による臨床所見としては，腹痛，背部痛，消化管出血，嘔吐，意識障害などが挙げられる．

画像所見では，膵十二指腸動脈瘤および腹腔動脈起始部狭窄の診断には造影CTが必須である．特に，矢状断像やvolume rendering像を作成すると，腹腔動脈起始部が頭側より圧排されている所見が観察しやすくなり，有用である[1]．破裂時のCTでは，血腫の局在が重要と考える．時には造影CTにて，血腫による圧排などで動脈瘤自体が同定できないこともあるが，膵周囲の血腫の局在に腹腔動脈起始部の圧排所見を認めたら，膵十二指腸動脈瘤破裂を積極的に疑い，血管造影まで行うことが大切と考える．造影CT，血管造影では，造影剤の血管外漏出（extravasation）を認めることがある．

破裂膵十二指腸動脈瘤に対する治療は，現在ではカテーテルによる動脈瘤塞栓術が治療の第一選択となっており，良好な治療成績が報告されている．しかし，動脈瘤塞栓術のみでは原因たる腹腔動脈狭窄の改善は見込めず，異所性，異時性の動脈瘤再発の可能性は否めないことから，血流是正が必要だとする報告[2]と，再発例はなく，腸管虚血を伴わない限り狭窄部の処理は不要としている報告[3]があるが，長期的予後を検討した報告はほとんどなく，未だ議論の分かれるところである．

未破裂動脈瘤については，膵十二指腸動脈瘤では瘤径と破裂の相関は乏しいという報告が多く，破裂後の死亡率が高いこと，瘤のサイズが小さい場合であっても破裂する可能性があることを考慮し，発見された時点で積極的な治療が勧められる．

2）その他の真性内臓動脈瘤破裂 ruptured visceral artery aneurysm ▶症例❷

内臓動脈瘤は全体の約60%が脾動脈に発生するが，その他，肝動脈（20%），上腸間膜動脈（5.5%），腹腔動脈（4%），腎動脈，胃および胃大網動脈，膵十二指腸動脈が好発部位である．真性内臓動脈瘤の原因としては動脈硬化，segmental arterial mediolysis

(SAM),先天奇形などがある.

真性内臓動脈瘤破裂のリスクには,瘤の発生部位,サイズ,形態,および患者背景など様々な因子が関与する.サイズに関しては,前述した膵十二指腸動脈瘤を除いては,最大径が2cm以上を治療適応とするのが一般的であるが,明確なエビデンスがあるわけではなく,個々の症例に応じた対応が必要である.石灰化動脈瘤は非石灰化動脈瘤と比較して破裂のリスクが減少するとの報告もあるが,明らかなエビデンスはない.

画像所見ではCTにて動脈瘤の部位によって,破裂した場合,主に膵周囲に血腫がみられることがある.動脈瘤自体の描出には造影CTが必須だが,動脈相が小さな瘤を同定しやすく,血管のvolume rendering像(3D)作成にも利用できることからダイナミック・スタディが望ましい.活動性の出血では,造影剤の血管外漏出(extravasation)を認める.

治療に関しては,カテーテルによる動脈瘤塞栓術が治療の第一選択となっている.

3) 仮性動脈瘤破裂　ruptured pseudoaneurysm

仮性動脈瘤は,正常血管壁の脆弱性を来したもので,いったん破裂したが,かろうじて周囲の組織や外膜で覆われている状態である.原因として,膵液漏など手術の合併症,膵炎などの炎症性疾患,外傷や感染,種々の血管炎症性疾患などがある.

破裂形態は,腹腔内出血,消化管出血,巨大血腫など部位や周囲組織により異なるが,特に膵部分切除後や外傷による膵損傷,膵炎後の仮性動脈瘤では,膵周囲の血腫が主体となる.膵頭十二指腸切除後(図1)では,仮性動脈瘤破裂は比較的特異的な合併症で,その頻度は2.7〜3.8%と稀であるが,致死率の高い緊急治療を要する重篤な合併症である.仮性動脈瘤は術後1〜3週間頃にみられることが多く,瘤破裂の予兆として消化管出血や

A　単純CT

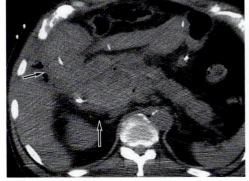

B　造影CT(動脈相)

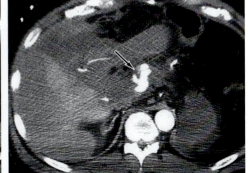

C　血管造影

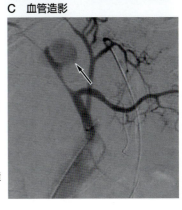

参考症例

図1 60歳台,男性　膵頭十二指腸切除後の仮性動脈瘤
術後12日目にドレーンから出血.
A:膵断端部周囲に巨大血腫を認める(→).
B:総肝動脈に3cm大の二瘤状動脈瘤を認める(→).
C:総肝動脈から固有肝動脈にかけて広狭不整で,総肝動脈から造影剤の血管外漏出(extravasation,→)を認める.

ドレーンからの出血を認めることがあるが，必ずしも予兆があるとは限らない．

画像所見ではCTにて膵周囲主体の血腫を認め，造影CTで動脈瘤を同定する．真性動脈瘤と同様，動脈相が有用でダイナミック・スタディが望ましい．膵頭十二指腸切除後の仮性動脈瘤は，膵液漏部やドレーン先端部などの近傍血管に発生する可能性が高いと考えられる．膵炎後の仮性嚢胞内に出血する場合もある（図2）．活動性の出血では，造影剤の血管外漏出（extravasation）を認める．

治療に関して，仮性動脈瘤は既に一度破れた状態であり，サイズによらず治療適応で，現在はカテーテルによる動脈瘤塞栓術が治療の第一選択となっている．しかし，真性動脈瘤と異なり正常な血管壁の構造を呈していないため，罹患血管の瘤前後を塞栓（isolation）することが基本となる．

4）腫瘍破裂　rupture of tumor

破裂しやすい腫瘍として肝細胞癌，腎血管筋脂肪腫，頻度は高くないが腎細胞癌などがあり，血腫が広がると膵周囲にも及ぶが，主体はやはり肝周囲や腎周囲など原発巣周囲となる．膵腫瘍自体の破裂は，膵粘液性嚢胞腺腫（mucinous cystic neoplasm；MCN），solid-pseudopapillary neoplasm（SPN）などで症例報告がある程度で，非常に稀と考えられる．

鑑別診断のstrategy

膵周囲に血腫を認める病態としては，膵周囲の動脈瘤破裂が主体であるため，まずは造影CTによる瘤の確認が必要である（表）．術後や外傷，膵炎後の仮性動脈瘤は，病歴から容易に鑑別できると考えられる．真性内臓動脈瘤のうち膵十二指腸動脈瘤を認めた場合はMALSの可能性を疑い，腹腔動脈起始部の圧排所見がないかを確認する必要がある．

動脈瘤以外の原因としては，肝細胞癌や腎血管筋脂肪腫の破裂が挙がるが，血腫は肝周囲腹腔内や腎周囲から膵周囲に及ぶ広がりがほとんどで，膵周囲を主体とする分布は通常呈しにくい．また，破裂で発見されるような場合は腫瘍自体も容易に同定できることが多く，鑑別に苦慮することは少ないと考えられる．膵腫瘍の破裂は稀で，MCN，SPNなどで報告がある．

単純CT

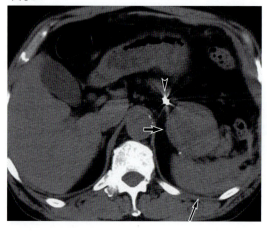

参考症例
図2　50歳台，男性　仮性嚢胞内出血
突然の心窩部痛．他院で急性膵炎，仮性動脈瘤塞栓術の既往あり．
膵尾部に嚢胞性腫瘤（➡）と，内部に血腫と考えられる高吸収域および脾周囲に血性腹水（→）を認める．以前の塞栓術によるコイルもみられる（▶）．
造影CT（非提示）にて，造影剤の血管外漏出は認めなかった．

表 主な膵周囲血腫を呈する疾患の比較

	正中弓状靱帯症候群（MALS）に伴う膵十二指腸動脈瘤破裂	その他の真性内臓動脈瘤破裂	仮性動脈瘤破裂	腫瘍破裂
一般的特徴	・破裂のリスクが高い ・腹腔動脈の血流低下の代償による	・脾動脈瘤が最多 ・動脈硬化，SAM，先天奇形などが原因	・血管壁は破綻 ・外傷，膵炎，手術の既往	・肝細胞癌，腎細胞癌，腎血管筋脂肪腫などが原因 ・膵腫瘍の破裂は稀
CT所見	・膵周囲血腫 ・造影CTで膵十二指腸動脈瘤 ・腹腔動脈起始部の狭窄	・瘤の場所によっては膵周囲血腫 ・造影CTで動脈瘤	・動脈瘤自体は真性動脈瘤と区別できないことが多い ・膵炎や膵損傷，術後性変化など原因となる所見を伴う	・膵周囲血腫を主体とすることは少ない ・ほとんどの場合，原因となる腫瘍が同定できる
臨床的特徴	・サイズによらず治療適応 ・動脈瘤塞栓術が第一選択	・一般的に2cm以上のサイズを治療適応とする ・動脈瘤塞栓術が第一選択	・サイズによらず治療適応 ・動脈瘤塞栓術が第一選択でisolationが原則	・姑息的な止血目的として血管塞栓術が行われることが多い

SAM：segmental arterial mediolysis

文献

1) 宮良哲博，宜保昌樹，大城 勝：正中弓状靱帯による腹腔動脈起始部狭窄に起因した膵十二指腸動脈瘤破裂の1例．沖縄赤十字病医誌 **23**: 47-51, 2018.
2) 大石康介，鈴木昌八，坂口孝宣・他：正中弓状靱帯圧迫症候群による背側膵動脈瘤の1例．日臨外会誌 **69**: 2649-2655, 2008.
3) Brocker JA, Maher JL, Smith RW: True pancreaticoduodenal aneurysms with celiac stenosis or occlusion. Am J Surg **204**: 762-768, 2012.

第10章 その他，石灰化など

1 胸腰椎の異常陰影の鑑別

吉川裕紀，曽我茂義

症例 1 70歳台，女性．右腎癌の化学療法中に背部痛を認め，CTにて椎体病変を指摘．

A 単純CT

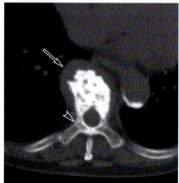

B 単純CT矢状断像（骨条件）

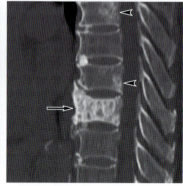

C 脂肪抑制T2強調像

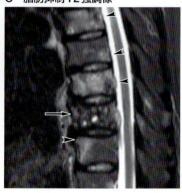

A：第9胸椎椎体に不均一な骨硬化を呈する病変を認め，椎弓根まで進展している（▶）．腹側で，椎体外への軟部腫瘤の突出が認められる（→）．
B：第9胸椎椎体（→）以外の胸腰椎にも，結節状の高吸収病変が散見される（▶）．
C：MRIでは，より明瞭に多発する椎体転移が確認できる（▶）．転移巣は高信号を呈することが多いが，骨硬化が進行すると低信号化する（→）．

診断 腎細胞癌の胸椎転移

症例 2 80歳台，男性．膀胱癌の全身精査CTにて，椎体病変を指摘．

A 単純CT

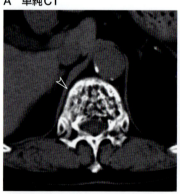

B 単純CT矢状断像

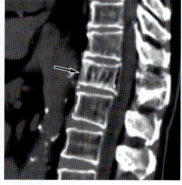

C 単純CT矢状断像（骨条件）

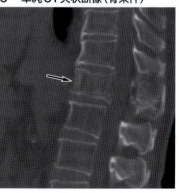

A：第12胸椎椎体に特徴的な点状の硬化像が散見される（▶）．
B：第12胸椎椎体に，典型的な頭尾側方向の線状構造がみられる（→）．他の椎体には，明らかな病変は認められない．
C：上記の線状構造は，しばしば骨条件では識別しづらく（→），ウインドウ値を適宜調整して読影することが大切である．

診断 椎体血管腫

> **胸腰椎の異常陰影の鑑別診断リスト**
>
> **1. common**
> - 転移性椎体腫瘍
> - 椎体血管腫
> - 骨島
> - 変形性脊椎症
>
> **2. rare**
> - 多発性骨髄腫
> - 化膿性脊椎炎
> - その他の原発性骨腫瘍
>   （類骨骨腫，骨芽細胞腫など）

診断のポイント

比較的頻度が高く，救急診療の現場でも重要と考えられる疾患について特徴を記載する．

1）転移性椎体腫瘍 vertebral metastasis ▶症例❶

椎体への血行性転移により生じる．増大すると骨痛や病的圧迫骨折を生じたり，脊柱管内や椎間孔への進展により神経圧迫症状を示したりする．転移性骨腫瘍は造骨性転移と溶骨性転移に大別され，それぞれの代表的な原発巣として以下のようなものが挙げられる[1]．

- 主に造骨性：前立腺癌，卵巣癌，骨肉腫，甲状腺髄様癌
- 主に溶骨性：肺癌，頭頸部癌，腎癌（症例1，図1），メラノーマ
- 造骨・溶骨どちらも示しうる原発巣：乳癌，消化器腫瘍，リンパ腫，尿路上皮癌

ただし，転移巣が造骨因子と溶骨因子を同時に分泌することがあり，また化学療法や放射線療法後には造骨性変化がみられることもある．そのため，骨転移巣の画像所見から原発巣を推測するのは困難なことも多く，腫瘍マーカーや他の画像検査，内視鏡などと併せて原発巣を検索することが求められる．

CTでは，椎体内の辺縁不整な軟部影が典型的な溶骨性病変の所見である．骨皮質に浸潤した場合，菲薄化・断裂が認められる．造骨性病変は高吸収化や石灰化として認識され，骨外への進展は稀である．この他に，骨梁の破壊を伴わない骨梁間型転移があるが，CTでの検出は困難で，救急診療において問題となることは稀と考えられる．

椎体転移に伴った病的圧迫骨折と骨粗鬆症に伴った機械的圧迫骨折との鑑別ポイントとしては，圧潰した椎体背面が背側に凸になりやすいことが挙げられる．また，椎弓などの後方要素への病変の進展も，転移を示唆する所見である．

2）椎体血管腫 vertebral hemangioma ▶症例❷

脊椎良性病変の中では最多を占める．基本的には無症状で偶発的に発見されるが，ごく稀に病的圧迫骨折を生じたり，脊柱管内や椎間孔への進展による神経圧迫症状を示す．

A 単純CT

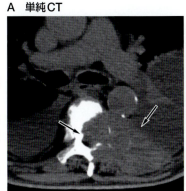

B 単純CT矢状断像

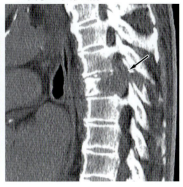

参考症例

図1 60歳台，男性　腎細胞癌の胸椎転移

A，B：第9胸椎椎体から椎体外へ突出する軟部腫瘤がみられ（→），脊柱管内や左椎間孔への進展がみられる．下肢麻痺などの神経症状も生じており，緊急で放射線照射が行われた．

CTでは，肥厚した骨梁が椎体内を縦走する索状の骨硬化として認められる[2]．横断像ではこれが水玉模様の高吸収にみえることから，polka dot signと呼ばれる．また，矢状断像・冠状断像では，平行に走る何条もの高吸収域が布地のコーデュロイのようにみえることから，corduroy cloth appearanceと呼ばれる．

MRIでは脂肪成分の多少により様々な信号を呈するが，多くの椎体血管腫は脂肪織を豊富に含有するため，T1強調像・T2強調像ともに高信号を呈する場合が多い．また，上記の肥厚した骨梁はT1強調像・T2強調像ともに低信号に描出される．

3）骨島　bone island

髄質内に，骨皮質と同等の高吸収を呈する類円形結節として偶発的に発見される（図2）．サイズは1cm以下で増大を示さないものがほとんどだが，稀にきわめて緩徐な増大を示すものがみられる[3]．症状は呈さず，治療や経過観察の必要もない．

4）変形性脊椎症　spondylosis deformans

加齢による椎間板や椎間関節の退行変性と骨棘形成が主な病態で，椎間板や骨棘が脊柱管や神経根を圧迫することで，疼痛などの神経症状を生じる．圧迫への反応として，椎体辺縁に浮腫や脂肪変性が生じ，最終的には骨硬化に至る．CTでは，椎体の上下辺縁に生じた帯状の骨硬化として確認される．なお，脊髄や神経根への圧迫は，MRIの検出能が勝る．

5）多発性骨髄腫　multiple myeloma

原発性骨悪性腫瘍の中では最多を占め，椎体を含む全身の骨に多発病変として認められることが多い．疼痛や病的骨折を生じることがあり，他に貧血や蛋白異常に伴った諸症状が認められる．CTでは，骨打ち抜き像（punched-out lesion）と称される境界明瞭な溶骨性変化として認められることが多く（図3），骨皮質内側の侵食像（endosteal scalloping）がみられることがある．3%ほどの症例で，造骨性変化が混在することもある．

6）化膿性脊椎炎　pyogenic spondylitis

免疫が低下した患者や高齢者に好発する感染症で，血行性感染の他，腹腔内や後腹膜感染症からの直接的な感染波及が原因となる．局所の疼痛や熱感といった症状を呈することが多いが，高齢者では自覚症状に乏しいこともある．CTでは，終板の破壊像や椎体の癒合像がみられ（図4），しばしば椎体外にも膿瘍を伴う．しかし，初期の変化は軽微で，CTでの検出が困難なことは珍しくなく，MRIでも診断に苦慮する場合もある．

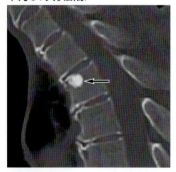

参考症例
図2 60歳台，女性　骨島
第3胸椎椎体に，骨皮質と同等に高吸収な類円形の骨硬化像を認める（→）．

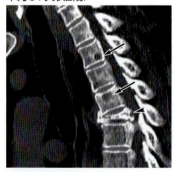

参考症例
図3 60歳台，男性　多発性骨髄腫
椎体に多発する骨打ち抜き像（punched-out lesion；→）を認める．圧迫骨折もみられる（▶）．

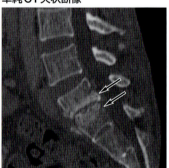

参考症例
図4 50歳台，女性　化膿性脊椎炎
第5腰椎椎体・仙骨に，終板の破壊像を認める（→）．

鑑別診断のstrategy

　救急疾患を含め，臨床で遭遇する頻度の高い胸腰椎病変の所見を概説した（表）．胸腰椎の異常陰影には，前述した他にも多様な疾患が含まれるため，最初の画像診断では詳細な鑑別診断が難しい場合も多いと考えられるが，救急医療において頻度の低い胸腰椎病変の鑑別診断を正確に行う必要に迫られる機会は稀であろう．

　一方で，脊椎病変による脊髄・馬尾や神経根への圧迫が生じているのであれば，早急な放射線治療や除圧術などの適応を判断する必要が生じるため，これを確実に診断することはきわめて重要である．椎体病変は見落としが発生しやすい部位でもあるため，常にこの点に注意して読影を行うことが肝要と考える．

　全身CTや全身ダイナミックCTなど画像データが劇的に増加している現代において，重大な所見の見落としや見誤りを防ぐためには，感覚・運動障害の有無，痛みの部位などの臨床情報をもとに読影を行うことがますます重要となっている．放射線科医によって読影がなされる場合にも，適切な検査依頼文などによって救急医と放射線科医の間で具体的な診療情報の共有がなされることが，より迅速で正確な診断のために必須である．

表　胸腰椎の異常陰影を示す主な病変の比較

	転移性椎体腫瘍	椎体血管腫	骨島
臨床像	・椎体への血行性転移により生じる ・増大すると，病的圧迫骨折を生じたり神経圧迫症状を示したりする	・脊椎良性病変の中で最多 ・基本的に無症状だが，ごく稀に病的圧迫骨折などの症状を呈する	・無症状で経過観察不要 ・過誤腫様の病態や骨リモデリング時の破骨不全などが原因とされる
CT所見	・溶骨性：椎体内の辺縁不整な軟部影，骨皮質菲薄化・断裂 ・造骨性：高吸収化や石灰化，骨外進展は稀	椎体内を縦走する肥厚した骨梁構造が，polka dot sign，corduroy cloth appearanceとして認められる	・骨皮質と同等の高吸収を呈する類円形結節として，偶発的に発見される ・サイズは概ね1cm以下
その他	・病的圧迫骨折では，圧潰した椎体が背側に凸になりやすい ・椎弓など後方要素への病変の進展は，転移性骨腫瘍を示唆する	MRIでは，上記の肥厚した骨梁構造が，T1強調像・T2強調像ともに低信号に描出される	増大を示さないものがほとんどだが，稀にきわめて緩徐な増大を示すものがみられる
	変形性脊椎症	多発性骨髄腫	化膿性脊椎炎
臨床像	加齢により椎間板・椎間関節の退行変性や骨棘形成が生じ，神経圧迫による症状を呈する	・原発性骨悪性腫瘍の中で最多 ・疼痛や病的骨折を生じ，他に貧血や蛋白異常に伴った諸症状が認められる	・血行性感染や腹腔などからの感染の直接波及による ・局所の疼痛や熱感といった症状が認められる
CT所見	・椎体の上下辺縁に帯状の硬化像がみられる ・骨棘形成を伴うことがある	・椎体を含む全身の骨に骨打ち抜き像（punched-out lesion）が多発 ・骨皮質内側の侵食像がみられることがある	終板の破壊像や椎体の癒合像がみられ，しばしば椎体外に膿瘍を伴う
その他	脊髄や神経根への圧迫をみるにはMRIが有用	3％ほどの症例で造骨性変化が混在することもある	初期の変化は軽微で，CTでの検出が困難なことも珍しくない

文献

1) 日本臨床腫瘍学会（編）：総説2 骨転移の診断．骨転移診療ガイドライン．南江堂，p.5-7, 2015.
2) Pastushyn AI, Slin'ko EI, Mirzoyeva GM: Vertebral hemangiomas: diagnosis, management, natural history and clinicopathological correlates in 86 patients. Surg Neurol 50: 535-547, 1998.
3) Greenspan A: Bone island (enostosis): current concept: a review. Skeletal Radiol 24: 111-115, 1995.

2 動静脈の石灰化の鑑別

秋田大宇, 中尾千恵, 陣崎雅弘

> **症例 1** 40歳台, 男性. 便潜血陽性にて下部消化管内視鏡を施行したところ, 盲腸から横行結腸に暗紫色の粘膜, 潰瘍, 腸管の拡張不良を指摘. 既往歴：アトピー性皮膚炎（漢方薬内服中）.

A 造影CT B 造影CT

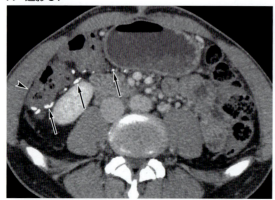
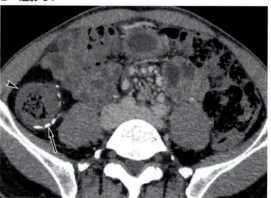

C 造影CT, MIP像

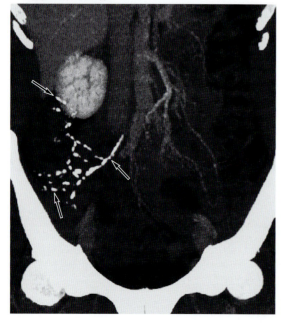

A, B：上行結腸の壁が肥厚し（▶）, 壁周囲から回結腸静脈に点状, 線状の石灰化（→）が多発している.
C：MIP像では, 静脈の石灰化（→）の様子を把握しやすい. 腹部大動脈をはじめとする動脈には石灰化はなく, 動脈硬化所見は乏しい.
漢方薬の休薬にて, 下部消化管内視鏡所見の改善がみられた.

診断 腸間膜静脈硬化症

動静脈の石灰化の鑑別診断リスト

- 腸間膜静脈硬化症
- 虚血性大腸炎
- 上腸間膜動脈血栓症

| 症例 | **2** | 70歳台，男性．下痢，下血，急激な腹痛．既往歴：糖尿病，虚血性心疾患． |

A 造影CT B 造影CT

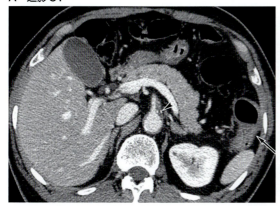 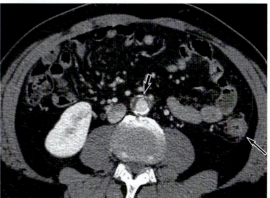

A，B：脾彎曲部から下行結腸にかけて壁肥厚（→）を認める．上腸間膜動脈（A；▶）や腹部大動脈（B；➡）には石灰化を伴った厚い壁在血栓がみられ，高度の動脈硬化が示唆される．
腸管の病変範囲や既往歴，動脈硬化所見を総合的に考えると，虚血性大腸炎が疑われる（下部消化管内視鏡検査で確定診断）．

診断 **虚血性大腸炎**

| 症例 | **3** | 60歳台，女性．20年の血液透析歴あり．食後の急激な腹痛． |

A 単純CT B 造影CT

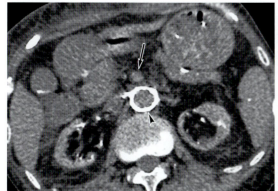 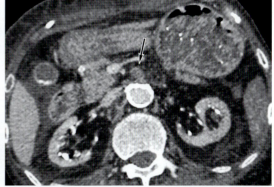

A，B：腹部大動脈に厚い石灰化（A；▶）を認め，高度の動脈硬化が示唆される．造影CTで上腸間膜動脈起始部に造影欠損（B；→）を認め，血栓症が示唆される．単純CTで同部は淡い高吸収（A；→）を示し，急性期の血栓が疑われる．
C：上行結腸や横行結腸に浮腫性の壁肥厚（→）や周囲の脂肪組織の濃度上昇を認め，特に上行結腸では粘膜の造影効果が弱く，壊死が疑われる．回結腸動脈近位部には強い石灰化（▶）を認める．
開腹術にて回結腸動脈の血流を触れず，右半結腸切除術が施行された．切除された右半結腸には広範な壊死や虚血を認めた．

C 造影CT

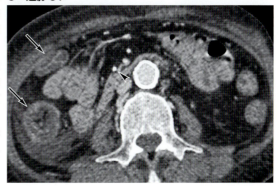

診断 **上腸間膜動脈血栓症**

診断のポイント

1）腸間膜静脈硬化症 mesenteric phlebosclerosis ▶症例❶

　腸間膜静脈硬化症は静脈硬化性大腸炎とも呼ばれ，虚血性大腸炎の一種と考えられている．しかし，通常の虚血性大腸炎と異なり圧倒的に右半結腸に多く，また動脈性の虚血ではなく，大腸壁内の小静脈や末梢の腸間膜静脈に線維化，石灰化が生じることによる静脈還流の障害が病因とされる[1)2)]．

　原因として門脈圧亢進症や免疫異常の関与などが考察されているが，近年，サンシシ（山梔子）を含有した漢方薬が原因のひとつとして注目されている[2)3)]．アジア人に多く，症状は慢性的な腹痛や下痢が多いが，無症状のこともある[1)2)]．また，強い腹痛や腸閉塞など急性腹症として発症する場合もある．保存的治療で改善がみられない場合は，外科的治療が選択されることもある．

　画像所見は特徴的で，CTにて肥厚した大腸壁やその付近の腸間膜に，細い線状あるいは点状の石灰化が多発する[1)2)]．これは静脈の石灰化である．また，肥厚した大腸壁は通常の虚血性大腸炎とは異なり，粘膜下浮腫を反映した3層構造（target sign）がみられないことが多い．これは，本疾患が病理組織学的に粘膜下層に著明な線維化が起こることを反映した所見であると考えられる[1)2)]．

2）虚血性大腸炎 ischemic colitis ▶症例❷

　重症度の高い方から順に壊死型，狭窄型，一過性型の3型に分類される．虚血性大腸炎は左半結腸に多く，特に脾彎曲部やS状結腸直腸境界部に多いとされる[1)4)]．これは，それぞれ上腸間膜動脈系と下腸間膜動脈系からの栄養の境界域，下腸間膜動脈系と内腸骨動脈系からの栄養の境界域であり，虚血に対して弱いからである．また，患者は50歳以上（特に70歳以上の高齢者）に多く（ただし若年者にみられる場合もあり），虚血性心疾患や糖尿病の患者，血液透析患者など動脈硬化の高度な症例が多い[1)4)]．

　造影CTで正常腸管を輪切りにした場合，内側から順に造影効果の強い層（粘膜層），弱い層（粘膜下層，筋層），強い層（漿膜下層）の3層構造を呈する（図1）．腸管虚血が起きた場合，3層構造を保った状態で，粘膜下層の浮腫により特に造影効果の弱い中間層の肥厚が目立つため，同心円状にみえることが多い（target sign）[1)]．また，腸管周囲に脂肪組織の濃度上昇（dirty fat sign）がみられることもある[1)]．腸管虚血が進行し腸管壊死の状

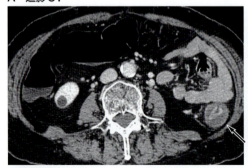 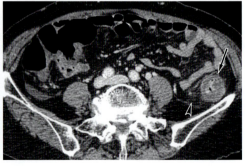

A　造影CT　　　　　　　　　　B　造影CT

参考症例
図1　70歳台，女性　虚血性大腸炎
労作性狭心症の既往あり．昨日からの下血，腹痛が続くため受診．
A，B：下行結腸の全周性壁肥厚を認める．著明な粘膜下浮腫および内層（粘膜層）と外層（漿膜下層）の同心円状の造影効果を認め，target signを呈している（→）．また，腸管周囲に脂肪組織の濃度上昇（dirty fat sign）がみられる（B；▶）．下部消化管内視鏡検査にて虚血性大腸炎と確定診断された．

態になると，腸管壁の造影効果が著しく低下する．また，単純CTで腸管壁が高吸収を示すことがあり，これは出血壊死を反映している．さらに進行すると腸管壁が菲薄化したり，壁内にガスを生じたりし，致死率が高くなる．

こうした腸管虚血あるいは腸管壊死の所見とその分布，年齢，動脈硬化の程度などを考慮することで，総合的に虚血性大腸炎の診断を下す必要がある．動脈硬化の高度な症例が多く，通常は腹部大動脈からCTで追える範囲内の上腸間膜動脈や下腸間膜動脈の石灰化が目立つ．

3）上腸間膜動脈血栓症　superior mesenteric artery thrombosis ▶症例❸

通常，上腸間膜動脈起始部付近が閉塞する．動脈硬化が原因となる場合が多く，腹部大動脈から上腸間膜動脈近位部に石灰化を認めることが多い．上腸間膜動脈塞栓症と異なり，徐々に動脈狭窄が進行し閉塞に至ることが多いため，側副血行路が発達していることが多い[1]．そのため，上腸間膜動脈に閉塞を認めたとしても，必ずしも腸管虚血があるわけではない．

画像診断では，造影CTにて上腸間膜動脈の造影欠損をとらえることで確定診断となる．単純CTでは，急性期の血栓は血管内腔よりも高吸収にみえることがある．有症状の場合は，血流の低下した動脈の支配領域の腸管に，虚血や壊死を反映した所見がみられる（「2）虚血性大腸炎」参照）．このような場合，上腸間膜動脈血栓症の見落としは致命的になることが多く，腹痛患者のCTでは日頃から意識して上腸間膜動脈の観察を習慣づける必要がある．

鑑別診断のstrategy

腸間膜静脈硬化症はきわめて特徴的なCT所見を呈するため，鑑別診断に迷うことはなく，CTで確実に診断すべき疾患である（表）．

虚血性大腸炎は，左半結腸に多いことや年齢，動脈硬化の程度などを考慮することで，その他の大腸炎と鑑別する必要がある．確定診断には下部消化管内視鏡検査が必要となる．

上腸間膜動脈血栓症をみたら，腹痛などの症状や腸管虚血の有無を確認することで，緊急性を判断する必要がある．

表　動静脈の石灰化を呈する主な疾患の比較

	腸間膜静脈硬化症	虚血性大腸炎	上腸間膜動脈血栓症
臨床像	・漢方薬服用 ・アルコール多飲 ・門脈圧亢進症 ・アジア人	・高齢者 ・女性 ・虚血性心疾患 ・糖尿病 ・透析患者	・高齢者 ・虚血性心疾患 ・糖尿病 ・透析患者
臨床的特徴	慢性的な腹痛や下痢，あるいは無症状や急性腹症として発症することも	・突然の強い下腹部痛 ・血便	強い腹痛あるいは無症状
CT所見	・右半結腸の壁肥厚 ・壁内や周囲の腸間膜内の線状，点状の石灰化	・左半結腸のtarget sign（虚血）や単純CTでの壁の高吸収，菲薄化，壁内ガス（壊死） ・動脈の石灰化	・上腸間膜動脈近位部の造影欠損 ・動脈支配領域に一致した腸管虚血や壊死所見 ・動脈の石灰化

文献

1) 秋田大宇：虚血性大腸炎，腸間膜循環不全を疑うとき．診断と治療 97: S213-S222, 2009.
2) Lee SM, Seo JW: Phlebosclerotic colitis: case report and literature review focused on the radiologic findings in relation to the intake period of toxic material. Jpn J Radiol 33: 663-667, 2015.
3) 松井敏幸，清水誠治（監）；漢方薬による腸間膜静脈硬化症．日本漢方製薬製剤協会．available at: http://www.nikkankyo.org/qa/take_kampo/160201/m_phlebosclerosis.pdf.
4) Thoeni RF, Cello JP: CT imaging of colitis. Radiology 240: 623-638, 2006.

第11章 肺野異常陰影

1 肺野浸潤影の鑑別

園田明永, 新田哲久

> **症例 1** 70歳台, 男性. 旅行から帰宅後, 翌日から倦怠感出現. 37℃台の発熱.

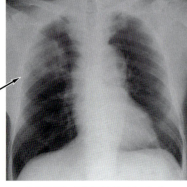
A 単純X線写真

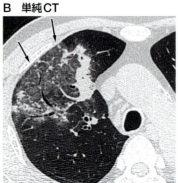
B 単純CT

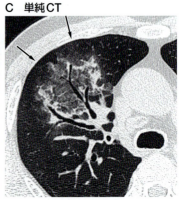
C 単純CT

A：右上肺野に浸潤影を認める（→）.
B, C：右上葉に区域性に広がる浸潤影, すりガラス影を認める（→）. 陰影の割に気管支壁の肥厚は目立たない.

診断 レジオネラ肺炎

> **症例 2** 70歳台, 女性. 咳嗽にて来院.

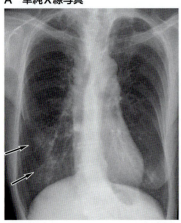
A 単純X線写真

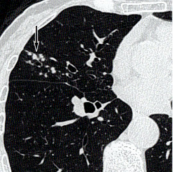
B 単純CT

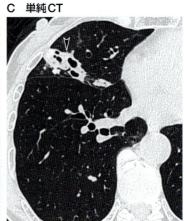
C 単純CT

A：右下肺野に浸潤影や多発する粒状影を認める（→）.
B：中葉に比較的境界明瞭な粒状影を認める（→）.
C：Bと同領域には, 気道拡張を伴った浸潤影も認める（▶）.

診断 非結核性抗酸菌症

症例 3 70歳台，男性．胸痛および呼吸困難にて救急外来受診．

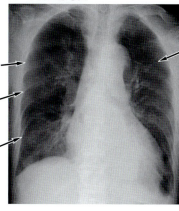
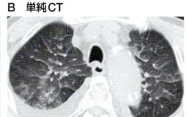
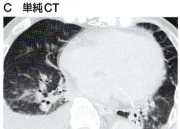

A：心拡大を認める．右上肺野や下肺野肺門側優位に浸潤影を認める（→）．
B，C：両側の胸水，重力荷重部側優位に小葉間隔壁肥厚，すりガラス影を両側性に認める．

診断　心原性肺水腫

症例 4 80歳台，女性．1週間前からの労作時息切れ．抗菌薬で治療中も反応不良．

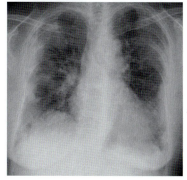
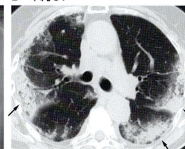
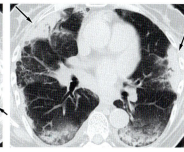

A：両側肺野末梢優位に多発する浸潤影を認める．
B，C：胸膜直下優位に，非区域性に広がる浸潤影やすりガラス影を認める（→）．陰影の一部は気管支血管束周囲に広がる．浸潤影の内部にair bronchogramを伴うものもある．

診断　特発性器質化肺炎（COP）

症例 5 30歳台，男性．副鼻腔炎．3週間前からの皮膚の紅斑，色素沈着出現．38℃台の発熱を繰り返す．

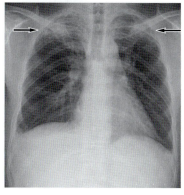
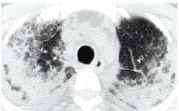
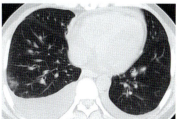

A：両側肺尖部優位に非区域性の浸潤影を認め（→），右肺では少量の胸水を認める．
B：両側上肺野に末梢優位の非区域性浸潤影を認める．
C：胸水を認める．

診断　好酸球性多発血管炎性肉芽腫症（EGPA）

症例 6 40歳台，男性．1年前から咳嗽，喀痰で抗アレルギー薬服用しているが，改善せず受診．

A 単純X線写真　B 単純CT　C 単純CT

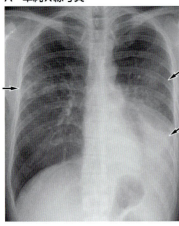
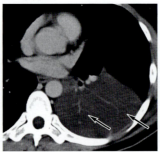
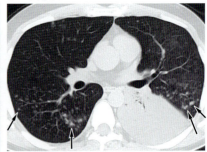

A：左中下肺野に浸潤影，右中肺野にも浸潤影や結節影が多発している（→）．
B：左下葉を充満する低吸収な軟部影と，内部にangiogram signを認める（→）．
C：両側肺野には，経気道性の転移と考えられる結節が多発している（→）．

診断　浸潤性粘液性腺癌

症例 7 60歳台，男性．半年前から咳嗽，喀痰を自覚．近医で肺炎として治療されたが，改善せず受診．

A 単純X線写真　B 単純CT　C 単純CT

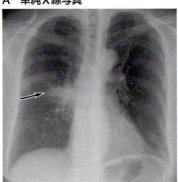
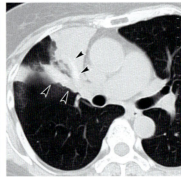
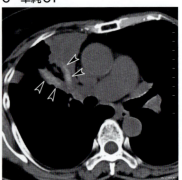

A：右肺門部に腫瘤影（浸潤影），棍棒状の異常陰影を認める（→）．中肺野末梢にも浸潤影を認める．
B，C：右上葉S³気道周囲に浸潤影，内部の気管支に高吸収な貯留物を認める（▸）．
喀痰から真菌（スエヒロタケ）が検出された．

診断　アレルギー性気管支肺真菌症（ABPM）

肺野浸潤影の鑑別診断リスト

- 感染性肺炎
- 抗酸菌症（非結核性抗酸菌症・結核）
- 肺水腫
- 肺胞出血
- 急性好酸球性肺炎
- 肺膿瘍
- 特発性器質化肺炎（COP）
- 血管炎（好酸球性多発血管炎性肉芽腫症［EGPA］など）
- 浸潤性粘液性腺癌
- リンパ腫
- 閉塞性肺炎
- 真菌症（アレルギー性気管支肺真菌症［ABPM］など）
- 薬剤性肺炎
- リポイド肺炎
- 肺胞蛋白症
- サルコイドーシス

診断のポイント

1) 感染性肺炎 infectious pneumonia ▶症例❶

多くの起炎性微生物について特徴的な画像所見は乏しい．大まかな起炎菌の推定には，肺胞性肺炎，気管支肺炎の判断が重要となる．

一般的に，肺胞性肺炎（肺炎球菌，肺炎桿菌，クラミドフィラ，レジオネラ）の画像は，菌が経気道的に肺胞腔に到達し，炎症性浮腫，多量の滲出液を産生する．これがKohn孔やLambert管を通って広がり，非区域性の浸潤影を呈する．一方，気管支肺炎（マイコプラズマ［図1］，インフルエンザ桿菌，黄色ブドウ球菌など多くの菌種）は経気道的に吸引され，末梢気道粘膜を障害（気管支壁肥厚）する．炎症は生じるものの滲出液は少ないため，Kohn孔などの側副換気路を通ることができず，細気管支領域に病変が限局する（区域性）．

もちろん，両者の混合感染もあることは念頭に置く必要がある．またウイルス性肺炎は，CTでは気管支肺炎像や，びまん性の多発するすりガラス影を呈することが多い[1)2)]．

2) 抗酸菌症（非結核性抗酸菌症，結核） mycobacteriosis（nontuberculous mycobacteria；NTM, mycobacterium tuberculosis） ▶症例❷

非結核性抗酸菌症は，約8〜9割をmycobacterium avium complex（MAC）が占める．生来，健康な中高年女性に多い．無症状で偶然発見されることも少なくない．経気道的に深部へ到達した抗酸菌が，細気管支や肺胞で肉芽腫を形成，乾酪物質の充填や閉塞，気管支の破壊により気管支拡張などを来す．

胸部単純X線写真では，中下肺野の比較的限局した浸潤影としてとらえられることも多いが，CTでは，中葉や舌区を中心として，上葉S^2，S^3，中葉や舌区，下葉S^6，S^8に多発する小結節（結核同様サイズの割に比較的境界明瞭，コントラストの高い結節）を伴った虚脱肺，気管支壁肥厚・気管支拡張像，空洞結節などとしてみられる．個々の陰影は結核に似るが，中葉や舌区に気管支拡張像，粒状影などを伴っている時は，MACが疑われる．

一方，結核は，胸部単純X線写真では肺尖や肺門部レベルの浸潤影，粒状影として認められ，CTでは肺尖や肺尖後区（S^1，S^{1+2}，S^2），下葉上区S^6の陰影分布を中心とする．乾酪物質が末梢気道に充満する分岐状影（tree-in-bud appearance）と空洞形成は，活動性結核の重要な所見である（図2）[1)2)]．

単純CT

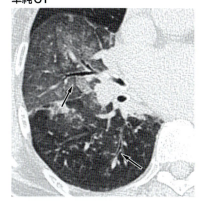

参考症例
図1 60歳台，男性 マイコプラズマ肺炎
右下肺野に気管支壁肥厚を伴ったすりガラス影，浸潤影，小葉中心性粒状影を認める（→）．

単純CT

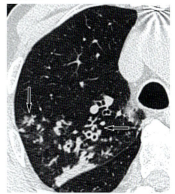

参考症例
図2 80歳台，女性 活動性結核（Gaffky4号）
数週間前からの咳嗽．体温36.5℃．サイズの割に境界明瞭な粒状影が多発している．tree-in-bud appearance（→）も認める．浸潤影内に気道拡張はない．

3）肺水腫（急性呼吸促迫症候群を含む） pulmonary edema（acute respiratory distress syndrome；ARDS） ▶症例❸

心原性肺水腫（肺微小血管の血管内圧が上昇することにより，水分が間質に移動する）と，非心原性肺水腫（外傷や炎症など様々な原因で毛細血管内皮細胞が障害され，水分や蛋白質が間質へ移動する）に大きく分類される．非心原性は，びまん性肺胞障害（diffuse alveolar damage；DAD）を伴うものと伴わないものに分類される．心原性肺水腫では，肺門優位，重力荷重部優位に，小葉間隔壁肥厚，すりガラス影，融合傾向のある浸潤影などを認める．

非心原性も心原性の画像に似るが，DADを伴うものは，急性期（滲出期）には内部に気道の牽引性気管支拡張や周辺肺野構造の構築改変を示す構造偏位や蜂巣肺は認めないが，器質化期，線維化期と進むと構築改変が目立ってくる（図3）[1) 3)〜5)]．

4）肺胞出血 alveolar hemorrhage

喀血があること，抗凝固薬服用中，肺高血圧症，血管炎やSLE（systemic lupus erythematosus）などの膠原病を有することなどが，診断の一助となる．

画像所見は出血の程度や時期により，すりガラス影から浸潤影まで様々である．単純X線写真では両側肺野の浸潤影を呈し，肺尖部や肋骨横隔膜角が保たれる．CTでは，両側中内層部優位の浸潤影，すりガラス影が多発，出血量により陰影に濃淡がある[1) 2)]．

5）急性好酸球性肺炎 acute eosinophilic pneumonia

性差はなく30歳台に好発する．特発性のものも多いが，喫煙を始めて1〜2週間で発症することがある．末梢の好酸球の増加はない．急速に悪化する呼吸不全を認め，人工呼吸器管理を必要とするような状態に陥ることがある．ステロイドが著効する．

画像所見は，胸部単純X線写真では心拡大のない両側胸水，両側肺野優位の浸潤影，気管支血管束の肥厚像を呈し，CTではランダムな肺野に浸潤影やすりガラス影，気管支血管束の肥厚，小葉間隔壁肥厚，少量の胸水を認める．心拡大のない点が心原性肺水腫との鑑別となる[1) 2)]．

6）肺膿瘍（肺化膿症） lung abscess

浸潤影の中に空洞（air-fluidレベル，液体貯留など）を認めた時は，肺化膿症を疑う．肺尖領域やS⁶領域にAir主体の空洞がみられ，周囲に境界明瞭な小結節が目立つ時は，結核や非結核性抗酸菌症，辺縁に接する肺野がきれいで空洞が偏在性，壁が不整であれば，肺癌も鑑別に挙がる[3)]．

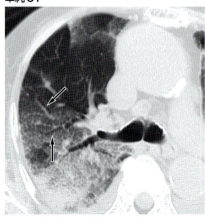

単純CT

参考症例
図3 80歳台，女性　急性呼吸促迫症候群（ARDS）
咳嗽，呼吸困難で搬送．
浸潤影内だけでなく，すりガラス影内にも牽引性気管支拡張が出現している（→）．

7）特発性器質化肺炎　cryptogenic organizing pneumonia；COP ▶症例❹

様々な程度の咳嗽と呼吸困難感を主訴とする．原因不明のもの，薬剤や基礎疾患を起因とした二次性のものがある．

亜急性の経過，画像所見上は移動する浸潤影（2～3割にみられる）を特徴とする．胸部単純X線写真では非区域性，末梢優位の浸潤影，肺門部には陰影を認めないことが多いが，結節影を呈するものもある．CTでは，中下肺野優位のair bronchogramを伴った比較的濃い浸潤影と，斑状のすりガラス影周囲に濃い浸潤影（reversed halo sign）を伴う多発陰影が，気管支血管束周囲や胸膜下優位に認められることがある．陰影は収縮を伴い，小葉間隔壁や胸膜直下の二次小葉を縁取るような小葉辺縁性分布を示すものも多い．

ちなみに，慢性好酸球性肺炎（chronic eosinophilic pneumonia；CEP）とは画像から鑑別することは厳密には困難である[2]．

8）好酸球性多発血管炎性肉芽腫症（eosinophilic granulomatosis with polyangiitis；EGPA）などの血管炎 ▶症例❺

血管炎は様々なものがあるが，EGPA，多発血管炎性肉芽腫症（granulomatosis with polyangiitis；GPA），顕微鏡的多発血管炎（microscopic polyangiitis；MPA）などが肺病変と関連が深い．血管に親和性のある多発結節影や，肺出血による含気を含んだ浸潤影などの所見を呈する．EGPAは，気管支喘息またはアレルギー性鼻炎があり，血中の好酸球増加，血管炎による2週間以上続く38℃以上の発熱，体重減少，多発性単神経炎，消化管出血，紫斑，多関節痛などを有する．

単純X線写真およびCTでは，多発する末梢優位の非区域性のすりガラス影，浸潤影を呈する．GPAのように空洞形成や肺出血は稀とされる．CTでは，特にhalo signを呈するすりガラス影と浸潤影の混在，分布や程度が経時的に変化することが特徴で，少量の胸水も認める．MPAは肺出血があり，糸球体腎炎を併発する[1)2)]．

9）浸潤性粘液性腺癌　invasive mucinous adenocarcinoma ▶症例❻

高齢者に多く，自覚症状に乏しい．薬剤の治療で改善しない浸潤影をみた時は，念頭に置く必要がある．異型細胞の少なさや細胞自体の異型の弱さにより，病理診断でも肺癌の診断が困難な場合がある．

肺胞性肺炎に類似した区域性，または非区域性浸潤影の形態をとる．air bronchogramや，造影CTにてCT angiogram sign（腫瘍内に残存する正常血管がみられる）を伴う．経気道的に広がることがあり，同一肺葉内だけでなく，他の肺葉にも転移巣を形成する[1)2)]．

10）リンパ腫　lymphoma

肺原発性の悪性リンパ腫は，リンパ路とその周囲の肺実質に病変が進展する．

画像上は，このリンパ路への異常を反映して，気管支血管束・小葉間隔壁，胸膜の肥厚，不整といった像を認める．肺門や縦隔リンパ節の腫大も伴う．リンパ腫は既存構造の破壊を伴わず，柔らかい特性を反映し，陰影内の既存構造が保持され，造影CTで陰影内部にCT angiogram signがみられる[2]．

11）肺門部腫瘤による閉塞性肺炎　obstructive pneumonitis due to hilar tumor

肺門部の腫瘍（肺癌など）による閉塞性肺炎は，診断が難しい．繰り返す同一の肺葉，区域の肺炎患者は一見，炎症反応が強く関与する気道の狭小化を疑い，詳細な画像読影，時には造影CTの追加が必要となる．

胸部単純X線写真では，末梢肺野の気腔に気管支腺からの粘液が貯留し，肺野全体が膨隆するdrowned lung，粘液栓が気道内に貯留すれば火焔状陰影（finger-in-glove sign）を呈し，CT では浸潤影の内部に CT angiogram sign を呈することもある[1) 2)]．

12) アレルギー性気管支肺真菌症 allergic bronchopulmonary mycosis；ABPM
▶症例❼

よく知られているのは，気管支内のアスペルギルス感染に対するアレルギー反応で起きる ABPA（allergic bronchopulmonary aspergillosis）である．喘息様症状，好酸球増加，血清 IgE 高値，アスペルギルス沈降抗体陽性などを有する．カンジダなどアスペルギルス以外の真菌でも起こる．

胸部単純 X 線写真では，肺門側優位の気管支拡張，浸潤影や気管内の粘液栓を反映した棍棒状や，グローブをはめた指のような陰影である finger-in-glove sign といわれる陰影が特徴的である．CT では，中枢側，上葉優位の気管支拡張を認める．気管支内の粘液栓は，真菌によるカルシウム塩と金属イオンにより高吸収であることが多い[1) 2)]．

13) 薬剤性肺炎 drug-induced pneumonia

薬剤性肺炎（薬剤性肺障害）は，"薬剤投与中に起きた呼吸器系の障害の中で，薬剤との関連があるもの"と定義される．

画像パターンは多彩（両側性のすりガラス影，浸潤影，小葉間隔壁肥厚，小葉内網状影など）であり，画像診断のみで確診することは困難であるが，DAD 類似のパターン（単純 X 線写真で陰影が急速に拡大していく）を呈するものは最も重篤であり，早期の診断が求められ，陰影内の構造改変（牽引性気管支拡張など）を伴う．血流の影響を受けるため，何らかの既存の障害がある肺よりは，健常な肺に異常陰影を生じやすい[1) 2)]．

14) リポイド肺炎 lipoid pneumonia

悪性腫瘍によるリンパ管の閉塞により肺組織から逸脱した脂質に伴う内因性のものと，油脂類の吸引による外因性のもの（スプレー缶のエアゾル，料理時に加熱により気化した油の吸引など）がある．

胸部単純 X 線写真では区域性の浸潤影を呈し，CT ではエアゾルの吸引を反映して，両側の中・下肺野優位に区域性に分布する．すりガラス影や小葉中心性粒状影・浸潤影を呈するが，病変部に脂肪が含まれるため，縦隔条件で脂肪濃度を有する浸潤影（−150〜−30HU）を認めると診断可能である[1)]．

15) 肺胞蛋白症 pulmonary alveolar proteinosis

肺胞腔内に高蛋白，高脂肪成分のサーファクタント蛋白，リン脂質の肺胞腔内集積を特徴とする稀な疾患で，特発性と続発性がある．自己免疫疾患を合併することもある．抗 GM-CSF 抗体陽性である．一般には無症状，発熱を伴っている場合は感染の合併を疑う．

A 単純 X 線写真

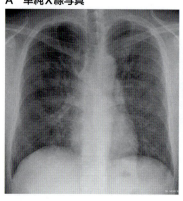

B 単純 CT

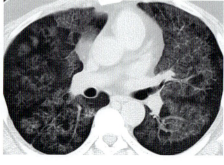

参考症例
図4 40歳台，男性
肺胞蛋白症
検診で肺野異常陰影を指摘．
A：両側の中・下肺野に多発する淡い浸潤影を認める．
B：肺野に多発するすりガラス影，内部に網目状像（crazy paving appearance）を認める．

確定診断は，肺胞洗浄液で米のとぎ汁様の所見を呈することである．
　胸部単純X線写真では肺門中心の両側性すりガラス影，浸潤影を呈し，CTでは，すりガラス影（内部に網目状像を含む；crazy paving appearance）が多発し，斑状または地図状の分布，正常肺と明瞭に境される（図4）．胸水はないが，胸水を認めた時は感染の合併を疑う必要がある[1)2)]．

16）サルコイドーシス　sarcoidosis

　1/3は無症状．非乾酪性類上皮肉芽腫を特徴とする原因不明の疾患である．
　胸部単純X線写真にて，肺門リンパ節腫大が70〜80%の症例にみられる．肺野病変は，上中肺野優位の分布を呈する．CTでは，すりガラス影や結節影，浸潤影などがみられるが，広義間質の微細粒状影の融合が浸潤影所見の中心であることに気づくと，鑑別に挙げやすい（図5）[2)3)]．

鑑別診断のstrategy

　本項のテーマである"浸潤影"について，ここでは便宜上，浸潤影＝コンソリデーションとして，胸部単純X線写真では"区域性で境界不鮮明な濃い陰影，肺血管辺縁が不鮮明なもの"，CTでは"肺血管を覆い隠し，しばしば内部にair bronchogramや周囲にすりガラス影を伴う陰影"と定義して話を進める（豆知識参照）．
　浸潤影の鑑別診断は，画像だけで判断せず，症状の経過（急性，亜急性，慢性），基礎疾

参考症例
図5　70歳台，男性　サルコイドーシス
1か月前からの咳嗽．
A：浸潤影の辺縁は細かな凹凸が目立ち，微細な粒状影で構成されていることがわかる．
B：すりガラス影内に認める小葉間隔壁にも，微細な粒状影を指摘できる（→）．

A　単純CT　　B　単純CT

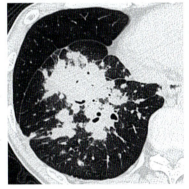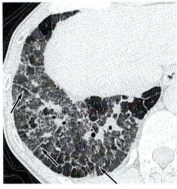

豆知識　浸潤影とコンソリデーション

　浸潤影は，その解釈に多少の議論を必要とする．主として，胸部単純X線写真の中で"肺内の肺構造の破壊を伴わない，境界不鮮明なすべての陰影"と定義され，英語訳としては，しばしばコンソリデーション（consolidation）が用いられるが，この言葉は本来病理学領域にて，肺胞内の含気腔が液体や組織などで置換された状態をいう．CTでコンソリデーションが用いられる時は，"肺野血管の辺縁を覆い隠す吸収値上昇"と定義される．つまり，CT像では，肺胞内の含気腔を置換する物質（水，血液，細胞など）によって肺葉の容積減少を伴わない，比較的均等な水〜軟部濃度の陰影として認められる．明らかな結節や腫瘤には使用されない．
　しかし，日本語の浸潤（infiltrate）という言葉は，何らかの物質が間質や肺胞腔などに広がることを意味するため，極端にはすりガラス影も浸潤影の一種と考える向きもあり，コンソリデーション＝浸潤影ではなく，コンソリデーションは"均等影"と訳す方が適切であるという意見もある．

表　肺野浸潤影を呈する主な疾患の比較

	感染性肺炎	非結核性抗酸菌症・結核	肺水腫，急性呼吸促迫症候群（ARDS）	肺胞出血
経過	急性	急性～慢性	急性	急性
臨床像，他	発熱，咳嗽を伴うことが多い	・中高年女性や免疫低下患者 ・熱発はそれほど目立たない	心疾患や先行する外傷，炎症など	抗凝固薬服用中，肺高血圧症，血管炎やSLEなどの膠原病を有する
単純X線写真	区域性，時に非区域性	・非結核性抗酸菌症：中下肺野の陰影 ・結核：上肺野，中肺野の陰影	肺門優位，比較的両側性の陰影	・両側肺野の浸潤影 ・肺尖部や肋骨横隔膜角が保たれる
CT像	・区域性，時に非区域性 ・ウイルス感染はびまん性すりガラス影のことも	・境界明瞭な粒状影，気管支拡張，空洞形成 ・非結核性抗酸菌症では，気道拡張を伴うことが多い	・肺門優位，重力荷重部優位に小葉間隔壁肥厚，すりガラス影，融合傾向のある浸潤影 ・DADを伴うものは陰影内部に牽引性気管支拡張	・両側中内層部優位のすりガラス影，浸潤影 ・胸膜直下が保たれる
	浸潤性粘液性腺癌	リンパ腫	閉塞性肺炎	アレルギー性気管支肺真菌症（ABPM）
経過	亜急性，慢性	亜急性，慢性	亜急性，慢性	亜急性，慢性
臨床像，他	高齢者に多く，自覚症状に乏しい	高齢者に多く，自覚症状に乏しい	繰り返す同部位の肺炎	喘息様症状，好酸球増加，血清IgE高値，アスペルギルス沈降抗体陽性
単純X線写真	肺葉を充満させるような浸潤影	肺葉を充満させるような浸潤影	・区域性の浸潤影 ・火焔状陰影（finger-in-glove sign）	・肺門側の気管支拡張 ・火焔状陰影（finger-in-glove sign）
CT像	・びまん性，斑状，結節状，肺炎様の浸潤影 ・気管支透亮像の進展・狭小化，葉間胸膜の膨隆 ・CT angiogram sign	・びまん性，斑状，結節状，気管支透亮像，気管支拡張像，小葉間隔壁肥厚 ・CT angiogram sign	・中枢側気道の閉塞所見 ・CT angiogram sign	・中枢側，上葉優位の気管支拡張 ・高吸収な粘液栓

ABPM：allergic bronchopulmonary mycosis，ARDS：acute respiratory distress syndrome

患の有無，その他の臨床所見，検査データなどから総合的に診断する必要がある．もちろん，浸潤影以外に随伴するすりガラス影，粒状影，網状影，結節影などとの組み合わせ，分布（区域性，非区域性，上肺野優位，下肺野優位，肺門側優位，末梢優位など）も重要な情報をもたらす（表）．

　例えば，発熱があり，急性で区域性の分布を呈する浸潤影なら感染性肺炎，境界明瞭な小葉中心性粒状影が目立つなら抗酸菌症，浸潤影が肺門側優位で心疾患や先行する外傷，炎症などを有するなら肺水腫やARDS，抗凝固薬服薬歴があるなら肺胞出血，初めての喫煙などの情報があれば急性好酸球性肺炎などである．また，慢性の経過を有する疾患でも好酸球の増加があれば，EGPAやABPMが鑑別に挙がる．CT angiogram sign, reversed halo sign, crazy paving appearanceなどといったサインが，鑑別に寄与することもある．

急性好酸球性肺炎	肺膿瘍（肺化濃症）	特発性器質化肺炎（COP）	血管炎（好酸球性多発血管炎性肉芽腫症[EGPA]など）
急性	急性〜亜急性	亜急性，慢性	亜急性，慢性
● 30歳台に好発 ● 喫煙を始めて1〜2週間での発症が多い	先行する感染，発熱	● 原因不明のもの ● 薬剤や基礎疾患を起因とした二次性のものがある	● EGPA：気管支喘息またはアレルギー性鼻炎，血中の好酸球増加，38℃以上の発熱，体重減少 ● GPA：鼻腔（上気道）と下気道の炎症，糸球体腎炎，喀血 ● MPA：P-ANCA，糸球体腎炎
● 心拡大のない両側胸水 ● 気管支血管束の肥厚像 ● 下葉優位の浸潤影	air-fluidレベルを有する浸潤影	● 非区域性，末梢優位の浸潤影 ● 肺門部には陰影を認めないことが多い	多発する末梢優位の非区域性のすりガラス影，浸潤影
● 浸潤影やすりガラス影 ● 気管支血管束の肥厚 ● 小葉間隔壁肥厚	浸潤影の中に空洞（air-fluidレベル，液体貯留など）を認める	● 気管支血管束周囲，胸膜下優位，斑状・非区域性の浸潤影 ● 辺縁の中心方向への陥凹 ● 牽引性気管支拡張像 ● 時にreversed halo sign	● 多発する末梢優位の非区域性のすりガラス影，浸潤影 ● halo signを呈するすりガラス影と浸潤影の混在など ● GPAでは空洞を有する多発結節

薬剤性肺炎	リポイド肺炎	肺胞蛋白症	サルコイドーシス
亜急性，慢性	急性〜慢性	亜急性，慢性	亜急性，慢性
何らかの薬剤服用中	悪性腫瘍によるリンパ管の閉塞，油脂類の吸引などが原因	無症状，偶発的にみつかることが多い	無症状，偶発的にみつかることが多い
画像パターンは多彩	区域性の浸潤影	肺門中心の両側性すりガラス影，浸潤影	肺門リンパ節腫大が70〜80％の症例にみられる
画像パターンは多彩	低吸収な（−150〜−30HU）コンソリデーション	すりガラス影（内部に網目状像を含む；crazy paving appearance）が多発	広義間質の微細粒状影が所見の中心

COP：cryptogenic organizing pneumonia, EGPA：eosinophilic granulomatosis with polyangiitis, MPA：microscopic polyangiitis, P-ANCA：perinuclear anti-neutrophil cytoplasmic antibody

文献

1) 髙橋雅士（監編）：新 胸部画像診断の勘ドコロ．メジカルビュー社，p.50-51, p.168-171, p.177-178, p.197-210, p.223-232, p.285-288, p.311-314, p.320, p.334, 2014.
2) 村田喜代史，上甲 剛，村山貞之・他（編）：胸部のCT 第4版．メディカル・サイエンス・インターナショナル，p.166-177, p.188-191, p.341-366, p.407-421, p.481-485, p.528, p.586-590, p.615-621, p.654, p.679-684, p.695-698, 2018.
3) 野間惠之：実践！胸部画像診断 押さえておきたい24のポイント．学研メディカル秀潤社，p.64-76, p.114-127, p.156-163, 2011.
4) 小林紀子，住田 薫，南部敦史・他：コンソリデーション．画像からせまる呼吸器感染症．画像診断 33: 1255-1268, 2013.
5) Muller NL, Silva CIS: Imaging of the chest, vol.1. Saunders/Elsevier, Philadelphia, p.97-113, 2008.

2 肺野空洞性病変の鑑別

南 康大，山田祥岳，杉浦弘明，陣崎雅弘

> **症例 1** 60歳台，女性．4日前より血痰が出現．

A 単純CT（肺野条件）　　B 単純CT（肺野条件）

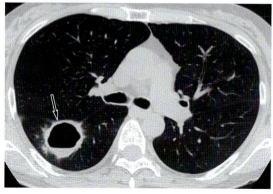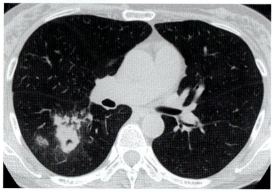

A，B：右下葉S⁶に辺縁不整な空洞性病変を認め（A；→），内部に液面形成を認める．周囲にすりガラス影や結節を伴う．

診断 肺化膿症

> **症例 2** 20歳台，女性．1週間前より呼吸苦，喀血，深吸気時に左胸痛を認めた．

A 単純CT（肺野条件）　　B 単純CT（肺野条件）

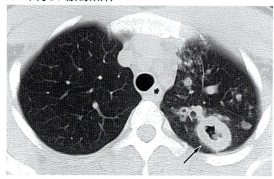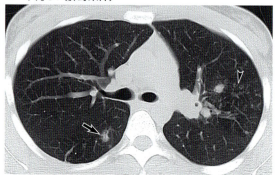

A：左肺尖部に多発する結節，粒状影を認め，一部に空洞性病変（→）や石灰化を伴う．
B：左上葉にはtree-in-bud appearanceを認める（▸）．右肺S⁶にも結節，粒状影を認める（➔）．

診断 肺結核

> **症例 3** 50歳台，男性．右腎癌術後，炎症反応高値のため精査．

A 造影CT（肺野条件）

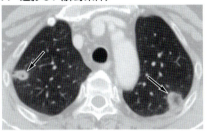

C 単純CT（肺野条件，1週間後）

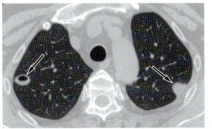

B 造影CT（肺野条件）

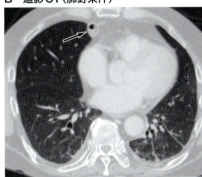

D 単純CT（肺野条件，1週間後）

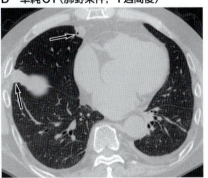

A，B：両肺の胸膜直下に結節が多発している（→）．一部は内部に空洞やすりガラス影を伴う．
C，D：1週間後，結節の増加，増大を認め（→），空洞性病変も目立つ．

診断 敗血症性肺塞栓症

> **症例 4** 60歳台，男性．多発性骨髄腫に対して化学療法後．炎症反応，血清真菌マーカーの上昇を認めた．

A 単純CT（肺野条件）

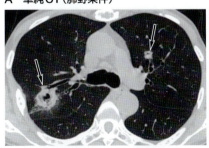

B 単純CT（肺野条件）

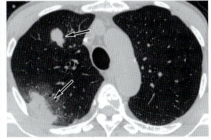

C 単純CT（肺野条件，2週間後）

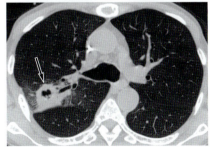

A，B：両肺上葉に結節，腫瘤状のコンソリデーションを認める（→）．内部はすりガラス影を呈し，reversed halo signを呈する．一部に空洞を伴っている．
C：2週間後，右肺S^2のコンソリデーションは増大し，周囲にすりガラス影を伴い，CT halo signを呈する（→）．

診断 血管侵襲性肺アスペルギルス症

肺野空洞性病変の鑑別診断リスト

1. 炎症性疾患
- 肺化膿症
- 抗酸菌症
  - 肺結核
  - 非結核性抗酸菌症
- 敗血症性肺塞栓症
- ノカルジア症，放線菌症
- 真菌症
  - アスペルギローマ
  - 慢性進行性肺アスペルギルス症
  - 血管侵襲性肺アスペルギルス症
  - クリプトコッカス症 など
- 寄生虫（肺吸虫症）
- 多発血管炎性肉芽腫症

2. 腫瘍性病変など
- 肺癌
- 肺転移
- 悪性リンパ腫，リンパ増殖性疾患

診断のポイント

1）肺化膿症 lung abscess ▶症例❶

病原体や白血球が産生する蛋白分解酵素により，肺組織が融解壊死に陥ることで生じる．単発あるいは多発する腫瘤性病変を認め，内部に液体貯留や空洞性病変を形成する．しばしば液面形成を認めることがある．周囲には，肺炎を示唆するコンソリデーションやすりガラス影を伴うことが多い．

2）抗酸菌症（肺結核を中心に）mycobacteriosis（pulmonary tuberculosis）▶症例❷

初感染病巣の成立に引き続いて発病に至る一次結核と，初感染後に免疫能により肉芽腫に封じ込められていた結核菌の再燃あるいは再感染による二次結核がある．結核の空洞性病変は，活動性病変内で乾酪壊死が生じ，内容物が外に排出されることにより生じる．

二次結核では，酸素が豊富に存在するS^1, S^2, S^{1+2}, S^6を中心として，結節，粒状影を認め，しばしば空洞性病変を伴う．周囲には，細葉性病変から連続して中枢側の気管支に進展する乾酪壊死物質を反映して，高コントラストの小葉中心性粒状影，分岐状影（tree-in-bud appearance）を認める．

なお，非結核性抗酸菌症では結核としばしば類似した所見を呈するが，空洞壁が薄く，散布巣が乏しく，中葉舌区の所見が目立つ．

3）敗血症性肺塞栓症 septic pulmonary embolism ▶症例❸

血行性に散布された病原体により，肺動脈に塞栓を形成し，梗塞や出血が生じる．免疫低下状態ではハイリスクとなる．両肺の末梢優位に多発結節や限局性のコンソリデーションを認め，しばしば空洞を形成する．胸膜を底辺とした，楔状の形状を呈することがある．また，結節やコンソリデーションが肺血管と連続する feeding vessel sign を認めることもある．

4）ノカルジア症，放線菌症 nocardiosis, actinomycosis

ノカルジアは土壌，水など自然界に広く分布し，免疫低下状態ではハイリスクとなる．単発または多発するコンソリデーション，腫瘤影を呈し，内部に液体貯留や空洞を形成することが多い．

放線菌は口腔内の常在菌で，肺放線菌症は，口腔衛生不良状態，アルコール依存，糖尿病などがハイリスクとなる．肺野にコンソリデーションや腫瘤影を認め，内部に液体貯留や空洞を形成する．しばしば胸膜肥厚や胸水貯留，膿胸を伴い，葉間胸膜を越えた進展や

胸壁への瘻孔形成を認めることもある[1]．

5）真菌症（アスペルギローマ，慢性進行性肺アスペルギルス症，血管侵襲性肺アスペルギルス症，クリプトコッカス症など） mycosis（aspergilloma, chronic progressive pulmonary aspergillosis；CPPA, vascular invasive aspergillosis, cryptococcosis, etc.）▶症例❹

アスペルギローマは健常者にもみられ，既存の空洞や拡張した気管支内に菌球を形成する．菌球周囲に三日月状の透亮像を示すair crescent signが有名である．無症状のことが多いが，喀血の原因となる．

慢性進行性肺アスペルギルス症は，軽度の免疫低下状態やCOPD（chronic obstructive pulmonary disease）などの局所防御能低下状態で認められる．典型的には，上葉にコンソリデーションや胸膜肥厚を認め，内部に空洞を伴う．空洞内には壊死物質を認め，しばしばアスペルギローマに類似するが，経時的に増大する．

血管侵襲性肺アスペルギルス症は，免疫低下状態でみられ，血管閉塞による梗塞様の所見を呈する（症例4）．肺野末梢優位に単発または多発する結節，腫瘤，コンソリデーションを認め，しばしば空洞を伴う．出血性梗塞を反映し，周囲にすりガラス影を伴うCT halo signや，時にreversed halo signを呈することもある．

クリプトコッカス症では，単発または多発する肺結節を同一肺葉内に認める所見が典型的であるが，空洞を形成することもある．

6）寄生虫（肺吸虫症） parasite（paragonimiasis）

肺吸虫症には，ウェステルマン肺吸虫症と宮崎肺吸虫症がある．ウェステルマン肺吸虫症は，サワガニ，モクズガニ，イノシシが原因となる．胸膜から連続する虫道を示す浸潤影や結節を認め，しばしば周囲にすりガラス影を伴う．内部に空洞を形成することもある（図1）．その他に，胸水，胸膜肥厚，気胸を認める．時に，腹壁皮下の脂肪織濃度の上昇や肝内の虫道を疑う所見が診断の一助となる．

7）多発血管炎性肉芽腫症　granulomatosis with polyangiitis；GPA

血管炎症候群のひとつで，ANCA（antineutrophil cytoplasmic antibodies）の関与が考えられている．典型的には，多発する結節，腫瘤を形成し，末梢側優位や気管支血管束周囲に分布する．壊死により内部に空洞を形成する頻度が高く，比較的壁の厚い空洞を認めることが多い（図2）．周囲に出血を示す，すりガラス影を伴うことがある．その他に，気管や気管支壁の肥厚，頻度は低いがびまん性肺胞出血を認めることもある．

8）肺癌　lung cancer

基本的には救急疾患とは異なるが，炎症性疾患との鑑別が難しいことがある．内部壊死により，不整な厚い壁を有する空洞性病変を形成する．浸潤性粘液腺癌では，コンソリデー

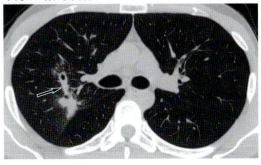

単純CT（肺野条件）

参考症例
図1 20歳台，男性　肺吸虫症
喀血，右肺炎疑い．
右上葉S²～S³にかけて，葉間胸膜から連続する帯状陰影を認める（→）．内部に空洞を伴い，周囲にすりガラス影，粒状影を認める．

ションやすりガラス影の内部に，不整形の空洞性病変を形成する．粘液による肺胞構造の破壊やチェックバルブが考えられている[2]．経気道的に散布された転移巣にも空洞を形成する．

9）肺転移 lung metastases

　救急疾患として認められることは少ないが，担癌患者では鑑別となることがある．内部壊死により空洞を形成するが，血管肉腫では壁の薄い囊胞様の所見を呈することがある．

10）悪性リンパ腫，リンパ増殖性疾患
malignant lymphoma, lymphoproliferative disease

　基本的には救急疾患とは異なるが，炎症性疾患との区別が難しいことがある．結節，腫瘤，コンソリデーション，すりガラス影，気管支血管束・小葉間隔壁・胸膜の肥厚など多様なパターンを呈する．肺門・縦隔リンパ節の腫大を認めることもある．リンパ腫様肉芽腫症では空洞を形成することがある．IgG4関連疾患でも空洞を形成する報告がある[3]．

鑑別診断のstrategy

　肺野の空洞を伴う結節，腫瘤性病変の鑑別は，前述のように多岐にわたる（表）．時には，病変が炎症であるか，腫瘍であるかの鑑別すら難しいことがあるが，臨床症状や血液データ，患者の免疫状態，経過は鑑別診断を絞る際に有用な情報となる．

　急性経過や炎症反応の上昇があれば，より炎症性疾患を疑い，慢性的な経過であれば，腫瘍も鑑別となってくる．免疫低下状態であれば，感染のリスクであり，健常者では通常みられないような感染症にも罹患し，また画像所見も非典型的となることもある．

　画像的には，単発か多発か，中枢・末梢側，頭尾側方向の病変の分布，空洞壁の厚さ，空洞内の液体貯留，気管支・血管との関連，すりガラス影や散布巣など空洞周囲の所見，その他の肺野，縦隔などの空洞性病変外の所見を併せて総合的に診断する．

　既存の情報のみでは診断が難しい場合は，病歴の再確認や採血項目の追加，場合によっては生検など，鑑別となる疾患の診断に有用な検査の追加を主治医に勧めることが重要である．また，一度の検査で診断が難しい場合は，短期間での経過観察を行うことも重要である．

A　単純CT（肺野条件）　　　B　単純CT（肺野条件）

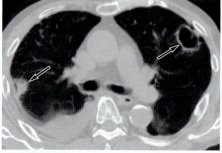 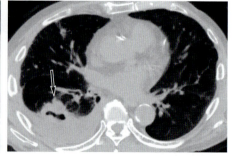

参考症例
図2 70歳台，男性　多発血管炎性肉芽腫症
肺野結節影，悪性腫瘍精査目的．
A，B：両肺末梢側に空洞を伴う結節，腫瘤が多発している（→）．右側優位に両側胸水を認める．

表 肺野空洞性病変を呈する疾患の比較

	肺化膿症	抗酸菌症（肺結核）	敗血症性肺塞栓症	ノカルジア症, 放線菌症	真菌症（アスペルギルス症）
臨床像	・急性経過 ・炎症反応上昇	・亜急性, 慢性経過が多い ・若年者でもみられる	・急性経過 ・炎症反応上昇 ・免疫低下状態ではハイリスク	・急性, 慢性いずれもありうる ・免疫低下状態, 口腔衛生不良, 糖尿病などがハイリスク	・アスペルギローマ：健常者にもみられ, 基本的には慢性経過, 急性の喀血を来すことがある ・血管侵襲性肺アスペルギルス症：免疫低下状態, 急性経過
CT所見	・単発または多発する結節, 腫瘤, 空洞性病変 ・空洞内に液面形成を来すことがある	S^1, S^2, S^{1+2}, S^6を中心とした結節, 粒状影, 空洞性病変	・両肺末梢優位の多発結節, コンソリデーション ・feeding vessel sign	・単発または多発するコンソリデーション, 腫瘤影, 内部に液体貯留や空洞 ・胸膜を越えた進展を来すこともある	・アスペルギローマ：air crescent sign ・血管侵襲性アスペルギルス症：肺野末梢優位に単発または多発する結節, 腫瘤, コンソリデーション ・CT halo sign ・reversed halo sign
随伴所見	周囲に肺炎を疑うようなコンソリデーション, すりガラス影などを伴う	周囲に散布巣を認める		胸膜肥厚, 胸水貯留, 膿胸, 胸壁への瘻孔形成	

	寄生虫（肺吸虫症）	多発血管炎性肉芽腫症	肺癌	肺転移	悪性リンパ腫, リンパ増殖性疾患
臨床像	・サワガニ, モクズガニ, イノシシ摂食歴 ・好酸球増加	・急性または慢性経過 ・炎症反応上昇 ・ANCA（特にc-ANCA）陽性	・基本的には亜急性, 慢性経過 ・臨床的, 画像的に肺炎と区別が困難なことも	・基本的には亜急性, 慢性経過 ・悪性腫瘍の既往歴	・基本的には亜急性, 慢性経過だが, 急性経過のこともある ・臨床的, 画像的に肺炎と区別が困難なことも
CT所見	胸膜から連続する虫道を示す陰影	末梢側, 気管支血管束周囲に多発する結節, 腫瘤, 不整の壁の厚い空洞性病変	・不整な厚い壁を有する空洞性病変 ・浸潤性粘液腺癌：コンソリデーションやすりガラス影の内部に不整形の空洞性病変	単発または多発する結節, 腫瘤	・結節, 腫瘤など様々 ・広義間質病変
随伴所見	・胸水, 胸膜肥厚, 気胸 ・腹壁皮下の脂肪織濃度上昇, 肝内の虫道	気管, 気管支壁肥厚を伴うことがある	・他の転移巣 ・経気道的播種	・原発巣の存在 ・他の転移巣	・リンパ節腫大 ・IgG4関連疾患では他臓器の所見

c-ANCA：cytoplasmic anti-neutrophil cytoplasmic antibody

文献

1) Han JY, Lee KN, Lee JK, et al: An overview of thoracic actinomycosis: CT features. Insights Imaging **4**: 245-252, 2013.
2) Weisbrod GL, Towers MJ, Chamberlain DW, et al: Thin-walled cystic lesions in bronchioalveolar carcinoma. Radiology **185**: 401-405, 1992.
3) Jinnur PK, Yi ES, Ryu JH, et al: Cavitating lung disease: a novel presentation of IgG4-related disease. Am J Case Rep **16**: 478-482, 2015.

3 肺間質影の鑑別

杉浦弘明, 南 康大, 山田祥岳, 陣崎雅弘

症例 1 50歳台, 男性. 2日間で急速に進行する呼吸苦.

A 単純X線写真

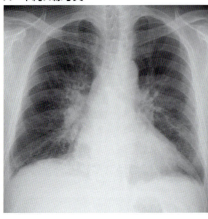

B 胸部CT

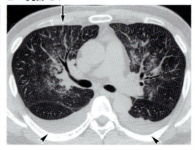

C 胸部CT

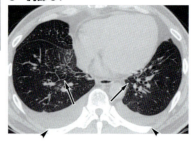

A：両肺の血管影が腫大し, 辺縁がぼけている. 両側心横隔膜角の鈍化を認め, 胸水貯留と考えられる. 心臓はやや拡大気味であるが, 年齢相応である. 肺水腫が疑われる所見である.

B, C：両側上葉中枢側優位に, すりガラス影を主体とした浸潤影が認められる. 気管支血管束の腫脹, 小葉間隔壁の肥厚を認める（→）. 両側胸水貯留を認める（▶）.

診断 急性心筋梗塞（3枝病変）に合併した肺水腫

症例 2 60歳台, 男性. 5日前からの発熱, 悪寒, 呼吸苦. 来院時, 肺炎球菌尿中抗原陽性にて, 肺炎球菌による重症肺炎との診断.

A 単純X線写真

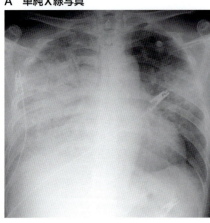

B 胸部CT

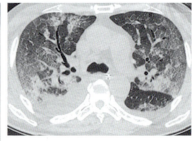

C 胸部CT

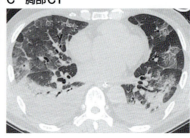

A：右肺優位, 両肺に浸潤影が広がり, 気管支透亮像を伴う. 両側胸水貯留を伴うと考えられる.

B, C：両肺背側優位のコンソリデーションを認め, 両肺にびまん性のすりガラス影が広がる. すりガラス影内の気管支透亮像が拡張し, 牽引性気管支拡張が示唆される. 重症肺炎に加えて, びまん性肺胞障害の合併を疑う所見である.

診断 重症肺炎に合併したびまん性肺胞障害（急性呼吸窮迫症候群）

症例 3 90歳台，男性．慢性間質性肺炎にて経過観察中，急速に進行する呼吸苦にて救急要請．

A 単純X線写真

B 胸部CT

C 胸部CT

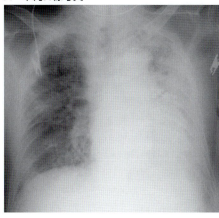
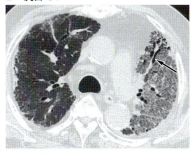
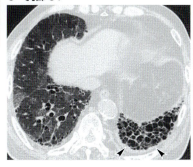

A：左肺は全体的に透過性が低下し，気管支透亮像が認められる．右肺には浸潤影，網状影がみられ，右肺門，小葉間裂が低位に認められ，下葉の容積減少を伴う．心拡大を認める．

B，C：左肺優位にすりガラス影，網状影が広がり，牽引性気管支拡張（B；→），下葉の容積減少を認め，左下葉には蜂巣肺を認める（C；▶）．

蜂巣肺を伴う慢性間質性肺炎（UIP pattern）の急性増悪が疑われる所見である．

診断 慢性間質性肺炎（特発性肺線維症）の急性増悪

 症例 4 50歳台，男性．発熱，呼吸苦を主訴に近医受診するも改善せず，血液検査にて肝機能障害を指摘．胸部単純X線写真にて異常影を指摘され，呼吸不全を認め，当院紹介受診．

A 単純X線写真

B 胸部CT

C 胸部CT

D 胸部CT（2週間後）

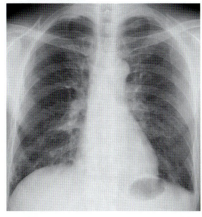
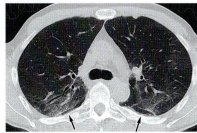
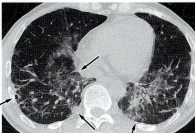
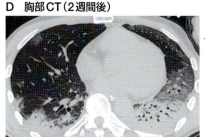

A：両側両側中～下肺野に線状影，網状影が斑状に散在する．

B，C：両肺背側を主体としたすりガラス影，浸潤影を認め（→），両側下葉の容積減少を伴う．

D：速やかに治療開始するも，入院2週間後にはすりガラス影，浸潤影が拡大し，下葉容積減少も増悪した．

両肘，両膝伸側に紅斑，両手にはGottron徴候を認め，抗MDA（melanoma differentiation associated gene）5抗体陽性と併せて，無筋症性皮膚筋炎（clinically amyopathic dermatomyositis；CADM）に伴う急性肺障害と診断された．治療による陰影の改善はみられず永眠．

診断 無筋症性皮膚筋炎による急性肺障害

肺間質影の鑑別診断リスト

- 間質性肺水腫
- びまん性肺胞障害
- 慢性間質性肺炎の急性増悪
- 筋炎関連の間質性肺炎
- 急性好酸球性肺炎
- 癌性リンパ管症

診断のポイント

1) 間質性肺水腫　interstitial pulmonary edema　▶症例❶

　胸部単純X線写真では，肺血管の腫大，血管辺縁のぼけ，Kerley線（Kerley's A，B，C lines），小葉間裂（minor fissure）の肥厚，胸水貯留が認められる．CTではすりガラス影，浸潤影に加えて，小葉間隔壁の肥厚，気管支血管束の腫大，葉間胸膜の肥厚，胸水貯留が認められる．

2) びまん性肺胞障害　diffuse alveolar damage；DAD　▶症例❷

　急速に進行する呼吸苦，低酸素血症に加えて，両肺にすりガラス影を主体とした広範な陰影が認められる場合には，びまん性肺胞障害の可能性を考慮する必要がある．すりガラス影内に牽引性気管支拡張が認められる場合は肺の構造改変が示唆され，びまん性肺胞障害をみている可能性が高くなる．

3) 慢性間質性肺炎の急性増悪
acute exacerbation of chronic interstitial pneumonia　▶症例❸

　両側下葉，末梢優位，肺底部優位に網状影，蜂巣肺を認め，牽引性気管支拡張や下葉の容積減少に加えて，びまん性あるいは斑状のすりガラス影が認められる．比較的急速に進行する呼吸苦にて発症し，慢性間質性肺炎に加えて急性期病変と考えられるすりガラス影が重畳している場合には，慢性間質性肺炎の急性増悪を考える．

4) 筋炎関連の間質性肺炎　myositis associated interstitial lung disease
▶症例❹

　比較的短期間に進行する呼吸苦，低酸素血症に両側下葉優位のコンソリデーション，すりガラス影が認められ，下葉容積減少や牽引性気管支拡張がみられる場合には，筋炎関連の間質性肺炎の可能性がある．特徴的な皮疹や抗体の検出が重要である．

5) 急性好酸球性肺炎　acute eosinophilic pneumonia；AEP

　30歳台に多く，性差はなく，著明な低酸素血症を示す．初めての喫煙後に発症することが多い（図1）．胸部単純X線写真，CTでは，肺水腫と類似した画像所見を呈する．末血の好酸球増加はみられず，気管支肺胞洗浄液での著明な好酸球増加が特徴的であり，診断に有用である．

6) 癌性リンパ管症　lymphangitis carcinomatosa

　肺のリンパ管を介した転移性腫瘍の進展形式である．初期では無症状であるが，進行すると呼吸苦，乾性咳嗽などを生じる．原発巣として，肺癌，乳癌，胃癌，膵癌などが多い．気管支血管束の肥厚，小葉間隔壁の肥厚，胸膜の肥厚所見を示す（図2）．

鑑別診断のstrategy

　間質性肺疾患は，浮腫や炎症，線維性肥厚によって，肺胞壁を含む肺実質の支持組織が侵される疾患である．胸部単純X線写真では，小結節，線状影，網状影，網状結節影，Kerley線を含む線状影・網状影の所見を指し，時に肺容積減少や蜂巣肺の所見がみられる[1]．実際は，胸部単純X線写真で肺胞性疾患と間質性肺疾患の区別に苦慮することも多く，混在していることもある．間質性肺炎という用語と紛らわしいこともあり，"間質影"という用語の使用頻度は減りつつある．
　本項では，胸部単純X線写真で間質影を呈する救急疾患として，間質性肺水腫，びまん性肺胞障害（DAD），慢性間質性肺炎の急性増悪，筋炎関連の間質性肺炎，癌性リンパ管症を取り上げる．

1）間質性肺水腫

　肺水腫は大きく，①静水圧性肺水腫，②透過性亢進型肺水腫，③混合型に分類される．①静水圧性肺水腫の原因として，心原性，肺静脈閉塞性疾患，血漿膠質浸透圧の低下などが挙げられる．②透過性亢進型肺水腫は，DADを伴う場合と，DADを伴わない場合に分けられる．前者は急性呼吸窮迫症候群（acute respiratory distress syndrome；ARDS）を呈し，後者は臨床的に速やかに改善する[2]．
　広義間質とは，小葉間隔壁，気管支血管束周囲，胸膜を指し，肺のリンパ管が良く発達している領域である．肺のリンパ管に異常所見が認められると，広義間質の肥厚や広義間質に沿った異常所見が認められる．胸部単純X線写真では肺血管の腫大，血管辺縁のぼけ，

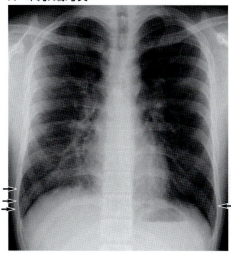
A　単純X線写真

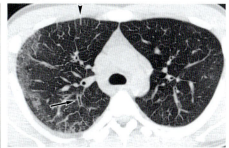
B　胸部CT

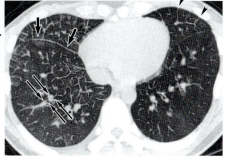
C　胸部CT

参考症例

図1　10歳台，男性　急性好酸球性肺炎

発熱38.2℃．
A：右肺優位，両肺に線状影，網状影が認められる．両側下肺野末梢にKerley's B lines（→）が認められる．心拡大は認められない．
B，C：右肺優位に，びまん性の淡いすりガラス影が広がっている．気管支血管束の肥厚（→），小葉間隔壁の肥厚（▶），葉間胸膜の肥厚（➜）が認められる．心拡大は認められない．広義間質病変と考えられる．急性の経過を示し，心拡大，心不全徴候を伴わないことから，非心原性肺水腫が疑われる所見である．
1週間前より喫煙を開始したことが判明した．気管支肺胞洗浄液（bronchoalveolar lavage fluid；BALF）にて著明な好酸球増加を認め，病歴と併せて急性好酸球性肺炎と診断された．

Kerley線（Kerley's A, B, C lines），小葉間裂（minor fissure）の肥厚の所見を呈し，CTでは小葉間隔壁の肥厚，気管支血管束の腫大，葉間胸膜の肥厚所見を呈する．

静水圧性肺水腫では，間質の液体貯留を主体とした間質性肺水腫から進行すると，肺胞腔内に液体貯溜を生じる肺胞性肺水腫の所見がみられる．しばしば両者の所見が混在する[2]．CTでは，広義間質の肥厚所見にすりガラス影を示す．小葉中心性のすりガラス影，汎小葉性陰影から癒合し，コンソリデーションを示すようになる．

DADを伴わない透過性亢進型肺水腫は，静水圧性肺水腫と類似した所見を呈する．すりガラス影を主体とした陰影に，広義間質の肥厚を伴う．間質性肺水腫パターンを呈する疾患として，急性好酸球性肺炎（図1）や薬剤性肺炎が鑑別として挙げられる．

2）びまん性肺胞障害

ARDSは，肺胞領域の非特異的な炎症による透過性亢進型肺水腫であり，広範な肺損傷が特徴である．病理像は主にDADである．急速に進行する呼吸困難，両肺のびまん性浸潤影を認め，心不全を除外すると定義されている．種々の病態を基礎として発症し，原因となる病態は，直接損傷（重症肺炎，誤嚥性肺炎など）と，間接損傷（敗血症，ショックを伴う外傷，高度熱傷など）に分けられる[3]．

急性間質性肺炎（acute interstitial pneumonia；AIP）は平均年齢50〜60歳台に好発し，背景疾患のない健常者に発症する特発性ARDSである[3]．胸部単純X線写真では両肺の肺胞性陰影を呈し，気管支透亮像を伴う．初期では斑状に分布し，急速に癒合して拡大し，びまん性の陰影となる．肺の容積減少が多い．胸部CTでは，両肺の斑状あるいはびまん性のすりガラス影を呈する．小葉間隔壁の肥厚が認められ，しばしばすりガラス影に小葉内線状影，網状影が重畳し，いわゆる"crazy paving appearance"を呈す

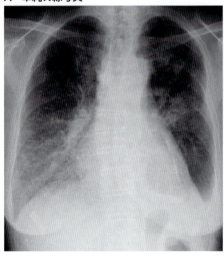

A 単純X線写真

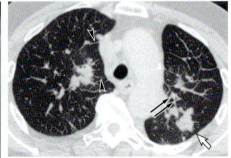

B 胸部CT

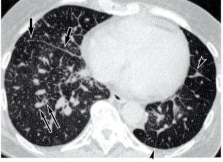

C 胸部CT

参考症例
図2 60歳台，女性　肺腺癌術後，癌性リンパ管症，肺転移

肺腺癌にて左下葉切除術後経過観察中．咳嗽，労作時呼吸苦の進行．
A：右肺門が腫大し，全体的に肺の血管影が太くなり，辺縁が不明瞭化している．右下肺野を中心に線状影，網状影が認められる．左上〜中肺野に結節影，斑状浸潤影を認める．左肋骨横隔膜の鈍化を認め，左下葉切除術後の変化である．
B, C：気管支血管束の腫脹（→），小葉間隔壁の肥厚（▸），葉間胸膜の肥厚（C；➔）を認め，広義間質病変と考えられる所見である．左上葉に形状不整な結節（B；⇨）を認め，転移巣と考えられる．

る．小葉単位で不均一な陰影を認め，地図状，モザイク状を呈することもある．

間接肺損傷では荷重部に浸潤影が分布し，腹側にはすりガラス影や一見正常にみえる領域が認められる一方で，直接肺損傷では荷重部以外の浸潤影の分布の傾向がある[3]．病変が進行するに従って陰影が拡大し，構造改変，牽引性気管支拡張が顕在化する．囊胞や蜂巣肺様の所見が認められることもある[4]．

3) 慢性間質性肺炎の急性増悪

慢性間質性肺炎の経過観察中に，急速（通常1か月以内）に進行する呼吸不全が認められ，両肺に新規の浸潤影がみられる場合に急性増悪を考える．両肺下葉末梢優位に網状影，蜂巣肺の所見を認め，牽引性気管支拡張や下葉の容積減少に加えて，びまん性，斑状多発性のすりガラス影が認められる．肺水腫や薬剤性肺炎など，他の疾患による急性期病変を除外する必要がある．病理像は，慢性間質性肺炎にDADを合併している所見を示す[5]．

一般的には，特発性肺線維症の急性増悪が知られているが，膠原病肺や慢性過敏性肺炎など二次性の慢性間質性肺炎でも急性増悪を生じる[5]．慢性期の所見（網状影，蜂巣肺，牽引性気管支拡張など）に加え，急性期の所見（すりガラス影）が混在する点が重要である．

重畳するすりガラス影の鑑別として，感染症［非定型肺炎，特にpneumocystis pneumonia (PCP)］，肺水腫，肺胞出血，薬剤性肺炎が挙げられる．ステロイド，免疫抑制薬が投与されている場合には，PCPの可能性を考慮する必要があり，β-D-glucanが鑑別に有用である．肺水腫では，すりガラス影に加えて心拡大や肺血管の拡張，小葉間隔壁の肥厚などの所見が鑑別点となる．慢性間質性肺炎の経過観察中に急速に進行する呼吸苦のみならず，発熱や貧血がみられる場合には，ANCA (antineutrophilic cytoplasmic antibody) 関連血管炎の合併による肺胞出血を考慮する必要がある．血中のANCAの検索や血性の気管支肺胞洗浄液，急速に進行する貧血が参考になる．

4) 筋炎関連の間質性肺炎

比較的短期間に進行する呼吸苦，低酸素血症に両側下葉優位のコンソリデーション，すりガラス影に加えて，牽引性気管支拡張や下葉容積減少がみられる場合には，筋炎関連の急性〜亜急性の間質性肺炎を考える必要がある．手指，肘などの特徴的な皮疹（Gottron徴候，mechanic handなど）や抗ARS (aminoacyl-tRNA synthetase) 抗体，抗MDA-5 (melanoma differentiation associated gene 5) 抗体の検出が有効である．

依然として致死率の高い疾患であるが，速やかな診断と治療によって予後の改善が期待される．画像所見から本疾患を疑うことが重要である[4]．

5) 癌性リンパ管症

悪性腫瘍の既往があり，広義間質病変が認められる場合には，肺のリンパ管内に癌細胞が充満した状態であり，癌性リンパ管症が疑われる所見である（図2）．肺癌周囲に広義間質病変が広がっている場合には，癌性リンパ管症の合併を疑う必要がある．癌性リンパ管症では平滑な広義間質の肥厚所見がみられることもあるが，結節状，数珠状の肥厚所見を呈することがあり，間質性肺水腫などとの鑑別に有用である．時に癌性リンパ管症を契機に発見される癌があり，悪性リンパ腫でも広義間質性病変が主体となることがある．

文献

1) 永井厚志，金沢 実（編）：X線パターンからの呼吸器診断．中外医学社，p.115-116, 1999.
2) Gluecker T, Capasso P, Schnyder P, et al: Clinical and radiologic features of pulmonary edema. RadioGraphics 19: 1507-1531, 1999.
3) 日本呼吸器学会，日本呼吸療法医学会，日本集中治療医学会（編）：ARDS診療ガイドライン2016．総合医学社，2016.
4) 杉浦弘明，陣崎雅弘：急性・亜急性経過の間質性肺炎．画像診断 36: 743-753, 2016.
5) Collard HR, Ryerson CJ, Corte TJ, et al: Acute exacerbation of idiopathic pulmonary fibrosis. An International Working Group report. Am J Respir Crit Care Med 194: 265-275, 2016.

INDEX

色字は症例掲載ページを示す.

欧字

A

abdominal abscess（腹部膿瘍）……………… A143
actinomycosis（放線菌症）…………………… A206
acute aortic syndrome（急性大動脈症候群）… A25
acute appendicitis（急性虫垂炎）…………… A102
acute cholecystitis（急性胆嚢炎）…………… A80
acute colonic pseudo obstruction；ACPO（急性大
　腸偽性閉塞症）………………………………… A75
acute eosinophilic pneumonia；AEP（急性好酸球
　性肺炎）………………………………………… A212
acute eosinophilic pneumonia（急性好酸球性肺炎）
　……………………………………………………… A198
acute exacerbation of chronic interstitial
　pneumonia（慢性間質性肺炎の急性増悪）
　……………………………………………………… A212
acute myocardial infarction；AMI（急性心筋梗塞）
　………………………………………………………… A19
acute pancreatitis（急性膵炎）……………… A108
acute pyelonephritis（急性腎盂腎炎）………… A32
acute respiratory distress syndrome；ARDS
　（急性呼吸促迫症候群）………………………… A198
adenosine deaminase；ADA ………………… A156
air embolism（空気塞栓症）…………………… A16
allergic bronchopulmonary mycosis；ABPM
　（アレルギー性気管支肺真菌症）…… A196, A200
alveolar hemorrhage（肺胞出血）…………… A198
aortic aneurysm impending rupture
　（大動脈瘤切迫破裂）………………………… A115
aortoenteric fistula；AEF（大動脈腸管瘻）… A98
aspergilloma（アスペルギローマ）…………… A207
autoimmune pancreatitis（自己免疫性膵炎）
　……………………………………………………… A111

B

barotrauma …………………………… A124, A126
beak sign ……………………………… A22, A25
bile leak（biloma）（胆汁漏）………………… A157
bladder rupture（膀胱破裂）………………… A157
bleeding of the tumor（腫瘍出血）………… A97
Boerhaave 症候群 …………………………… A126
bone island（骨島）…………………………… A188
bowel intussusception（腸重積）…………… A66
bowel strangulation（絞扼性腸閉塞）
　………………………………… A64, A66, A89, A141

C

catheter embolism（カテーテル塞栓症）…… A16
cavernous transformation ……………… A42, A45
cecal volvulus（盲腸軸捻転）………………… A74
centipede sign………………………………… A103
cholangitis（胆管炎）………………………… A81
choledocholith（総胆管結石）………………… A81
chronic pancreatitis（慢性膵炎）…………… A110
chronic progressive pulmonary aspergillosis；
　CPPA（慢性進行性肺アスペルギルス症）… A207
chylothorax（乳び胸）………………………… A153
chylous ascites（乳び腹水）………………… A157
closed loop ……………………………… A66, A170
coffee bean sign……………………………… A73
colonic diverticulitis（結腸憩室炎）………… A102
colonic pseudo obstruction（大腸偽性閉塞症）
　……………………………………………………… A75
comma sign…………………………………… A103
cortical rim sign……………………………… A121
communicating aortic dissection（偽腔開存型大動
　脈解離）………………………………………… A24
consolidation（コンソリデーション）………… A201
continuous ambulatory peritoneal dialysis；
　CAPD（持続腹膜透析）……………………… A157
crazy paving appearance ……… A200, A201
Crohn 病 ……………………………… A46, A47
cryptococcosis（クリプトコッカス症）……… A207
cryptogenic organizing pneumonia；COP（特発性
　器質化肺炎）…………………………… A195, A199
CT halo sign ……………………… A205, A207
cyst rupture（嚢胞破裂）……………………… A157

D

decompression sickness（減圧症）………… A143
diffuse alveolar damage；DAD（びまん性肺胞障害）
　……………………………………………………… A212
digestive tract ischemia，necrosis（消化管虚血・
　壊死）…………………………………………… A141
dirty fat sign ………………………………… A192
diverticular hemorrhage（憩室出血）……… A97
double ring sign……………………… A115, A116
Douglas 窩 …………………………………… A158
Dressler's syndrome（心筋梗塞後症候群）… A148
drug-induced pneumonia（薬剤性肺炎）…… A200
duodenal perforation（十二指腸穿孔）……… A130

E

edematous pancreatitis（間質性浮腫性膵炎）
　……………………………………………… A108
emphysematous cholecystitis（気腫性胆嚢炎） A52
emphysematous cystitis（気腫性膀胱炎）
　……………………………………… A60, A171
emphysematous gastritis（気腫性胃炎） …… A144
emphysematous pyelitis（気腫性腎盂炎）…… A61
emphysematous pyelonephritis（気腫性腎盂腎炎）
　…………………………………………………… A61
empyema（膿胸）……………………………… A152
endometrial cyst（内膜症性嚢胞）…………… A170
eosinophilic granulomatosis with polyangitis；
　EGPA（好酸球性多発血管炎性肉芽腫症）
　……………………………………… A195, A199
eosinophilic peritonitis（好酸球性腹膜炎）… A157
epiploic appendagitis（腹膜垂炎）…………… A104
exudative ascites（滲出性腹水）……………… A156

F

fat embolism（脂肪塞栓症）…………………… A16
fecal large bowel obstruction（糞便性大腸閉塞）
　……………………………………………………… A74
fibromuscular dysplasia（線維筋性異形成）… A38
floating thrombus（浮遊血栓）………………… A27

G

gallstone（胆石）……………………………… A92
gallstone induced acute pancreatitis（胆石性膵炎）
　……………………………………………………… A109
gangrenous cholecystitis（壊疽性胆嚢炎）… A81
gastric and duodenal ulcer（胃・十二指腸潰瘍）
　……………………………………………………… A97
gastric perforation（胃穿孔）………………… A130
gastrointestinal hemorrhage（消化管出血）… A92
gastrointestinal perforation［消化管穿通（穿孔）］
　……………………………………………………… A141
giant cell arteritis（巨細胞性動脈炎）……… A116
granulomatosis with polyangiitis；GPA（多発血管
　炎性肉芽腫症）……………………… A119, A207

H

hemobilia（胆道出血）………………………… A82
hemorrhagic infarction（出血性梗塞）……… A92
hemorrhagic pericadial effusion（血性心嚢液）
　……………………………………………………… A148
hemothorax（血胸）…………………………… A151
hyperattenuating crescent sign
　……………………………… A114, A115, A161, A163
hyperdense crescent sign ……… A22, A23, A25
hypothyroidism（甲状腺機能低下症）……… A148

I

IgG4 関連疾患 ………………………………… A208
iliopsoas abscess（腸腰筋膿瘍）……………… A174
iliopsoas bursitis（腸恥滑液包炎）…………… A174
iliopsoas hematoma（腸腰筋血腫）…………… A172
iliopsoas tumor（腸腰筋腫瘍）………………… A174
infectious aortic aneurysm（感染性大動脈瘤）
　……………………………………… A116, A141
infectious pneumonia（感染性肺炎）………… A197
infiltrate（浸潤）………………………………… A201
inflammatory abdominal aortic aneurysm（炎症性
　腹部大動脈瘤）……………………………… A177
inflammatory aortic aneurysm（炎症性大動脈瘤）
　………………………………………………… A116
internal biliary fistula（内胆汁瘻）…………… A53
interstitial pulmonary edema（間質性肺水腫）
　…………………………………………………… A212
interventional radiology；IVR ……… A95, A152
intraabdominal abscess（腹腔内膿瘍）
　……………………………………… A157, A170
intramural blood pool；IBP …………… A26, A27
invasive mucinous adenocarcinoma（浸潤性
　粘液性腺癌）………………………………… A199
ischemic colitis（虚血性大腸炎）…………… A192

L

leaky pericardial effusion（漏出性心嚢液）… A148
lipoid pneumonia（リポイド肺炎）…………… A200
lung abscess（肺膿瘍，肺化膿症）……A198, A206
lung cancer（肺癌）…………………………… A207
lung metastases（肺転移）…………………… A208
lymphangitis carcinomatosa（癌性リンパ管症）
　…………………………………………………… A212
lymphocele（リンパ嚢腫）…………………… A157
lymphoma（リンパ腫）………………………… A199
lymphoproliferative disease（リンパ増殖性疾患）
　…………………………………………………… A208

M

Macklin 効果 …………………………………… A124
malignant lymphoma（悪性リンパ腫）……… A208
mantle sign ………… A115, A116, A176, A177
mature cystic teratoma（成熟嚢胞性奇形腫）
　…………………………………………………… A171
Meckel 憩室（炎）……………………… A101, A103
median arcuate ligament syndrome；MALS
　（正中弓状靱帯症候群）……………… A38, A182
mediastinitis（縦隔炎）………………… A125, A126
mesenteric phlebosclerosis（腸間膜静脈硬化症）
　…………………………………………………… A192
Mirizzi 症候群 …………………………………… A81

multiple myeloma（多発性骨髄腫）･･････････ A188
mycobacteriosis（抗酸菌症）･･････････ A197, A206
mycobacterium tuberculosis（結核）････････ A197
myositis associated interstitial lung disease（筋炎関連の間質性肺炎）･･････････････････････ A212

N

necklace appearance ･････････････････････ A62
necrotizing pancreatitis（壊死性膵炎）･････ A108
neoplastic large bowel obstruction（腫瘍性大腸閉塞）･････････････････････････････････ A72
neoplastic pericardial effusion（腫瘍性心嚢液）･･････････････････････････････････････ A148
nephrotuberculosis（腎結核）････････････ A122
nocardiosis（ノカルジア症）･････････････ A206
non-communicating aortic dissection（偽腔閉塞型大動脈解離）･････････････････････････ A25
non-occlusive mesenteric ischemia；NOMI（非閉塞性腸管虚血症／非閉塞性腸間膜虚血）
 ･･･････････････････ A45, A47, A66, A141
non-traumatic intramural hematoma of the small intestine（非外傷性小腸壁内血腫）･･････ A163
nontuberculous mycobacteria；NTM（非結核性抗酸菌症）･････････････････････････････ A197

O

obstructive pneumonitis（閉塞性肺炎）･････ A199
Ogilvie 症候群 ･････････････････････････ A75
old myocardial infarction（陳旧性心筋梗塞）･･･ A19
omental cake ････････････････････････ A155
omental torsion（大網捻転）･････････････ A104

P

pancreaticoduodenal artery aneurysm（膵十二指腸動脈瘤）･････････････････････････ A182
pancreatic fistula（膵液漏）･････････････ A158
pancreatic pseudocyst；PPC（膵仮性嚢胞）･･･ A109
pancreatitis（膵炎）･･･････････････････ A158
paragonimiasis（肺吸虫症）･･････････････ A207
pelvic inflammatory disease；PID（骨盤内感染症）･･･････････････････････････････････ A159
penetrating atherosclerotic ulcer；PAU（穿通性粥状硬化性潰瘍）･････････････････････ A27
perforation of the duodenum（十二指腸穿孔）･･････････････････････････････････････ A110
perforation of vermiform appendix（虫垂穿孔）･･････････････････････････････････････ A131
periaortic stranding ･････････････････ A115
pericarditis（心膜炎）･････････････････ A148
peritoneal carcinomatosis（癌性腹膜炎）･･･ A156
peritoneal tuberculosis（結核性腹膜炎）･･･ A156
pinch-off 症候群 ･････････････････････ A16

pneumatosis cystoides intestinalis；PCI（腸管気腫症／腸管嚢胞状気腫症）･･････････ A137, A144
pneumatosis intestinalis（腸管気腫）･･････ A136
polymethyl methacrylate（PMMA）塞栓症 ･･ A16
portal venous gas（門脈ガス）････････････ A44
pseudoaneurysm（仮性動脈瘤破裂）･･････ A183
pseudomyxoma peritonei（腹膜偽粘液腫）･･･ A157
PTP（press through package）
 ･････････････････････ A90, A128, A142
pulmonary alveolar proteinosis（肺胞蛋白症）
 ････････････････････････････････ A200
pulmonary artery primary angiosarcoma（肺動脈原発血管肉腫）･･････････････････････ A17
pulmonary edema（肺水腫）･････････････ A198
pulmonary thromboembolism；PTE（肺血栓塞栓症）･････････････････････････････････ A16
pulmonary tumor embolism（肺腫瘍塞栓症）
 ････････････････････････････････ A16
pulmonary tumor thrombotic microangiopathy（肺腫瘍血栓性微小血管症）････････････ A16
pyogenic spondylitis（化膿性脊椎炎）･･････ A188

R

renal abscess（腎膿瘍）･･････････････････ A33
renal infarction（腎梗塞）･･･････････ A32, A121
renal injury（腎外傷）･･････････････････ A32
renal vein thrombosis（腎静脈血栓症）･･････ A34
retroperitoneal fibrosis（後腹膜線維症）････ A177
ruptured ectopic pregnancy（異所性妊娠破裂）
 ････････････････････････････････ A164
rupture of abdominal aortic aneurysm（腹部大動脈瘤破裂）･･･････････････････････ A163
rupture of corpus luteum cyst（黄体嚢胞破裂）
 ････････････････････････････････ A164
rupture of hepatocellular carcinoma；HCC（肝細胞癌破裂）････････････････････････ A163

S

sarcoidosis（サルコイドーシス）････････ A201
secondary peritonitis（続発性腹膜炎）････ A156
segmental arterial mediolysis；SAM（分節性動脈中膜融解）･･････････････････････ A39, A40
sentinel clot sign ･･････････････ A165, A166
sentinel loop ････････････････････････ A67
sepsis（敗血症）･･･････････････････････ A48
septic pulmonary embolism（敗血症性肺塞栓症）
 ･････････････････････････････ A16, A206
serum-ascites albumin gradient；SAAG ･･･ A156
simple obstruction（単純性腸閉塞）････････ A67
small bowel obstruction（小腸閉塞）･･････ A170
small bowel perforation（小腸穿孔）･･････ A130

smaller superior mesenteric vein (SMV) sign
 ································· A39, A69, A138
splenic abscess (脾膿瘍) ···················· A34
splenic infarction (脾梗塞) ··················· A32
splenic injury (脾外傷) ······················ A32
split pleura sign ····················· A151, A152
spondylosis deformans (変形性脊椎症) ····· A188
spontaneous bacterial peritonitis；SBP (特発性細
 菌性腹膜炎) ································ A156
spontaneous esophageal rupture (特発性食道破裂)
 ··· A126
spontaneous pneumomediastinum (mediastinal
 emphysema) (特発性縦隔気腫) ··········· A125
Stanford A 型 ············· A22, A24, A25, A147
Stanford B 型 ············· A22, A23, A25, A26
string of sausages sign ······················ A67
subendocardial ischemia (心内膜下虚血) ··· A19
superior mesenteric artery (SMA) dissection
 (上腸間膜動脈解離) ························· A38
superior mesenteric artery (SMA) embolism
 (上腸間膜動脈塞栓症) ················ A38, A66
superior mesenteric artery (SMA) thrombosis
 (上腸間膜動脈血栓症) ··············· A38, A193
superior mesenteric vein and portal vein
 thrombosis (上腸間膜静脈・門脈血栓) ··· A43
symptomatic pneumomediastinum (症候性縦隔気
 腫) ·································· A124, A125
S 状結腸憩室炎 ······························· A42
S 状結腸憩室穿孔 ··························· A140
S 状結腸穿孔 ······················· A130, A142
S 状結腸捻転 (sigmoid volvulus) ······· A71, A73

T
Takayasu's arteritis (高安動脈炎) ··········· A116
target sign ································· A192
tension pneumomediastinum (緊張性縦隔気腫)
 ··· A126
toxic megacolon (中毒性巨大結腸症) ········ A75
transudative ascites (漏出性腹水) ············ A156
tree-in-bud appearance ············ A204, A206
tumor thrombus (腫瘍栓) ···················· A43

U
ulcerative colitis；UC (潰瘍性大腸炎) ······· A47
ulcer-like projection；ULP (潰瘍状血流腔) ··· A26
ULP 型大動脈解離 (aortic dissection with ulcer-like
 projections) ························· A23, A26
urinary tract infection (尿路感染症) ········· A121

V
varicose veins in the rectum (直腸静脈瘤) ··· A97

vascular invasive aspergillosis (血管侵襲性肺アス
 ペルギルス症) ······························· A207
vasculitis (血管炎) ··························· A38
vertebral hemangioma (椎体血管腫) ······· A187
vertebral metastasis (転移性椎体腫瘍) ······ A187
visceral artery aneurysm (真性内臓動脈瘤)
 ··· A182

W
walled-off necrosis；WON (被包化壊死) ····· A109
whirl sign ··································· A103

かな

あ
悪性リンパ腫 (malignant lymphoma)
 ··············· A147, A148, A177, A178, A208
アスペルギローマ (aspergilloma) ············· A207
アニサキス症 ································· A159
アレルギー性気管支肺真菌症 (allergic
 bronchopulmonary mycosis；ABPM)
 ····································· A196, A200

い
胃潰瘍穿孔 ··································· A128
医原性損傷 ··································· A148
胃・十二指腸潰瘍 (gastric and duodenal ulcer)
 ·· A97
異所性妊娠破裂 (ruptured ectopic pregnancy)
 ··· A164
胃穿孔 (gastric perforation) ················ A130
胃蜂窩織炎 ··································· A144
イレウス ······································ A68
インジナビル ································· A87

え
壊死型虚血性腸炎 ···························· A141
壊死性膵炎 (necrotizing pancreatitis) ········ A108
壊疽性胆囊炎 (gangrenous cholecystitis)
 ······································· A78, A81
壊疽性虫垂炎 ································· A169
炎症性大動脈瘤 (inflammatory aortic aneurysm)
 ····································· A115, A116
炎症性腹部大動脈瘤 (inflammatory abdominal
 aortic aneurysm) ················· A176, A177

お
黄体囊胞破裂 (rupture of corpus luteum cyst)
 ····································· A162, A164

か
外傷性門脈内ガス ····························· A48
潰瘍状血流腔 (ulcer-like projection；ULP) ··· A26
潰瘍性大腸炎 (ulcerative colitis；UC) ··· A47, A71

下行大動脈内浮遊血栓⋯⋯⋯⋯⋯⋯⋯⋯⋯ A23
仮性動脈瘤（pseudoaneurysm）⋯⋯⋯⋯⋯ A183
画像推論⋯⋯⋯⋯⋯⋯⋯⋯⋯⋯⋯⋯⋯⋯⋯⋯ A10
カテーテル塞栓症（catheter embolism）⋯⋯ A16
化膿性滲出液⋯⋯⋯⋯⋯⋯⋯⋯⋯⋯⋯⋯⋯⋯ A149
化膿性脊椎炎（pyogenic spondylitis）
⋯⋯⋯⋯⋯⋯⋯⋯⋯⋯⋯⋯⋯⋯⋯ A174, A188
下部消化管穿孔⋯⋯⋯⋯⋯⋯⋯⋯⋯ A130, A131
含気性胆石⋯⋯⋯⋯⋯⋯⋯⋯⋯⋯⋯⋯⋯⋯⋯ A54
肝硬変⋯⋯⋯⋯⋯⋯⋯⋯⋯⋯⋯⋯⋯⋯ A157, A159
肝細胞癌⋯⋯⋯⋯⋯⋯⋯⋯⋯⋯⋯⋯⋯⋯⋯⋯ A44
　−破裂（rupture of hepatocellular carcinoma；
　HCC）⋯⋯⋯⋯⋯⋯⋯⋯⋯⋯⋯⋯ A160, A163
間質性肺水腫（interstitial pulmonary edema）
⋯⋯⋯⋯⋯⋯⋯⋯⋯⋯⋯⋯⋯⋯⋯⋯⋯⋯⋯ A212
間質性浮腫性膵炎（edematous pancreatitis）
⋯⋯⋯⋯⋯⋯⋯⋯⋯⋯⋯⋯⋯⋯⋯ A106, A108
肝周囲炎⋯⋯⋯⋯⋯⋯⋯⋯⋯⋯⋯⋯⋯⋯⋯ A154
癌性腹膜炎（peritoneal carcinomatosis）
⋯⋯⋯⋯⋯⋯⋯⋯⋯⋯⋯⋯⋯⋯⋯ A155, A156
癌性リンパ管症（lymphangitis carcinomatosa）
⋯⋯⋯⋯⋯⋯⋯⋯⋯⋯⋯⋯⋯⋯⋯ A212, A214
感染性大動脈瘤（infectious aortic aneurysm）
⋯⋯⋯⋯⋯⋯⋯⋯⋯⋯⋯⋯⋯ A114, A116, A141
感染性肺炎（infectious pneumonia）⋯⋯⋯ A197
肝膿瘍⋯⋯⋯⋯⋯⋯⋯⋯⋯⋯⋯⋯⋯⋯⋯⋯ A155
肝不全⋯⋯⋯⋯⋯⋯⋯⋯⋯⋯⋯⋯⋯⋯⋯⋯ A148
間膜軸性捻転⋯⋯⋯⋯⋯⋯⋯⋯⋯⋯⋯ A71, A73

き

機械的腸閉塞⋯⋯⋯⋯⋯⋯⋯⋯⋯⋯⋯ A68, A159
気管支肺炎⋯⋯⋯⋯⋯⋯⋯⋯⋯⋯⋯⋯⋯⋯ A197
気腫性胃炎（emphysematous gastritis）⋯⋯ A144
気腫性腎盂炎（emphysematous pyelitis）⋯⋯ A61
気腫性腎盂腎炎（emphysematous pyelonephritis）
⋯⋯⋯⋯⋯⋯⋯⋯⋯⋯⋯⋯⋯⋯⋯⋯ A60, A61
気腫性胆囊炎（emphysematous cholecystitis）
⋯⋯⋯⋯⋯⋯⋯⋯⋯⋯⋯⋯⋯⋯⋯⋯ A50, A52
気腫性尿路感染症⋯⋯⋯⋯⋯⋯⋯⋯⋯⋯⋯ A61
気腫性膀胱炎（emphysematous cystitis）
⋯⋯⋯⋯⋯⋯⋯⋯⋯⋯⋯⋯⋯ A60, A62, A171
急性好酸球性肺炎（acute eosinophilic pneumonia；
　AEP）⋯⋯⋯⋯⋯⋯⋯⋯⋯ A198, A212, A213
急性呼吸促迫症候群（acute respiratory distress
　syndrome；ARDS）⋯⋯⋯⋯⋯⋯ A198, A210
急性腎盂腎炎（acute pyelonephritis）⋯⋯⋯ A32
急性心筋梗塞（acute myocardial infarction；AMI）
⋯⋯⋯⋯⋯⋯⋯⋯⋯⋯⋯⋯ A18, A19, A21
急性心膜炎⋯⋯⋯⋯⋯⋯⋯⋯⋯⋯⋯⋯⋯⋯ A146
急性膵炎（acute pancreatitis）⋯ A42, A106, A108

急性巣状細菌性腎炎⋯⋯⋯⋯⋯⋯⋯⋯⋯⋯ A121
急性大腸偽性閉塞症（acute colonic pseudo
　obstruction；ACPO）⋯⋯⋯⋯⋯⋯⋯⋯ A75
急性大動脈解離⋯⋯⋯⋯⋯⋯ A22, A23, A26, A147
急性大動脈症候群（acute aortic syndrome）⋯ A25
急性胆管炎⋯⋯⋯⋯⋯⋯⋯⋯⋯⋯⋯⋯ A79, A81
急性胆囊炎（acute cholecystitis）⋯⋯⋯⋯⋯ A80
急性虫垂炎（acute appendicitis）⋯⋯⋯ A100, A102
急性肺血栓塞栓症⋯⋯⋯⋯⋯⋯⋯⋯⋯⋯⋯ A16
胸水⋯⋯⋯⋯⋯⋯⋯⋯⋯⋯⋯⋯⋯⋯ A150, A151
虚血性大腸炎（ischemic colitis）⋯⋯ A191, A192
魚骨⋯⋯⋯⋯⋯⋯⋯⋯⋯⋯⋯⋯⋯⋯⋯ A88, A90
巨細胞性動脈炎（giant cell arteritis）⋯⋯⋯ A116
筋炎関連の間質性肺炎（myositis associated
　interstitial lung disease）⋯⋯⋯⋯⋯⋯ A212
緊張性縦隔気腫（tension pneumomediastinum）
⋯⋯⋯⋯⋯⋯⋯⋯⋯⋯⋯⋯⋯⋯⋯⋯⋯⋯⋯ A126

く

空気塞栓症（air embolism）⋯⋯⋯⋯⋯⋯⋯ A16
クリプトコッカス症（cryptococcosis）⋯⋯ A207

け

憩室出血（diverticular hemorrhage）
⋯⋯⋯⋯⋯⋯⋯⋯⋯⋯⋯⋯⋯ A89, A95, A97
経静脈的造影剤投与時の空気の流入⋯⋯⋯ A56
結核（mycobacterium tuberculosis）⋯⋯⋯ A197
結核性腹膜炎（peritoneal tuberculosis）⋯⋯ A156
血管炎（vasculitis）⋯⋯⋯⋯⋯⋯⋯⋯⋯⋯ A38
血管侵襲性肺アスペルギルス症（vascular invasive
　aspergillosis）⋯⋯⋯⋯⋯⋯⋯⋯ A205, A207
血胸（hemothorax）⋯⋯⋯⋯ A150, A151, A152
血性心囊液（hemorrhagic pericadial effusion）
⋯⋯⋯⋯⋯⋯⋯⋯⋯⋯⋯⋯⋯ A147, A148, A149
結腸憩室炎（colonic diverticulitis）⋯⋯ A101, A102
結腸膀胱瘻⋯⋯⋯⋯⋯⋯⋯⋯⋯⋯⋯⋯⋯⋯ A62
減圧症（decompression sickness）⋯⋯ A143, A144

こ

好酸球性多発血管炎性肉芽腫症（eosinophilic
　granulomatosis with polyangitis；EGPA）
⋯⋯⋯⋯⋯⋯⋯⋯⋯⋯⋯⋯⋯⋯⋯ A195, A199
好酸球性腹膜炎（eosinophilic peritonitis）⋯ A157
抗酸菌症（mycobacteriosis）⋯⋯⋯⋯ A197, A206
甲状腺機能低下症（hypothyroidism）⋯⋯⋯ A148
後頭骨骨折⋯⋯⋯⋯⋯⋯⋯⋯⋯⋯⋯⋯⋯⋯ A11
後腹膜線維症（retroperitoneal fibrosis）
⋯⋯⋯⋯⋯⋯⋯⋯⋯⋯⋯ A116, A118, A176, A177
後腹膜膀胱瘻⋯⋯⋯⋯⋯⋯⋯⋯⋯⋯⋯⋯⋯ A62
絞扼性小腸閉塞⋯⋯⋯⋯⋯⋯⋯⋯⋯⋯⋯⋯ A47
絞扼性腸閉塞（bowel strangulation）
⋯⋯⋯⋯⋯⋯⋯⋯⋯⋯⋯ A64, A66, A89, A141

骨島（bone island）	A188
骨盤内感染症（pelvic inflammatory disease；PID）	A159
コンソリデーション（consolidation）	A201

さ

サルコイドーシス（sarcoidosis）	A201
サンシシ（山梔子）	A192
3層構造	A192

し

弛緩性拡張	A65, A66
自己免疫性膵炎（autoimmune pancreatitis）	A107, A111
持続腹膜透析（continuous ambulatory peritoneal dialysis；CAPD）	A157
脂肪塞栓症（fat embolism）	A16
縦隔炎（mediastinitis）	A125, A126
縦隔気腫	A125
縦隔血腫	A150
十二指腸球部前壁穿孔	A129
十二指腸穿孔（duodenal perforation/perforation of the duodenum）	A107, A110, A130
出血性胃潰瘍	A94
出血性梗塞（hemorrhagic infarction）	A92
腫瘍出血（bleeding of the tumor）	A97
腫瘍性心囊液（neoplastic pericardial effusion）	A148
腫瘍性大腸閉塞（neoplastic large bowel obstruction）	A72
腫瘍性病変	A32, A34
腫瘍塞栓症	A15, A16
腫瘍栓（tumor thrombus）	A43
漿液性心囊液	A146, A148, A149
消化管虚血・壊死（digestive tract ischemia, necrosis）	A141
消化管出血（gastrointestinal hemorrhage）	A92
消化管穿通（穿孔）（gastrointestinal perforation）	A141
消化管内異物	A88
症候性縦隔気腫（symptomatic pneumomediastinum）	A124, A125
小腸憩室	A131
小腸腫瘍からの出血	A96
小腸穿孔（small bowel perforation）	A129, A130
小腸閉塞（small bowel obstruction）	A170
上腸間膜静脈血栓症	A47
上腸間膜静脈・門脈血栓（superior mesenteric vein and portal vein thrombosis）	A43
上腸間膜動脈解離［superior mesenteric artery（SMA）dissection］	A37, A38, A47
上腸間膜動脈血栓症［superior mesenteric artery（SMA）thrombosis］	A36, A38, A47, A191, A193
上腸間膜動脈塞栓症［superior mesenteric artery（SMA）embolism］	A37, A38, A65, A66, A141
静脈硬化性大腸炎	A192
食餌性イレウス	A89
腎盂腎炎	A121, A123
腎外傷（renal injury）	A32
心筋梗塞後症候群（Dressler's syndrome）	A148
神経因性膀胱	A86
腎結核（nephrotuberculosis）	A122
腎血管筋脂肪腫	A30
腎梗塞（renal infarction）	A30, A32, A33, A121
腎細胞癌の胸椎転移	A186, A187
心室瘤	A19
滲出性腹水（exudative ascites）	A156
浸潤（infiltrate）	A201
浸潤影	A201
浸潤性粘液性腺癌（invasive mucinous adenocarcinoma）	A196, A199
腎静脈血栓症（renal vein thrombosis）	A30, A34
真性内臓動脈瘤（visceral artery aneurysm）	A182
心タンポナーデ	A149
心内膜下虚血（subendocardial ischemia）	A19
心囊液	A146, A148
腎膿瘍（renal abscess）	A31, A33, A120, A121
心破裂	A148
心不全	A146, A148
腎不全	A148
心房中隔欠損	A59
心膜炎（pericarditis）	A148
ウイルス性-	A148
化膿性-	A148
結核性-	A148
細菌性-	A148
自己免疫性-	A148
腫瘍性-	A148
特発性-	A148
放射線治療後-	A148
薬剤性-	A148

す

膵液漏（pancreatic fistula）	A158
膵炎（pancreatitis）	A158
膵仮性囊胞（pancreatic pseudocyst；PPC）	A109

膵十二指腸動脈瘤（pancreaticoduodenal artery aneurysm）……………………A180, A182
　－破裂…………………………………………A180
水腎……………………………………………………A85
ステロイド治療……………………A134, A135, A138

せ

成熟嚢胞性奇形腫（mature cystic teratoma）
　……………………………………………A170, A171
正中弓状靱帯症候群（median arcuate ligament syndrome；MALS）……………A38, A180, A182
線維筋性異形成（fibromuscular dysplasia）…A38
穿孔性虫垂炎…………………………………………A67
穿通性粥状硬化性潰瘍（penetrating atherosclerotic ulcer；PAU）………………………………………A27

そ

造影剤………………………………………………A158
早期動脈血流入低下……………………A64, A66
臓器軸性捻転………………………………………A73
造骨性転移…………………………………………A187
総胆管結石（choledocholith）……………A79, A81
続発性腹膜炎（secondary peritonitis）………A156

た

大腸偽性閉塞症（colonic pseudo obstruction）
　…………………………………………………………A75
大腸閉塞………………………………………………A70
大動脈解離…………………………………A47, A149
　ULP型－（aortic dissection with ulcer-like projections）………………………………A23, A26
　偽腔開存型－（communicating aortic dissection）………………………………A24, A147
　偽腔閉塞型－（non-communicating aortic dissection）………………………………A22, A25
大動脈十二指腸瘻………………………………A117
大動脈腸管瘻（aortoenteric fistula；AEF）
　………………………………………………A96, A98
大動脈瘤切迫破裂（aortic aneurysm impending rupture）……………………………A114, A115
大動脈瘤破裂……………………………………A149
大網捻転（omental torsion）…………A103, A104
高安動脈炎（Takayasu's arteritis）……A115, A116
多発血管炎性肉芽腫症（granulomatosis with polyangiitis；GPA）………………A207, A208
多発性骨髄腫（multiple myeloma）……………A188
胆管炎（cholangitis）…………………………A79, A81
胆管拡張………………………………………A78, A81
　悪性腫瘍による－………………………………A82
胆管ガス………………………………………………A55
胆管空腸吻合術後………………………A50, A52
胆汁漏（bile leak, biloma）……………………A157

単純性腸閉塞（simple obstruction）…………A67
胆石（gallstone）……………………A78, A90, A92
胆石イレウス…………………………A51, A53, A88
胆石性膵炎（gallstone induced acute pancreatitis）
　……………………………………………A109, A110
胆道出血（hemobilia）…………………A79, A82
胆嚢炎…………………………………………………A78
胆嚢結腸瘻………………………………A52, A54

ち

虫垂憩室……………………………………………A131
虫垂穿孔（perforation of vermiform appendix）
　………………………………………………………A131
中毒性巨大結腸症（toxic megacolon）……A71, A75
腸管壊死………………………………A135, A136, A138
腸管気腫症（腸管嚢胞状気腫症）
　（pneumatosis cystoides intestinalis；PCI /
　pneumatosis intestinalis）
　…A47, A134, A135, A136, A137, A138, A144
腸管の後腹膜穿通…………………………………A62
腸間膜気腫…………………………………………A140
腸間膜血管内気腫………………………………A140
腸間膜静脈硬化症（mesenteric phlebosclerosis）
　……………………………………………A190, A192
腸間膜静脈・門脈気腫…………………………A141
腸重積（bowel intussusception）………………A66
腸腎瘻…………………………………………………A62
腸恥滑液包炎（iliopsoas bursitis）……………A174
腸閉塞………………………………………………A68
腸膀胱瘻……………………………………………A62
腸腰筋血腫（iliopsoas hematoma）……………A172
腸腰筋腫瘍（iliopsoas tumor）…………………A174
腸腰筋膿瘍（iliopsoas abscess）………A173, A174
腸腰筋膿瘍内気腫…………………………………A62
直腸静脈瘤（varicose veins in the rectum）
　………………………………………………A95, A97
陳旧性心筋梗塞（old myocardial infarction）
　………………………………………………A18, A19

つ

椎体血管腫（vertebral hemangiom）…A186, A187

て

転移性椎体腫瘍（vertebral metastasis）………A187

と

特発性器質化肺炎（cryptogenic organizing pneumonia；COP）……………A195, A199
特発性細菌性腹膜炎（spontaneous bacterial peritonitis；SBP）……………………A154, A156
特発性縦隔気腫［spontaneous pneumomediastinum（mediastinal emphysema）］………………………………A125

特発性食道破裂（spontaneous esophageal rupture）
　　　　　　　　　　　　　　　　　A125, A126
特発性腸管嚢胞様気腫症………………………… A48
特発性肺線維症……………………………… A211

な
内胆汁瘻（internal biliary fistula）……………… A53
内膜症性嚢胞（endometrial cyst）
　　　　　　　　　　　　　A169, A170, A171

に
乳び胸（chylothorax）……………………………… A153
乳び腹水（chylous ascites）……………………… A157
尿管癌………………………………………………… A84
尿管結石……………………………………………… A84
尿管損傷…………………………………………… A157
尿毒症……………………………………………… A148
尿漏………………………………………………… A157
尿路感染症（urinary tract infection）………… A121

の
膿胸（empyema）………………………… A151, A152
嚢胞破裂（cyst rupture）………………………… A157
膿瘍………………………………………………… A157
ノカルジア症（nocardiosis）…………………… A206

は
肺癌（lung cancer）……………………………… A207
肺吸虫症（paragonimiasis）…………………… A207
肺結核……………………………………………… A204
敗血症（sepsis）…………………………………… A48
敗血症性肺塞栓症（septic pulmonary embolism）
　　　　　　　　　　　　　A14, A16, A205, A206
肺血栓塞栓症（pulmonary thromboembolism；
　　PTE）………………………………… A14, A16
肺腫瘍血栓性微小血管症（pulmonary tumor
　　thrombotic microangiopathy）………… A16
肺腫瘍塞栓症（pulmonary tumor embolism）
　　　　　　　　　　　　　　　　　　A15, A16
肺水腫（pulmonary edema）… A195, A198, A210
肺転移（lung metastases）……………………… A208
肺動静脈奇形……………………………………… A58
肺動脈原発血管肉腫（pulmonary artery primary
　　angiosarcoma）……………………………… A17
肺膿瘍（肺化膿症）（lung abscess）
　　　　　　　　　　　A152, A198, A204, A206
肺胞出血（alveolar hemorrhage）……………… A198
肺胞性肺炎………………………………………… A197
肺胞蛋白症（pulmonary alveolar proteinosis）
　　　　　　　　　　　　　　　　　　　　 A200
汎発性腹膜炎……………………………………… A67

ひ
脾外傷（splenic injury）………………… A31, A32

非外傷性小腸壁内血腫（non-traumatic intramural
　　hematoma of the small intestine）
　　　　　　　　　　　　　　　　　A161, A163
非結核性抗酸菌症（nontuberculous mycobacteria；
　　NTM）…………………………… A194, A197
脾梗塞（splenic infarction）……………………… A32
非漿液性心囊液………………………………… A149
　－貯留…………………………………………… A149
脾動脈瘤破裂…………………………………… A181
脾膿瘍（splenic abscess）………………………… A34
皮膚腎瘻孔形成…………………………………… A62
非閉塞性腸管虚血症（非閉塞性腸間膜虚血）（non-
　　occlusive mesenteric ischemia；NOMI）
　　　　　　　　　　　　　A45, A46, A47, A66
被包化壊死（walled-off necrosis；WON）…… A109
びまん性肺胞障害（diffuse alveolar damage；DAD）
　　　　　　　　　　　　　　　　　A210, A212
病的圧迫骨折…………………………………… A187

ふ
腹腔動脈起始部狭窄…………………………… A180
腹腔内出血……………………………………… A162
腹腔内膿瘍（intraabdominal abscess）
　　　　　　　　　　　　A155, A157, A170
腹水穿刺………………………………………… A158
腹部大動脈瘤破裂（rupture of abdominal aortic
　　aneurysm）…………………………… A161, A163
腹部膿瘍（abdominal abscess）………………… A143
腹膜偽粘液腫（pseudomyxoma peritonei）… A157
腹膜垂炎（epiploic appendagitis）……… A102, A104
腹膜播種……………………………………… A85, A156
腹膜肥厚………………………………………… A158
浮遊血栓（floating thrombus）………………… A27
分節性動脈中膜融解（segmental arterial
　　mediolysis；SAM）………………… A39, A40
糞便性大腸閉塞（fecal large bowel obstruction）
　　　　　　　　　　　　　　　　　　A70, A74

へ
閉鎖孔ヘルニア…………………………………… A66
閉塞性腸炎………………………………… A70, A72
閉塞性肺炎（obstructive pneumonitis）……… A199
壁内気腫………………………………………… A141
ベバシズマブ………………………… A46, A48, A142
変形性脊椎症（spondylosis deformans）…… A188

ほ
膀胱S状結腸瘻…………………………………… A62
膀胱腟瘻…………………………………………… A62
膀胱破裂（bladder rupture）…………………… A157
放線菌症（actinomycosis）……………………… A206

ポリメタクリル酸メチル（polymethyl methacrylate；PMMA）塞栓症…………… A16

ま

マイコプラズマ肺炎…………………………… A197
麻痺性（機能性）イレウス ……………… A68, A159
慢性間質性肺炎の急性増悪（acute exacerbation of chronic interstitial pneumonia）…A211, A212
慢性血栓塞栓性肺高血圧症…………………… A15, A16
慢性進行性肺アスペルギルス症（chronic progressive pulmonary aspergillosis；CPPA）
…………………………………………………… A207
慢性膵炎（chronic pancreatitis）……………… A110
　－の急性増悪……………………………… A106
慢性肺血栓塞栓症……………………… A15, A16

む

無筋症性皮膚筋炎……………………………… A211

も

盲腸軸捻転（cecal volvulus）……………… A72, A74
門脈ガス（portal venous gas）…… A44, A45, A55
門脈血栓症……………………………………… A42
門脈腫瘍栓…………………………………… A44

や

薬剤性肺炎（drug-induced pneumonia）…… A200

ゆ

癒着性腸閉塞…………………………………… A168

よ

溶骨性転移…………………………………… A187
腰椎 L4 破裂骨折…………………………… A12

ら

卵管峡部妊娠…………………………………… A162

り

リポイド肺炎（lipoid pneumonia）…………… A200
領域性腸間膜／腸管壁浮腫……………… A64, A66
両側急性硬膜下血腫…………………………… A11
臨床推論……………………………………… A10
リンパ管造影………………………………… A157
リンパ腫（lymphoma）……………………… A199
リンパ増殖性疾患（lymphoproliferative disease）
…………………………………………………… A208
リンパ囊腫（lymphocele）…………………… A157
リンパ漏……………………………………… A157

れ

レジオネラ肺炎………………………………… A194

ろ

漏出性心囊液（leaky pericardial effusion）… A148
漏出性腹水（transudative ascites）…………… A156

救急に関わる医療スタッフ必携の一冊！

画像診断 別冊 KEY BOOK シリーズ

すぐ役立つ 救急の CT・MRI

改訂第2版

[編著] 井田正博・高木 亮・藤田安彦

- 定価：本体7,400円（税別）　● B5判・396ページ
- ISBN978-4-7809-0940-1

救急画像診断の決定版!!
救急でよく遭遇する疾患について，初版より内容を充実，また外傷にも特化した．研修医から専門医まで必携の一冊．

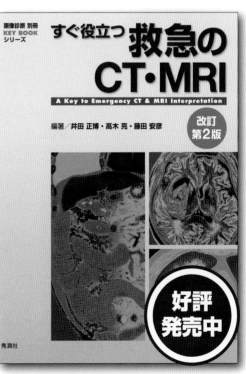

[主な目次]

1. 脳血管障害
2. 救急を要する脳疾患
3. 頭頸部
4. 脊椎
5. 心大血管
6. 呼吸器 [非感染性肺疾患／肺感染症]
7. 消化管
8. 肝胆膵脾
9. 腹部血管
10. 泌尿器
11. 婦人科
12. 外傷 [頭部／顔面／胸部／腹部・骨盤]
    付録：造影剤の使い方

学研メディカル秀潤社

〒141-8414 東京都品川区西五反田2-11-8
TEL: 03-6431-1234（営業部） FAX: 03-6431-1790
URL: https://gakken-mesh.jp/

画像診断　Back Numbers

● 特集テーマ一覧

2016年

11月号　脳腫瘍 WHO2016
　　　　－読影のための実践講座－　（井田正博　編）

12月号　急性腹症の画像診断
　　　　　　　　　　　　　　　　（近藤浩史　編）

2017年

1月号　症例から学ぶMRIの基礎
　　　　－臨床に直結する知識－　（青木茂樹　編）

2月号　頭頸部炎症性疾患－それとも悪性腫瘍？－
　　　　　　　　　　　　　　　　（豊田圭子　編）

3月号　基礎からきちんと学ぼう，胎児・新生児の画像診断
　　　　　　　　　　　　　　　　（相田典子　編）

4月号　膵疾患の画像診断 Update
　　　　－診療ガイドラインを踏まえて－
　　　　　　　　　　　　　　　　（入江裕之　編）

5月号　原因不明の間質性肺炎
　　　　　　　　　　　　　　　　（上甲　剛　編）

6月号　歯・顎・口腔の画像診断
　　　　　　　　　　　　　　　　（倉林　亨　編）

7月号　側頭骨領域の画像診断
　　　　－minimum requirement－
　　　　　　　　　　　　　　　　（尾尻博也　編）

8月号　サインから読み解く婦人科画像診断
　　　　　　　　　　　　　　　　（竹内麻由美　編）

9月号　脊椎の画像診断再入門
　　　　　　　　　　　　　　　　（藤本　肇　編）

10月号　基本から身につく縦隔・胸膜の画像診断
　　　　　　　　　　　　　　　　（氏田万寿夫　編）

11月号　頭部単純CT－読影の基本と偶発的所見のマネジメント－
　　　　　　　　　　　　　　　　（青木茂樹　編）

12月号　知っておきたい泌尿器画像診断－新たな動向も含めて－
　　　　　　　　　　　　　　　　（陣崎雅弘　編）

2018年

1月号　腹部感染症の画像診断 update
　　　　　　　　　　　　　　　　（吉満研吾　編）

2月号　大血管CTの必須知識－治療に直結する最新の情報も含めて－
　　　　　　　　　　　　　　　　（横山健一　編）

3月号　脳脊髄液動態のすべて
　　　　　　　　　　　　　　　　（森　墾　編）

4月号　解剖から迫る呼吸器画像診断
　　　　　　　　　　　　　　　　（髙橋雅士　編）

5月号　腸の画像診断 update
　　　　　　　　　　　　　　　　（浅山良樹　編）

6月号　関節リウマチの画像診断
　　　　　　　　　　　　　　　　（神島　保　編）

7月号　頸部・顔面の救急疾患の画像診断
　　　　　　　　　　　　　　　　（加藤博基　編）

8月号　画像診断医のための認知症画像診断
　　　　　　　　　　　　　　　　（石井一成　編）

9月号　肝の画像診断 update
　　　　　　　　　　　　　　　　（小林　聡　編）

10月号　知っておきたいリンパ系の画像診断
　　　　　　　　　　　　　　　　（陣崎雅弘　編）

11月号　Precision Medicine時代の肺癌の画像診断
　　　　　　　　　　　　　　　　（坂井修二　編）

12月号　ちょっと悩む画像検査のプロトコール
　　　　　　　　　　　　　　　　（村山貞之　編）

2019年

1月号　画像診断においてピットフォールに陥らないために
　　　　　　　　　　　　　　　　（松木　充　編）

2月号　大型・中型血管炎の画像診断
　　　　　　　　　　　　　　　　（立石宇貴秀　編）

3月号　炎症性脱髄性疾患 update
　　　　－臨床・病理から画像診断まで－
　　　　　　　　　　　　　　　　（明石敏昭　編）

4月号　肺に淡い陰影が広がっていたらどう診断するか？
　　　　　　　　　　　　　　　　（楠本昌彦　編）

5月号　スポーツ外傷・障害の画像診断
　　　　　　　　　　　　　　　　（上谷雅孝　編）

6月号　産科領域のCT，MRI update
　　　　　　　　　　　　　　　　（藤井進也　編）

2019年7月号

特集　進展経路からアプローチする頭頸部癌の画像診断

序説（久野博文）／総論（久野博文）／1. 上咽頭癌に関連する進展経路（久保優子ほか）／2. 鼻副鼻腔癌に関連する進展経路（藤間憲幸）／3. 口腔癌に関連する進展経路（関谷浩太郎）／4. 中咽頭癌に関連する進展経路（馬場　亮ほか）／5. 喉頭癌に関連する進展経路（冨田隼人ほか）／6. 下咽頭癌に関連する進展経路（和田　武ほか）／7. 唾液腺癌に関連する進展経路（藤井裕之ほか）／8. 甲状腺癌に関連する進展経路（齋藤尚子）／9. リンパ節転移節外進展に関連する進展経路（檜山貴志）

Refresher Course　間質性肺炎（IPF/UIP）－国際ガイドライン改訂による画像分類の変更－（岩澤多恵ほか）

2019年8月号

特集　全身性疾患に対するエキスパート達の千思万考

序説（横田　元）／肉芽腫性疾患－全身性疾患の診断に必要なもの－（木口貴雄）／沈着病－エキスパートの画像診断医・臨床医から学ぶ診断の知恵－（服部真也ほか）／結合組織疾患－森をみて木を思う－（黒川　遼）／抗酸菌症－常に頭の片隅に－（横山幸太ほか）／全身性の感染症（梅毒，猫ひっかき病，HIV）－病は見かけによらぬもの－（山本貴之）／悪性リンパ腫，リンパ増殖性疾患－特徴的画像所見と注意点－（佐藤　修ほか）／転移－時に熟慮を必要とする－（井上明星）／小児の全身性疾患－ひとつみつけて何思う－（小山雅司）

Refresher Course　癌免疫チェックポイント阻害薬療法の画像診断－治療効果と薬剤性障害の評価－（西野水季）

増刊号

2016年
肝胆膵の鑑別診断のポイント
（山下康行　編著）
B5判，240頁，本体5,000円（税別）

軟部腫瘤の画像診断－よくみる疾患から稀な疾患まで－
（福田国彦　編集）
B5判，212頁，本体5,000円（税別）

2017年
画像による病変の由来部位の診断
（南　学　編著）
B5判，208頁，本体5,000円（税別）

婦人科疾患の鑑別診断のポイント
（山下康行　編著）
B5判，252頁，本体5,000円（税別）

2018年
頭部の鑑別診断のポイント
（青木茂樹，大場　洋　編著）
B5判，244頁，本体5,000円（税別）

押さえておきたい臨床・画像分類
（青木茂樹，陣崎雅弘　編著）
B5判，276頁，本体5,000円（税別）

2019年
骨・軟部腫瘍の鑑別診断のポイント
（江原　茂　編著）
B5判，252頁，本体5,400円（税別）

年ぎめ予約購読とバックナンバーご購入のご案内

- 本誌を毎月ご購読いただく場合には，最寄りの書店または大学生協にお申し込みください．お近くに書店がないなど，弊社より直接ご購読希望の方は，弊社WEBサイト（https://gakken-mesh.jp）よりお申し込みください．

　　画像診断定期購読　　年間14冊　　**本体39,600円（税別）**
　　　　　　　　各号2,400円（税別）×12 ＋ 増刊号5,400円（税別）×2　合計14冊

- バックナンバーのご購入は，最寄りの書店，大学生協にお申し込みください．お近くに書店がない場合は，弊社WEBサイトの書籍詳細情報のページから，オンライン書店へのリンクがございますので直接お求めください．
- 電話でもご注文いただけます．ご注文1回につき，別途配送料500円（税別）をいただいております．ただし，お買い上げ金額合計が2,000円（税込）以上の場合は配送料を無料とさせていただきます．

　　学研通販受注センター：フリーダイヤル　0120-92-5555（平日9：30～17：30）

学研メディカル秀潤社
〒141-8414　東京都品川区西五反田2-11-8
TEL 03-6431-1234（営業）　FAX 03-6431-1790

画像診断

Japanese Journal of Imaging Diagnosis

2019年増刊号 Vol.39 No.11 2019
救急疾患の鑑別診断のポイント

定価：本体5,400円（税別）　2019年9月10日発行

発行人　影山博之
編集人　向井直人
発行所　株式会社 学研メディカル秀潤社
　　　　〒141-8414　東京都品川区西五反田2-11-8
発売元　株式会社 学研プラス
　　　　〒141-8415　東京都品川区西五反田2-11-8

この雑誌に関する各種お問い合わせ
【電話の場合】
- 編集内容については Tel. 03-6431-1211（編集部）Fax. 03-6431-1790
- 在庫については Tel. 03-6431-1234（営業部）
- 不良品（落丁，乱丁）については Tel 0570-000577（学研業務センター）
　〒354-0045 埼玉県入間郡三芳町上富 279-1
- 上記以外のお問い合わせは Tel 03-6431-1002（学研お客様センター）

【文書の場合】
〒141-8418 東京都品川区西五反田2-11-8
学研お客様センター
までお願いいたします．

印刷・製本　図書印刷 株式会社

Printed in Japan ©Gakken 2019

本書の無断転載，複製，頒布，公衆送信，翻訳，翻案等を禁じます．
本書に掲載する著作物の複製権・翻訳権・上映権・譲渡権・公衆送信権（送信可能化権を含む）は株式会社 学研メディカル秀潤社が管理します．
本書を代行業者等の第三者に依頼してスキャンやデジタル化することは，たとえ個人や家庭内での利用であっても，著作権法上，認められておりません．

JCOPY 〈出版者著作権管理機構 委託出版物〉
本書の無断複写は著作権法上での例外を除き禁じられています．複写される場合は，そのつど事前に，出版者著作権管理機構
（電話：03-5244-5088，FAX：03-5244-5089，e-mail：info@jcopy.or.jp）の許諾を得てください．

『画像診断』は株式会社学研ホールディングスの登録商標です．（登録商標第4720117号）

本書に記載されている内容は，出版時の最新情報に基づくとともに，臨床例をもとに正確かつ普遍化すべく，著者，編者，監修者，編集委員ならびに出版社それぞれが最善の努力をしております．しかし，本書の記載内容によりトラブルや損害，不測の事故等が生じた場合，著者，編者，監修者，編集委員ならびに出版社は，その責を負いかねます．
また，本書に記載されている医薬品や機器等の使用にあたっては，常に最新の各々の添付文書や取り扱い説明書を参照のうえ，適応や使用方法等をご確認ください．